Wehemütter

MARBURGER SCHRIFTEN ZUR MEDIZINGESCHICHTE

HERAUSGEBER:
ARMIN GEUS UND IRMGARD MÜLLER

BAND 40

PETER LANG
Frankfurt am Main · Berlin · Bern · Bruxelles · New York · Oxford · Wien

CLAUDIA HILPERT

WEHEMÜTTER

AMTSHEBAMMEN, ACCOUCHEURE UND DIE AKADEMISIERUNG DER GEBURTSHILFE IM KURFÜRSTLICHEN MAINZ, 1550-1800

PETER LANG
Europäischer Verlag der Wissenschaften

Die Deutsche Bibliothek - CIP-Einheitsaufnahme

Hilpert, Claudia:

Wehemütter : Amtshebammen, Accoucheure und die Akademisierung der Geburtshilfe im kurfürstlichen Mainz, 1550-1800 / Claudia Hilpert. - Frankfurt am Main ; Berlin ; Bern ; Bruxelles ; New York ; Oxford ; Wien : Lang, 2000
(Marburger Schriften zur Medizingeschichte ; Bd. 40)
ISBN 3-631-35699-4

ISSN 0721-3859
ISBN 3-631-35699-4

Inhaltsverzeichnis

Vorwort

Die vorliegende Untersuchung ist die geringfügig überarbeitete Fassung meiner Dissertation „Amtshebammen in der Kurfürstlichen Residenzstadt Mainz – 1550-1800“, die im Juni 1999 vom Fachbereich Medizin der Johannes Gutenberg-Universität Mainz angenommen wurde.

Allen seit 1994 an der Entstehung der Arbeit direkt oder indirekt Beteiligten möchte ich hier aufrichtig danken.
An erster Stelle gilt mein besonderer Dank meinem Doktorvater Herrn Prof. Dr. Werner F. Kümmel, der es meisterhaft verstanden hat, Interesse und Begeisterung für die Medizingeschichte bei mir zu wecken, mich mit der historischen Arbeitsweise vertraut zu machen und für die Problematik des Umgangs mit Quellenmaterial zu sensibilisieren. Als „geistiger Geburtshelfer“ stand er jederzeit geduldig und aufbauend mit Rat und Tat zur Verfügung.
Wertvolle Anregungen und Unterstützung erhielt ich durch alle Angehörigen des Mainzer Medizinhistorischen Instituts, wobei speziell Herr HD Dr. Michael Kutzer, Frau Dr. Sabine Sander und Herr Dr. Franz Dumont mit ihrer stetigen Diskussionsbereitschaft hervorzuheben sind.

Den Herausgebern Frau Prof. Dr. Irmgard Müller und Herrn Prof. Dr. Armin Geus sei für ihr wohlwollendes Urteil zur Aufnahme in die „Marburger Schriften zur Medizingeschichte“ gedankt, wie auch Frau Melanie Sauer vom Lang-Verlag für die beratende Unterstützung bei der Fertigstellung des Manuskripts. Durch ein Stipendium der Walter Artelt und Edith Heischkel-Artelt Stiftung (Frankfurt/Main) konnte ein Teil der Druckkosten gedeckt werden.

Dank gebührt auch all jenen Mitarbeitern der benützten Bibliotheken und Archive, die bei der Beschaffung des Materials bereitwillig mitwirkten.

Darüber hinaus möchte ich Frau Kümmel für Literaturhinweise aus germanistischer Sicht danken. Schließlich dürfen meine Freunde, vor allem Frau Sandra Häring und meine Familie nicht ungenannt bleiben, die mit Ermunterungen, gedanklichen Beiträgen sowie Hilfe beim Korrekturlesen zum Gelingen dieser Arbeit wesentlich beitrugen.

Mainz, im Januar 2000

Claudia Hilpert

Einleitung

„Wer Historie schreiben oder auch nur verstehen will, hat sich in erster Reihe zweier Dinge zu befleißigen: er muß Personen und Taten aus ihrer Zeit heraus zu begreifen und sich vor Sentimentalitäten zu hüten wissen."

Theodor Fontane[1]

Zur Geschichte der Hebamme existiert heute eine fast unüberschaubar gewordene Fülle von Literatur, angefangen von kurzen Artikeln bis hin zu umfangreichen Monographien. Immer wieder erneut zum Gegenstand des Interesses werden die Geburtshelferinnen wohl deshalb, da sie ursprünglich völlig unabhängig und eigenständig über ein unmittelbar an der Grenze von Leben und Tod lokalisiertes Geschehen wachten: Der Bereich um Geburt und Kindbett war nicht nur auf der Ebene der Bevölkerung mit hohen Emotionen beladen und von entsprechend zahlreichen Ritualen und Aberglauben umgeben, sondern von mindestens ebenso großer Bedeutung war er für die kirchliche und die weltliche Obrigkeit, so daß beide eine möglichst umfassende Kontrolle und Einflußnahme anstrebten. Daraus erwuchsen vielfältige nichtmedizinische Aufgaben der Hebammen, die ihnen - zusätzlich zu ihrer verantwortungsvollen Tätigkeit in der Geburtshilfe - in der vormodernen Gesellschaft eine einflußreiche Machtposition verliehen. Damit nehmen diese Frauen eine für keine andere „Berufsgruppe" in ähnlicher Form nachweisbare Sonderstellung in der sonst rein patriarchalisch ausgerichteten frühen Neuzeit ein. Erst mit einer Lockerung der ursprünglichen strengen Normen, die im Zusammenhang mit dem langsam schwindenden Einfluß der Kirche zu sehen ist, erhielten männliche Medizinalpersonen Zugang zur Gebärstube und gewannen nach und nach mit zunehmendem Kenntnisstand der wissenschaftlichen Geburtshilfe mehr Einfluß, wodurch die Hebammen schließlich in eine abhängige Position gerieten. Da die Hebammen selbst in der Regel keine Quellen hinterlassen haben, stammen In-

[1] Fontane, Theodor: Cécile. In: Gesammelte Werke. Wien o. J., S. 204 und Fricke, Hermann: Fontanes Historik. In: Jahrbuch für Brandenburgische Landesgeschichte 5 (1954), S. 13-22, hier S. 21

formationen über sie vorwiegend aus Aussagen der Obrigkeit und des männlichen Medizinalpersonals. Diese können jedoch keineswegs als objektiv gelten und bedürfen einer sehr kritischen Bewertung, was in dem von der bisherigen Literatur entworfenen Bild nicht immer berücksichtigt wurde. Die Geschichte der Hebamme birgt daher (nicht zuletzt durch die Quellen „aus zweiter Hand") noch manches Geheimnis, was einer der Gründe für die anhaltende Aktualität dieses Themas sein dürfte. Besonders zahlreiche Widersprüche ergeben sich bei der Frage nach der Stellung der Hebammen: Zum einen erscheinen sie als angesehene und privilegierte Personen, zum anderen lassen sich aber damit die zahlreichen Vorwürfe und Klagen über die Hebammen nur schwer vereinbaren.

Nach der Lektüre der Literatur könnte man zunächst annehmen, die früheren Hebammen und ihren Aufgabenbereich genau zu kennen. Die Pflichten und das Schicksal der Hebammen scheinen mittlerweile so geläufig und bekannt zu sein, daß sie keinerlei Erklärung mehr bedürfen: die Durchführung der Nottaufe bei schwachen Kindern, die Pflicht zur Anzeige unehelicher Schwangerschaften, die Gutachterposition vor Gericht, die Klagen der Ärzte und der Obrigkeiten über die Unzulänglichkeiten der Hebammentätigkeit, schließlich die Übernahme der Führungsposition in der Geburtshilfe durch die männlichen Mediziner usw. Aber wissen wir damit wirklich genau über die Geburtshelferinnen Bescheid? Um ein schlüssiges Bild von der Hebamme früherer Zeiten zu rekonstruieren, reichen unsere bisherigen Kenntnisse nicht aus, zu viele Fragen bleiben unbeantwortet, zu viele Widersprüche können nicht erklärt werden und hinterlassen einen unbefriedigenden Eindruck. Wichtige Fragen nach den Grundlagen und der Entstehung all dieser scheinbaren Selbstverständlichkeiten im Bild von der Geschichte der Hebamme wurden bisher offenbar nicht bzw. nur unzureichend gestellt und beantwortet: Beispielsweise gibt die Literatur keine Antwort auf die Frage, warum die Hebammen die Nottaufe nicht sachgemäß ausführen konnten - trotz der genauen Unterrichtung und der über Jahrhunderte andauernden Ermahnungen in kirchlichen Verordnungen. Worin bestand eigentlich das Fehlverhalten der Hebammen bei der Nottaufe, was genau gab den Anlaß zu diesen Klagen? Ebenso bleibt offen, ob die Hebammen uneheliche Schwangerschaften schon seit dem Beginn der Reglementierung ihrer Tätigkeit, mit dem Entstehen der ersten Eide und Ordnungen, anzeigen sollten, oder ob diese Pflicht erst im Kontext späterer historischer Entwicklungen eingeführt wurde. Eine andere Ungereimtheit besteht darin, daß die Literatur zur Geschichte der Hebamme scheinbar plausibel von der „Verdrängung der Hebammen“ durch „die Mediziner“ spricht, ohne auch nur einen Gedanken darauf zu verschwenden, daß dies keine ausschließliche Angelegenheit zwischen zwei konkurrierenden Gruppen bzw. Geschlechtern war, sondern daß zeitweise noch eine dritte, schließlich endgültig verdrängte Berufsgruppe daran beteiligt war, die der Handwerkschirurgen. Diese kleine Auswahl soll die Problematik verdeutlichen, die sich aus dem derzeitigen Forschungsstand ergibt.

Die vorliegende Literatur zur Geschichte der Hebamme erweist sich dabei als reichlich heterogen: Zunächst ist die ältere, meist medizinhistorische Literatur zu berücksichtigen, die ihr Hauptaugenmerk vorwiegend auf die bahnbrechenden Ereignisse in der Entwicklung der Geburtshilfe richtete. Sehr fleißig wurden Quellen zusammengetragen, um den ältesten Hebammeneid, die erste Hebammenordnung usw. zu finden, doch wurden diese Texte nicht angemessen interpretiert, sondern ihr Wortlaut völlig unkritisch übernommen. Je mehr Quellen in einem Punkt übereinstimmten, desto mehr Beweismaterial glaubte man für dessen Wahrheitsgehalt zu haben. Die traditionelle Abwertung der Hebammen in obrigkeitlichen Verordnungen schien daher als sicherer Beleg, daß die Hebammen tatsächlich ungebildet, dumm und unfähig waren. Eine eindringendere Analyse dieser Kritik fand somit nicht statt. Noch viele jüngere Arbeiten orientieren sich weitgehend an den zahlreichen älteren Vorlagen und begnügen sich mit einer Aufzählung der ersten Hinweise auf Hebammen, mit der bloßen Wiedergabe von Ordnungen usw.
Demgegenüber wurde auf der Basis sozialhistorischer Fragestellungen in den letzten 20 Jahren erkannt, daß man der Geschichte der Hebamme auf dem bisherigen Wege nicht gerecht werden kann. Eine Fülle von Untersuchungen ist seither entstanden, die dazu beitragen, ein der Realität näher kommendes Bild zu vermitteln. Die große Bandbreite des Aufgabenspektrums der Hebammen und die Komplexität ihrer Einbindung in die damaligen medizinischen und gesellschaftlichen Gegebenheiten bedingen, daß bisher nur einzelne Aspekte des großen Beziehungsgeflechtes um die Hebammen näher untersucht werden konnten.

Dazu gehören z.B. Arbeiten über die Frage, worin das Hebammenwissen eigentlich bestand,[2] über die Hebammenlehranstalten und - damit verbunden - über das Schicksal der ledigen Mütter.[3] Weiterhin gibt es erste Ansätze zur näheren Untersuchung der Hebammentätigkeit auf dem Land.[4] Außerdem konnte nachgewiesen werden, daß allgemein der Anteil an heilkundig tätigen Frauen im Mittelalter und in der frühen Neuzeit höher war, als bisher angenommen wurde.[5]

Viele wichtige Anregungen zur Geschichte der Hebamme kommen aus französischen, italienischen und angloamerikanischen Studien, die schon zu weitergehenden Erkenntnissen gediehen sind, als sie die deutsche Forschung bisher erreichen konnte.[6] Dank der besseren Quellenlage seit dem Zeitalter

---

[2] Böhme, Gernot: Wissenschaftliches und lebensweltliches Wissen am Beispiel der Verwissenschaftlichung der Geburtshilfe. In: ders. [Hrsg.]: Alternativen der Wissenschaft. Frankfurt 1980, S. 27-53; Pulz, Waltraud: Nicht alles nach der Gelahrten Sinn geschrieben - Das Hebammenanleitungsbuch von Justina Siegemund. München 1994

[3] z.B. Leibrock-Plehn, Larissa: Frühe Neuzeit. Hebammen, Kräutermedizin und weltliche Justiz u. Stukenbrock, Karin: Das Zeitalter der Aufklärung. Kindsmord, Fruchtabtreibung und medizinische Policey. In: Jütte, Robert [Hrsg.]: Geschichte der Abtreibung. Von der Antike bis zur Gegenwart. München 1993, S. 68-90 u. S. 91-119; Metz-Becker, Marita: Der verwaltete Körper. Die Medikalisierung schwangerer Frauen in den Gebärhäusern des frühen 19. Jahrhunderts. Frankfurt 1997

[4] Labouvie, Eva: Selbstverwaltete Geburt. Landhebammen zwischen Macht und Reglementierung (17.-19. Jahrhundert). In: Geschichte und Gesellschaft 18 (1992), S. 477-506; Gleixner, Ulrike: Die „Gute“ und die „Böse“. Hebammen als Amtsfrauen auf dem Land (Altmark/Brandenburg, 18. Jahrhundert). In: Wunder, Heide und Vanja, Christina (Hrsg.): Weiber, Menscher, Frauenzimmer: Frauen in der ländlichen Gesellschaft, 1500-1800. Göttingen 1996, S. 96-122

[5] Kruse, Britta-Juliane: Verborgene Heilkünste. Geschichte der Frauenmedizin im Spätmittelalter. Berlin 1996; Kinzelbach, Annemarie: „wahnsinnige Weyber betriegen den unverstendigen Poeffel“: Anerkennung und Diffamierung heilkundiger Frauen und Männer, 1450-1700. In: Med.hist. J. 32 (1997), S. 29-56

[6] z.B. die verschiedenen Arbeiten von Gélis, Jacques, v.a.: La sage-femme ou le médecin. Une nouvelle conception de la vie. Paris 1988; Laget, Mireille: La Naissance aux Siècles Classiques. Pratiques des accouchements et attitudes collectives en France aux XVIIe et XVIIIe siècles. In: Annales E.S.C. 32 (1977), S. 958-993; Knibiehler, Yvonne u. Fouquet, Catherine: La Femme et les médecins. Analyse historique. Paris 1983; Filippini, Nadia Maria: The Church, the State and Child-

der Aufklärung stützen sich diese neueren Einzeluntersuchungen vornehmlich auf die Zeit ab dem 18. Jahrhundert. Die Zeit davor liegt aber noch weitgehend im Dunkeln.
Nicht zu vergessen sind schließlich die Beiträge der Frauenforschung, die sicherlich nicht unberechtigte Gesichtspunkte untersuchen. Allzu oft werden hierbei aber feministische Theorien mangels fundierter quellenorientierter Forschung in wissenschaftlich ungenügender Form angewendet und damit sehr komplexe historische Prozesse auf einen „Geschlechterkampf" reduziert. Eine übersteigerte positive Darstellung der Hebammen kann der Realität genauso wenig entsprechen wie die von männlichen Medizinern lange Zeit verbreitete völlige Abwertung und Diffamierung. Ein Schwarz-Weiß-Denken im Sinne einer Unterteilung in „gute" Hebammen und „böse" Mediziner bzw. umgekehrt sollte heute grundsätzlich vermieden werden. Ebenso nicht verwendet werden sollte der in der Literatur weithin geläufige Begriff „Hebammenwesen", der genau wie die Bezeichnung „Ärzteschaft" „eine Einheitlichkeit von Berufsgruppen, die in vormoderner Zeit gerade nicht bestand,"[7] suggeriert. Die frühen Hebammen in der Zeit vor der Aufklärung sollten besser als Individuen mit völlig unterschiedlichen Kenntnissen und Fähigkeiten angesehen werden. In der vorliegenden Arbeit wird daher der Begriff „Hebammenwesen" vermieden.

Es existiert bis heute kein Überblick, der die Geschichte der weiblichen Geburtshilfe seit der Antike darstellt, sie in den Rahmen der Zeitverhältnisse und der Medizingeschichte einbettet und dabei allgemeine Entwicklungslini-

birth: the midwife in Italy during the eighteenth century u. Wiesner, Merry E.: The midwives of south Germany and the public/private dichotomy. In: Marland, Hilary (Hrsg.): The art of midwifery [...]. London, New York 1993, S. 152-175 u. S. 77-94; Pancino, Claudia: Il Bambino e l´acqua sporca. Storia dell´assistenza al parto dalle mammane alle ostetriche (Secoli XVI-XIX). Milano 1984. Donnison, Jean: Midwives and Medical Men. A History of Inter-Professional Rivalries and Women´s Rights. London 1977; Wilson, Adrian: The Making of Man-midwifery. Childbirth in England, 1660-1770. London 1995

7 Sander, Sabine: Handwerkschirurgen. Sozialgeschichte einer verdrängten Berufsgruppe. Göttingen 1989, S. 258, Anm. 95. Anhand von Untersuchungen in mehreren süddeutschen Reichsstädten erwähnt A. Kinzelbach verschiedene Organisationsformen der Hebammen: Meist bildeten die Hebammen eine Gruppe innerhalb der Frauengemeinschaft, in Überlingen gehörten sie sogar einer Zunft an. A. Kinzelbach, S. 36

en aufzuzeigen vermag. Die beste Grundlage für Forschungen zur Geschichte der Hebamme bildet immer noch das 1940 erschienene Buch von Elseluise Haberling, das die Zeit bis zum 30jährigen Krieg umfaßt.[8] Wenngleich die Autorin teilweise aus einzelnen Quellen zu schnell verallgemeinernde Schlußfolgerungen zieht, so überwiegen doch die positiven Aspekte: Die Geburtshelferinnen und ihre Aufgaben werden im Rahmen des gesellschaftlichen und medizinischen historischen Umfeldes dargestellt, wodurch viele Grundlagen der Hebammentätigkeit erhellt werden, z.B. die Nottaufe. Besonders wertvolle Anregungen gibt außerdem der kurze wissenssoziologische Aufsatz von Gernot Böhme aus dem Jahr 1980. Von großem Nutzen ist vor allem seine Einteilung der Hebammentätigkeit in vier geschichtliche Phasen, auf der in der vorliegenden Arbeit aufgebaut werden soll.[9] Sie wird im allgemeinen Teil zur Geschichte der Hebamme ausführlich erläutert.

Die erst ungenügend erforschte frühe Zeit, in der die praktische Geburtshilfe noch weitgehend in Händen der Frauen lag, soll im folgenden am Beispiel von Mainz untersucht werden. Die zeitliche Abgrenzung ergibt sich dabei einerseits aus dem Einsetzen erster Quellen um 1550, andererseits aus dem schwindenden Einfluß der Hebammen im Rahmen der Etablierung männlicher Geburtshelfer in der zweiten Hälfte des 18. Jahrhunderts.[10] Nach der Einteilung G. Böhmes ist dies die Zeit des „Hebammenamtes".[11] Vorarbeiten zu den Hebammen in Mainz während der frühen Neuzeit gibt es nicht, sieht man einmal ab von einem kurzen Abschnitt in Hermann Terhalles Dissertation.[12] Anhand des Mainzer Quellenmaterials sollen Grundlagen erarbeitet werden, die zu einer Klärung vieler bisher unbeantwortet geblie-

[8] Haberling, Elseluise: Beiträge zur Geschichte des Hebammenstandes. Berlin 1940

[9] siehe Anm. 2

[10] Eine genauere Festlegung des zeitlichen Endpunktes der Untersuchung ist erst im Zusammenhang mit einer kurzen Darstellung der Stadtgeschichte und Quellenlage möglich. Siehe unten im Kapitel zur Mainzer Stadtgeschichte und Quellenproblematik

[11] siehe unten im Kapitel zur allgemeinen Geschichte der Hebamme

[12] Terhalle, Hermann: Das Kurmainzer Medizinalwesen vom Spätmittelalter bis zum Ende des 18. Jahrhunderts. Phil. Diss. Mainz 1965, S. 85-93. Eine Skizze aufgrund der vorliegenden Arbeit bietet Hilpert, Claudia: „ ... nicht Zaenckisch, Frech, Hoffertig, Bollerisch". Hebammen in der Kurfürstlichen Residenzstadt Mainz von 1550 bis 1784. In: Ärzteblatt Rheinland-Pfalz 52 (1999), S. 19-24

bener Fragen beitragen können. Weiterhin soll gezeigt werden, daß die Geschichte der Hebamme nicht isoliert betrachtet werden darf, sondern nur verständlich werden kann, wenn man sie in Bezug zur allgemeinen Geschichte, zur Medizingeschichte, zur Kirchen- und Sozialgeschichte wie auch zu speziellen lokalen Gegebenheiten setzt. Die eingangs zitierten Worte Theodor Fontanes sollen also richtungsweisend sein. Nur so lassen sich viele zunächst unverständliche Besonderheiten klären.

Für ein derartiges Vorhaben ist die Beschränkung auf ein lokal begrenztes Territorium unumgänglich, denn nur so ist eine sorgfältige und umfassende Analyse sämtlicher verfügbarer Quellen über die Hebammen möglich, zumal von den „Hauptpersonen" des Themas schriftliche Äußerungen nur in Ausnahmefällen überliefert sind. Die Kurfürstliche Residenzstadt Mainz erweist sich für eine solche Untersuchung als sehr geeignet, da Mainz den Mittelpunkt eines großen Kurfürstentums bildete. Dabei ist es ein zusätzlicher Vorteil, daß Mainz selbst gerade keine spektakulären Innovationen auf dem Gebiet der Geburtshilfe und auch keine „große" Hebamme vorzuweisen hat. Somit können die allgemeinen, für die durchschnittliche (süd-)deutsche Stadt gültigen Entwicklungslinien in der Geschichte der Hebamme besser herausgearbeitet werden als anhand „fortschrittlicher" Städte Süddeutschlands wie Nürnberg, Ulm oder Regensburg. Trotzdem liegt Mainz nicht allzuweit von diesen Städten entfernt, so daß ein Austausch sowie eine Übernahme dort eingeführter Neuerungen wahrscheinlich ist.[13] Besonders geeignet ist Mainz für eine Untersuchung der Zeit des „Hebammenamtes" aber auch insofern, als die katholische Kirche hier einen unvergleichlichen Machtanspruch erhob, wie er in den süddeutschen freien Reichsstädten, die sich der Reformation anschlossen, nicht gegeben war.

Im Vordergrund der folgenden Untersuchung soll die Stadt Mainz selbst stehen. Der Kurstaat wird nur mit einbezogen, um Rückschlüsse auf die Gegebenheiten in der Stadt zu ziehen und ergänzende Hinweise zu erhalten. Eine detaillierte Darstellung der weiblichen Geburtshilfe im gesamten Kurstaat, also auf dem Land, wäre wünschenswert, würde aber - angesichts der Größe des Mainzer Kurstaates - den Rahmen dieser Arbeit sprengen. Vor

[13] Beobachtungen zeigen nämlich, daß in Norddeutschland Entwicklungen auf dem Gebiete der Geburtshilfe erst etwa ein Jahrhundert später einsetzten.

einer Untersuchung der ländlichen Geburtshilfe, für die außerdem meist erst ab dem 18. Jahrhundert Quellen zur Verfügung stehen, muß die bislang noch ungenügend erforschte städtische Geburtshilfe stehen.

1. Zur Mainzer Stadtgeschichte und zur Quellenproblematik

Als Grundlage für das Verständnis der vorliegenden Untersuchung sollen nun zuerst der allgemeinhistorische und der sozialhistorische Rahmen sowie anschließend die Quellenlage dargestellt werden.
Im Jahr 1462 wurde Mainz nach der Eroberung durch Adolf II. von Nassau und dem damit verbundenen Verlust der Stadtfreiheit zur kurfürstlichen Residenzstadt. Für die im Hochmittelalter so einflußreiche und wohlhabende Stadt „Aurea Moguntia" bedeutete dies einen politischen und wirtschaftlichen Niedergang.[14] Durch Kriege, Hungersnöte und Seuchen gelang Mainz in den folgenden Jahrhunderten eine Erholung meist nur für kurze Zeit. Besonders verheerende Folgen hatte die Besetzung der Stadt durch die Schweden (1631-36) und anschließend durch die Franzosen (1644-48/50) während des Dreißigjährigen Krieges.[15] Unter Kurfürst Johann Philipp von Schönborn (1647-73) wurden deshalb vermehrt Versuche unternommen, die Stadt wieder aufzubauen und die stark dezimierte Bevölkerungszahl anzuheben.[16] Zudem reformierte Schönborn die Stadtverwaltung[17] und strebte nach einem Ausbau des gesamten Medizinalwesens; besonders unterstützt wurde er bei diesem Vorhaben vom ehemaligen Frankfurter Stadtphysicus Ludwig von Hörnigk, der von 1656-67 mit kleinen Unterbrechungen die Mainzer Medizinische Fakultät als Dekan leitete.[18] Bei

[14] Blanning, T.C.W.: Reform and Revolution in Mainz. 1743-1803. Cambridge 1974, S. 44f.

[15] T. Blanning, S. 45

[16] Rödel, Walter G.: Mainz und seine Bevölkerung im 17. und 18. Jahrhundert. Demographische Entwicklung, Lebensverhältnisse und soziale Strukturen in einer geistlichen Residenzstadt. (Geschichtliche Landeskunde, Bd. 28). Stuttgart 1985, S. 41

[17] Näheres dazu bei Darapsky, Elisabeth: Mainz. Die kurfürstliche Residenzstadt. 1648-1792. Mainz 1995, S. 22-24

[18] Mathy, Helmut: Archivalien, Instrumente und Kapitalien der Mainzer medizinischen Fakultät im 17. und 18. Jahrhundert. In: Med.hist. J. 12 (1977) S. 135-149, hier S. 136.

dieser Konstellation kam es unter anderem zu einem deutlich gesteigerten Interesse an den Stadthebammen, das sich in der Überlieferung eines Hebammeneides, verschiedenen neuen Bestimmungen und einer generellen Zunahme der Quellen über die Geburtshelferinnen abzeichnet. Die letzte Pestepidemie der Jahre 1666/67 in Mainz wirkte aber dem anfänglichen Erfolg der Schönbornschen Bevölkerungspolitik entgegen.[19]
Zu einer erneuten Eroberung der Stadt durch die Franzosen 1688/89 führte der Pfälzische Erbfolgekrieg. Lothar Franz von Schönborn, der von 1695-1729 als Kurfürst regierte, bemühte sich deshalb vor allem um einen wirtschaftlichen Aufschwung und engagierte sich sozial auf dem Gebiet der Armen- und Krankenfürsorge[20], wie z.B. durch den Bau des Armenhauses St. Rochus.[21] Weniger gut war es in der ersten Hälfte des 18. Jahrhunderts um die Medizinische Fakultät bestellt.[22]
Zu einem starken wirtschaftlichen, kulturellen und politischen Aufschwung kam es in der Amtszeit des Kurfürsten Friedrich Karl von Ostein (1743-1763), in der das Zeitalter der Aufklärung in Mainz Einzug hielt.[23] Diese neue Blütezeit der Stadt, die zahlreiche Veränderungen auf dem Gebiet der Geburtshilfe mit sich brachte, hielt auch während der Regierung der folgenden Kurfürsten, Emmerich Josef von Breidbach-Bürresheim (1763-1774) und Friedrich Karl Josef von Erthal (1774-1802), zunächst an: Obwohl nun sogar Frankfurt am Main, mit dem Mainz seit dem Mittelalter stets in enger Verbindung, aber auch in harter Konkurrenz stand, wirtschaftlich übertroffen wurde,[24] erreichte Mainz nie wieder eine ähnliche Bedeutung wie zur Zeit des Hohen Mittelalters. Ein jähes Ende wurde dem Wohlstand der

[19] W.G. Rödel, S. 42. Hinweise auf spezielle Pesthebammen sind - trotz zahlreicher Epidemien - im Mainzer Aktenmaterial nicht zu finden.

[20] Dreyfus, F. G.: Sociétés et mentalités à Mayence dans la seconde moitié du 18ième siècle. Paris 1968, S. 45

[21] Terhalle, Hermann: Das Kurmainzer Medizinalwesen vom Spätmittelalter bis zum Ende des 18. Jahrhunderts. Phil. Diss. Mainz 1965, S. 38.

[22] H. Terhalle, S. 60. Das Protokoll der medizinischen Fakultät wurde in den Jahren 1700-1710 nicht geführt.

[23] T. Blanning, S. 95f. Blanning bezeichnet Mainz in der Zeit vor 1743 als insgesamt sehr rückständig.

[24] T. Blanning, S. 75

Stadt 1792 bereitet, als französische Revolutionstruppen Mainz besetzten.[25] Der Kurfürst, die Adligen, der Klerus und mit ihnen die obersten Verwaltungsbehörden flohen aus der Stadt und siedelten 1794 endgültig nach Aschaffenburg über.[26] Nach dem Frieden von Campo Formio vom 17. Oktober 1797 wurde Mainz von 1798-1814 französisch und zur Hauptstadt des Départements Mont-Tonnère (Donnersberg).[27] Auf dem Wiener Kongreß wurde der Kurstaat 1816 aufgeteilt, die Stadt Mainz fiel dabei an Hessen-Darmstadt.[28]

Zum besseren Verständnis des nachfolgend ausgewerteten Quellenmaterials soll hier noch ein kurzer Überblick zur Mainzer Stadtverwaltung, die als „Kurfürstliches Vicedomamt" bezeichnet wurde, vorausgeschickt werden: Regiert wurde die Stadt von einem adligen Vertreter des Kurfürsten, der ab 1489 „Vicedom[inus]" genannt wurde. Zusammen mit dem „Gewaltboten" stand er dem städtischen Rat (in den Quellen „Ratseß" genannt) vor, der für Zunftstreitigkeiten, Beleidigungsklagen, Bürgeraufnahmen und die Besetzung städtischer Ämter, wie z.B. die der Hebammen, zuständig war.[29] Außerdem soll noch darauf hingewiesen werden, daß trotz der in Mainz bestehenden Personalunion von Kurfürst und Erzbischof der weltliche und der Kirchenstaat streng getrennt waren.[30]

Die Geschichte der Mainzer Regierungs- und Vicariatsakten ist mindestens ebenso wechselvoll wie die der Stadt selbst, und entsprechend schwierig gestaltet sich die Suche nach Quellen über die in den Dienst von geistlicher und weltlicher Obrigkeit gestellten Geburtshelferinnen. Quellenlücken entstanden nicht nur durch Krieg und Zerstörung (zum Beispiel vor 1648 während der „Schwedenzeit", in den Jahren des Pfälzischen Erbfolgekrieges und

[25] Dumont, Franz: Vom kurfürstlichen zum hessischen Mainz. Stadtgeschichte und Einzelschicksale. In: Mainz „Centralort des Reiches". Stuttgart 1986, S. 42-76, hier S. 49

[26] Eine genaue Schilderung der Revolutionswirren in Mainz bei F. Dumont (Vom kurfürstlichen ...), S. 49-62

[27] F. Dumont (Vom kurfürstlichen ...), S. 53

[28] F. Dumont (Vom kurfürstlichen ...), S. 42

[29] Brück, Anton Ph.: Mainz vom Verlust der Stadtfreiheit bis zum Ende des Dreißigjährigen Krieges (1462-1648). Geschichte der Stadt Mainz, Bd. V. Düsseldorf 1972, S. 2f.

[30] F. Dreyfus, S. 35

in der Zeit der Französischen Revolution), sondern auch schon zur Zeit der Dokumentation[31] oder später durch nachlässigen Umgang mit dem Aktenmaterial.[32] Hinzu kommt noch die komplizierte Aufsplitterung der Kurmainzer Quellen nach dem Ende des Kurstaates.[33]
Aus folgenden Quellenbeständen können Informationen über die Mainzer Hebammen gewonnen werden: In den seit 1510 (anfangs nur sehr lückenhaft) geführten Ratsprotokollen[34] ist meist die Vereidigung und Annahme der Stadthebammen als kurzer Eintrag festgehalten. Erstmals ist dies 1550 der Fall.[35] Vermerke zur Hebammenprüfung finden sich in den ab 1656 von Ludwig von Hörnigk wiedereingeführten Protokollen der Medizinischen Fakultät;[36] die Unterrichtung und Prüfung über die Nottaufe durch die Geistlichkeit lassen sich dagegen nicht anhand der Generalvicariatsprotokolle[37], die ohnehin große Lücken aufweisen, nachvollziehen. Bei all diesen Quellen handelt es sich nur um sehr knappe Einträge von Institutionen, aus

[31] Nicht nur zu Kriegszeiten, sondern auch in den darauffolgenden „Nachkriegsjahren“ wurde meist sehr lückenhaft protokolliert.

[32] Am Beispiel der Mainzer Medizinischen Fakultät zeigt H. Mathy eindrucksvoll, daß Verluste auch durch „Nachlässigkeiten“ der Fakultätsmitglieder selbst entstanden, die Ordnung mit Vernichtung alter Akten gleichsetzten. H. Mathy (Archivalien...), S. 142

[33] Das erzbischöfliche wie auch das kurfürstliche Aktenmaterial wurde nach dem Wiener Kongreß aufgeteilt in für den gesamten Kurstaat gültige („Generalia“) und ortsbezogene („Specialia“) Quellen. Letztere wurden auf die jeweils zuständigen Landes- und Diözesanarchive verteilt, was im 19. Jahrhundert aber wieder geändert wurde, als man versuchte, Territorial- und Diözesangrenzen künstlich deckungsgleich zu machen. Die Generalia dagegen kamen nach Würzburg, wo Teile der noch nicht erschlossenen Akten 1945 verbrannten. Für die Erläuterung dieses Sachverhaltes danke ich Herrn Dr. Braun vom Mainzer Dom- und Diözesanarchiv.
Den Zugang zu den Quellen erleichtert folgende noch nicht vollständig abgeschlossene Arbeit: Schatz, Rudolf u. Schwersmann, Aloys: Inventar des Aktenarchivs der Erzbischöfe und Kurfürsten von Mainz aufgrund der Verzeichnisse in den heutigen Eigentümer-Archiven. [Für Hebammen:] Bd. 3 (Ämter und Centren, Öffentliche Ordnung, Verwaltung der Gemeinden). Koblenz 1991

[34] StAMz, Best. 1. Weitere Lücken in den Ratsprotokollen: 1646-53; 1740-44; 1748/49; 1759-63. E. Darapsky, S. 23

[35] StAMz, 1/5, S. 66

[36] StAMz, 18/161 und 18/162. H. Mathy (Archivalien...), S. 144

[37] im Dom- und Diözesanarchiv Mainz

denen für den Historiker hilfreiche Angaben nur in sehr begrenztem Umfang gewonnen werden können: Es ist dabei zu beachten, daß zum einen immer nur der Teil der Tätigkeit von Hebammen dokumentiert wurde, der für die Verwaltungsbehörden von Interesse war, und zum anderen, daß sich darin deren Sichtweise ausdrückt. Durch diese „Selektion" bedingt, sind derartige Quellen nicht als objektiv anzusehen. Anders liegen die Dinge bei den im Stadtarchiv Mainz unter dem Aktenfaszikel „Hebammen" gesammelten sehr zahlreichen Bitt- und Bewerbungsschreiben von Mainzer Geburtshelferinnen zwischen 1588 bis 1792 sowie den wenigen Klagen.[38] Angesichts der Tatsache, daß wir es mit Personen zu tun haben, die normalerweise nicht selbst als Verfasser schriftlicher Quellen in Frage kommen - die wenigen „großen" Hebammen einmal ausgenommen -, stellen diese Schreiben eine Besonderheit inmitten der sonst nur von obrigkeitlichen oder ärztlichen Vertretern geprägten Überlieferung dar. Zwar wurden die Bittgesuche und Bewerbungen wohl nicht von den Hebammen selbst geschrieben und sind außerdem den Erwartungen der Obrigkeiten angepaßt, doch lassen sich „zwischen den Zeilen" in der Regel mehr Informationen über den Alltag und die Lebensumstände entnehmen als den Amtsnotizen. Weiterhin enthält der erwähnte Faszikel auch viele Zeugnisse der Medizinischen Fakultät, die den Bewerberinnen um das Hebammenamt nach ihrer Examinierung ausgestellt wurden, sowie zahlreiche Scheine, die ihnen vom erzbischöflichen Vicariat nach der Unterrichtung und Prüfung über die Pflicht der Nottaufe ausgehändigt werden mußten.

Als weitere wichtige Quellen dienen weltliche und kirchliche Verordnungen,[39] die über das umfangreiche Aufgabenspektrum der Hebammen Auskunft geben oder auch, bei vergleichender Analyse, Veränderungen erkennen lassen, durch die der Wirkungsbereich der Hebammen im Laufe der Zeit erweitert, stärker reglementiert oder eingeschränkt wurde. Quellen zu ihren nichtmedizinischen Verpflichtungen stellen außerdem Kirchenagenden und -rituale[40] sowie Polizeiakten („Sittenpolizei")[41] dar. Mit der zu-

[38] StAMz, 27/350

[39] Unter anderem unter den „Landesherrlichen Verordnungen" im StAMz zu finden.

[40] Priesterseminarbibliothek Mainz: z.B. Agenda ecclesiae Moguntinensis von 1551 und von 1599, Rituale sive agenda ad usum ecclesiarum metropolitanae Moguntinae et cathedralium Herbipolensis et Wormatiensis. Würzburg 1671

nehmenden Kontrolle und Konkurrenz durch männliche Geburtshelfer finden sich auch in den Archivbeständen zu Ärzten und Accoucheuren Hinweise auf Hebammen.[42] Für die zweite Hälfte des 18. Jahrhunderts kann zudem auf Materialien (Mainzer Polizeiakten des Regierungsarchivs) aus dem Bayerischen Staatsarchiv Würzburg zurückgegriffen werden.[43]
Aus all diesen Quellen läßt sich ein recht vollständiges Bild vom Amt und von der Person der Hebamme in Mainz gewinnen. Wie aus der Heterogenität der verwendeten Quellen erkennbar wird, ist die Geschichte dieser Amtsfrauen unvergleichlich stark abhängig von der Mainzer Sozial- und Stadtgeschichte und mit ihr eng verwoben, da sie wie keine andere Personengruppe unmittelbar an einer Grundlage des städtischen Lebens beteiligt sind: der Geburt.

Der Zeitraum, den die vorliegende Arbeit behandelt, läßt sich unter Berücksichtigung der geschilderten Quellenlage wie folgt abgrenzen: Wie wir gesehen haben, setzt die Überlieferung von Quellen über Hebammen in Mainz erst um 1550 ein.[44] Das Ende der Untersuchung, charakterisiert durch den Übergang vom älteren Hebammenamt zum traditionalen Hebammenberuf im 18. Jahrhundert,[45] wird in Mainz hauptsächlich mit der Berufung Johann Peter Weidmanns zum Professor für Entbindungskunst und der Gründung der Hebammenlehranstalt 1784 markiert. Da es sich aber um einen Prozeß handelt, der sich nicht punktuell mit einem bestimmten Datum verbinden

---

[41] StAMz, 4/21 und 4/22

[42] StAMz, 27/305 (Ärzte) und 27/353 (Geburtshelfer)

[43] StaAWü, vorwiegend MzPolAkt 881 I und II; MzPolAkt 1280 I und II

[44] Die einzige, aber umso bemerkenswertere Ausnahme ist eine aus dem frühen 14. Jahrhundert bezeugte jüdische Hebamme. Im Hochmittelalter besaß Mainz eine große und bedeutende Judengemeinde, an die zahlreiche noch heute erhaltene Grabsteine auf dem alten Friedhof am Judensand erinnern. Hier findet man nicht nur den ältesten datierbaren Grabstein Mitteleuropas von 1049, sondern auch folgende Grabinschrift: „Donnerstag 11. Mai [...] [1307]. Die Hebamme Frau Hanna, Tochter des Mardochai." Vergl. Rapp, Eugen Ludwig: Chronik der Mainzer Juden. Die Mainzer Grabdenkmalstätte. Mainz/Grünstadt 1977, S. 55, Nr. 92. Jüdische Hebammen lassen sich in Deutschland seit dem 13. Jahrhundert belegen: Grabsteine jüdischer Frauen tragen als einzige vorkommende Berufsbezeichnung die Aufschrift „Hebamme". Siehe dazu auch B.-J. Kruse, S. 142, Anm. 131.

[45] siehe dazu allgemein im Kapitel 2.2.3. und für Mainz im Kapitel 6.2.5.

läßt, sondern eine längere Zeit gedauert hat, ist eine Abgrenzung der Untersuchung hier nicht so einfach möglich wie am Beginn. Soweit nötig, werden daher auch noch Quellen aus der französischen Zeit bis zum Ende des Kurstaates herangezogen.

2. Zur allgemeinen Geschichte der Hebamme bis in das 18. Jahrhundert

2.1. Die Antike – Das Werk des Soranos von Ephesos

Zahlreiche Informationen über die Hebamme und deren Pflichten liegen aus der griechisch-römischen Antike vor.[46] Beispielsweise findet man bei Platon (429-337 v. Chr.) recht konkrete Angaben zur Person der Hebamme, die von Sokrates[47] stammen sollen: Eine Hebamme sollte das gebärfähige Alter überschritten und selbst einige Kinder zur Welt gebracht haben. Neben den üblichen geburtshilflichen Verrichtungen zählten auch die Verordnung von Medikamenten und die Durchführung von Aborten zu ihren Tätigkeiten.[48] Aus dem Werk Senecas erfahren wir, daß im alten Rom bei Gerichtsverhandlungen über zweifelhafte Schwangerschaftsfälle je „quinque obstetrices i.e. medicae" als Sachverständige zu Rate gezogen wurden. Ferner gehörte die Therapie von Frauen- und Kinderkrankheiten zum Aufgabenbereich der Hebammen.[49]

Am besten jedoch spiegeln die Schriften des Soranos von Ephesos die Geburtshilfe in der Zeit vor dem Zerfall des römischen Reiches wider. Soran, ein Zeitgenosse Galens und in Alexandria ausgebildet, war zu Beginn des 2. Jahrhunderts n. Chr. unter den Kaisern Trajan und Hadrian in Rom tätig. Ein sehr hoher Stand der damaligen Geburtshilfe kommt zum Ausdruck,

---

[46] Siehe z.B. Fasbender, Heinrich: Geschichte der Geburtshilfe. Jena 1906, Nachdruck Hildesheim 1964 und Diepgen, Paul: Die Frauenheilkunde in der Alten Welt. München 1937

[47] Sokrates bezeichnete seine Kunst des Fragens in Anlehnung an die Hebammentätigkeit seiner Mutter im übertragenen Sinne als „Geburtshilfe" (vergl. Maieutik, Maia = Hebamme).

[48] H. Fasbender, S. 19f. Des weiteren ist von abergläubischen Handlungen, Zaubergesängen und Besprechen die Rede. Auch Heiratsvermittlung gehörte zum Aufgabenbereich der Hebammen.

[49] H. Fasbender, S. 26; P. Diepgen, S. 307. Die Grenze zwischen Hebammen und Ärztinnen kann in der Antike nicht klar gezogen werden.

wenn von Wendungen bei Lageanomalien, von Plazentalösungen und Neugeborenenfürsorge die Rede ist, eine Technik des Dammschutzes beschrieben wird oder den neuzeitlichen geburtshilflichen Hilfsmitteln Gebärstuhl und Speculum entsprechende Geräte erwähnt werden.[50]

Einleitend entwirft Soran in kritischer Auseinandersetzung mit anderen, jedoch ungenannten Autoren das Bild einer „sehr guten" Hebamme, an die hohe körperliche, geistige und charakterliche Anforderungen zu stellen sind.[51] Es ist zu vermuten, daß in der Realität dieses Idealbild selten erreicht wurde.

Von der Hebamme wird erwartet, daß sie des Lesens und Schreibens kundig sei, ausdauernd, von gutem Gedächtnis, geachtet und von gesundem, kräftigem Körperbau. Weiterhin soll sie ruhig sein, unerschrocken bei Gefahr, einfühlsam gegenüber der Patientin, stets nüchtern, verschwiegen, nicht geldgierig (damit sie nicht aus Gewinnsucht in böser Absicht ein Abtreibungsmittel gibt) und schließlich auch frei von Aberglauben, um nicht notwendige Maßnahmen zu versäumen. Ihre Hände sollen gepflegt sein, mit langen schmalen Fingern und kurz gerundeten Nägeln. Es werden von ihr Kenntnisse in allen Bereichen der Therapie, d.h. in den diätetischen, pharmazeutischen und chirurgischen, verlangt.[52]

Die Lehren des Soran wurden von der ausgehenden Antike bis in die Neuzeit immer wieder aufgegriffen: Anfang des 5. Jahrhunderts fertigte Caelius Aurelianus in Rom eine lateinische Bearbeitung des gynäkologischen Werkes Sorans an, ebenso verarbeitete es Mustio in seinem Hebammenbuch in lateinischer Sprache.[53] Letzteres entspricht der Form nach einem Hebammenkatechismus in Frage und Antwort, der zwar auf Soran als Hauptquelle basiert, aber auch Aussagen anderer Autoren enthält, die zuweilen in Widerspruch zur Lehre Sorans stehen. Nicht zuletzt finden wir Soran wieder als

---

[50] Temkin, Owsei u.a. (Hrsg.): Soranus' Gynecology. Baltimore 1956, Nachdruck 1991, S. 10, S. 162, S. 190 und S. 207, H. Fasbender, S. 38-47. Im Gegensatz zu Hippokrates und Galen ist bei Soran die der Tieranatomie entnommene Vorstellung eines zweihörnigen Uterus dem realistischeren Vergleich mit einem Schröpfkopf gewichen.

[51] O. Temkin, S. 6

[52] O. Temkin, S. 5-7

[53] O. Temkin, S. XLV

Grundlage des 1513 gedruckten ersten Hebammenlehrbuchs „Der Swangeren Frauwen und hebammen Rosegarten“ von Eucharius Rößlin.[54] Viele dieser Forderungen Sorans erscheinen genauso wieder in den Hebammeneiden und -ordnungen des ausgehenden Mittelalters und der frühen Neuzeit; es überrascht daher, daß in der bisherigen Literatur zur Geschichte der Hebamme nicht näher auf diese Übereinstimmungen eingegangen wird. Im Laufe dieser Arbeit wird immer wieder auf Soran zurückzukommen sein.

[54] Rößlin, Eucharius: Der Swangern Frauwen und hebammen Rosegarten. Straßburg 1513, Faksimile-Ausgabe München 1910

2.2. Mittelalter und Neuzeit (bis ins 18. Jahrhundert)

Für eine Darstellung der wichtigsten Entwicklungslinien in Mittelalter und Neuzeit erscheint die an sozialgeschichtlichen Aspekten orientierte Einteilung der Hebammendienste in vier Phasen (als solidarische Hilfe, als Amt, als traditionaler Beruf und als moderner Beruf) von G. Böhme am geeignetsten.[55] Der folgende Überblick teilt die Hebammengeschichte entsprechend ein:

2.2.1. „Hebammendienste als solidarische Hilfe“[56] unter Frauen im Mittelalter
2.2.2. Das „Amt“ der Hebamme[57]
2.2.3. Der Wandel „vom Hebammenamt zum traditionalen Beruf“ im Laufe des 18. Jahrhunderts[58]

Eine klare Abgrenzbarkeit der Phasen ist selbstverständlich nicht gegeben, da die Übergänge sich jeweils fließend vollziehen. Die letzte Phase des modernen Hebammenberufs ist nicht Gegenstand dieser Arbeit, soll aber der Vollständigkeit halber erwähnt werden. Auch in die Analysen zur Hebammentätigkeit in Mainz soll diese Gliederung einbezogen und eine Bestätigung bzw. Erweiterung der Thesen Böhmes versucht werden.

2.2.1. „Hebammendienste als solidarische Hilfe“[59] unter Frauen im Mittelalter

Für die Zeit des Früh- und Hochmittelalters fehlen konkrete Quellen über die Ausübung der Geburtshilfe. In Liedern und Sagen werden zwar als Hebammen tätige Frauen erwähnt, wie von Haberling ausführlich beschrieben,[60] jedoch kann dies nicht ohne weiteres als Schilderung der geschichtlichen Wirklichkeit gelten. Eine Ausnahme könnten die „mulieres salernitanae“, heilkundige Frauen der medizinischen Schule zu Salerno (ab etwa 1000 n. Chr.) bilden. Mangels gesicherter Quellen kann ihnen jedoch keine eindeuti-

[55] G. Böhme S. 34f.
[56] G. Böhme, S. 34
[57] ebd., S. 35
[58] ebd., S. 37
[59] ebd., S. 34
[60] E. Haberling, S. 1-13

ge Stellung in der Entwicklung der Geburtshilfe zugewiesen werden. Heute gilt „Trotula“ als fiktive Verfasserin des bekanntesten und wirkungsmächtigsten geburtshilflichen Werkes aus Salerno, das - ebenfalls auf Soran zurückgehend - in zahlreichen Fassungen und Übersetzungen verbreitet war und bis zum Ende des 16. Jahrhunderts gedruckt wurde.[61]

Im Mittelalter lag medizinisches Wissen zunächst in den Händen des Klerus, der dieses Wissen vorwiegend aus dem Studium antiker Texte bezog. Dieser Tradition folgend verfügten die später mehr und mehr auch weltlichen gelehrten Ärzte über ein theoretisches Wissen, das als den praktischen Tätigkeitsbereichen eindeutig übergeordnet empfunden wurde. Es muß also von einer Trennung in theoretisch und praktisch fundierte Medizin ausgegangen werden. Die chirurgische Praxis („äußere Schäden“) gehörte in den Aufgabenbereich der Handwerkschirurgen, Barbiere und Bader. Währenddessen lag die praktische Geburtshilfe wohl durchweg in Händen mehr oder minder erfahrener Frauen, deren Kenntnisse aus eigenen Geburten oder der mündlichen Weitergabe durch ältere, meist verwandte oder benachbarte Frauen, stammten. Vor allem in ländlichen Gegenden sehr lange bewahrte Traditionen, aber auch später noch gekannte Handlungsweisen, die sich auf der Grundlage mittelalterlicher Sitten und Bräuche entwickelt haben, lassen vage Rückschlüsse zu: Dementsprechend kann man sich Geburtshilfe im Mittelalter als ein in der Frauengemeinschaft fest integriertes Ritual vorstellen.
Bis in das 16. Jahrhundert hinein nachweisbare Verbote von „Frauenversamblungen“[62] bei Geburten, die v.a. auf dem Land gepflegte Hebammenwahl[63] durch die weibliche Dorfgemeinschaft und nicht zuletzt die

[61] Fischer, Klaus-Dietrich: Artikel „Trotula“. In: Eckart, Wolfgang U./ Gradmann, Christoph: Ärztelexikon. München 1995, S. 336

[62] Philipp, Ernst und Koch, Walter: Die Entwicklung des Hebammenwesens in Schleswig-Holstein bis zur Gründung der Universitäts-Frauenklinik und Hebammenlehranstalt in Kiel. In: Festschrift zum 275jährigen Bestehen der Christian-Albrechts-Universität Kiel. Leipzig 1940, S. 216-226, hier S. 217

[63] Worschech, Reinhard: Frauenfeste und Frauenbräuche in vergleichender Betrachtung mit besonderer Berücksichtigung Frankens. Phil. Diss. Würzburg 1971, S. 101-216, v.a. S. 119f.; Ackerknecht, Erwin H.: Zur Geschichte der Hebamme. In: Gesnerus 31 (1974), S. 181-192, hier S. 185

„Kindbettzechen“[64] lassen die mittelalterliche und frühneuzeitliche Geburt in erster Linie als wichtiges soziales Ereignis erscheinen. Medizinischen Belangen darf hierbei noch keine große Bedeutung beigemessen werden, da es sich nach der Analyse von G. Böhme um ein auf Empirie und Tradition gründendes „lebensweltliches Wissen“ handelte. Über dieses Wissen verfügten in der Regel alle Frauen, doch wurden aus dem Kollektiv herausragende, in Geburtshilfe besonders geschickte und erfahrene als „weise Frauen“ bezeichnet[65] (vgl. im Französischen „sage-femme“). Geburtshilfe ist daher wörtlich zu nehmen als „Hilfe, d.h. Unterstützung, Zusehen, Zuwarten, Hilfe beim Aushalten der Natur“.[66] Vor diesem Hintergrund erscheint die häufige (auch schon von Soran erwähnte, aber von ihm relativierte) Forderung, daß Hebammen ältere Frauen sein sollten, die selbst schon Kinder zur Welt gebracht hatten, sehr verständlich. Diese Selbsterfahrung „am eigenen Leib“[67] bedeutete eine wichtige Orientierungshilfe in einer Zeit, in der anatomische Kenntnisse über den Geburtsvorgang nicht verfügbar waren.[68]

Obwohl für Jahrhunderte die Tätigkeit der Hebammen nicht anhand von Quellen belegt werden kann, finden sich die Grundzüge ihrer Tätigkeit, genau wie bei Soran beschrieben, in den Hebammenordnungen der frühen

---

64 R. Worschech, v.a. S. 102-113

65 G. Böhme, S. 32f. und S. 44-48. Böhme beschreibt Hebammen als die „eigentlichen Träger lebensweltlichen Wissens von der Geburt“, wobei es sich um ein Wissen handelt, „das heute empirisch nicht mehr zu erheben ist“, da es „in Reinkultur nur unterstellt werden kann für die Zeit, bevor die Verwissenschaftlichung der Geburtshilfe einsetzte“ (S. 32f.). Damit ist das an Person und Erfahrung gebundene „lebensweltliche Wissen“ grundsätzlich vom objektiven, standardisierbaren „wissenschaftlichen Wissen“ der Ärzte in späteren Zeiten zu unterscheiden (S. 45f.).

66 G. Böhme, S. 47

67 G. Böhme, S. 39 und Pulz, Waltraud: „Nicht alles nach der Gelahrten Sinn geschrieben“- Das Hebammenanleitungsbuch von Justina Siegemund. [...]. München 1994, S. 38f. und S. 120. Für wie wichtig man es auch in den folgenden Jahrhunderten erachtete, daß eine Hebamme selbst Kinder zur Welt gebracht hatte, zeigt eindrücklich das Beispiel der Justina Siegemund, die ihre als großen Nachteil empfundene Kinderlosigkeit mittels der „Metapher vom Buch als Kind“ (Pulz S. 39) zu überwinden suchte.

68 G. Böhme, S. 45f.

Neuzeit wieder. Zunächst sollen jedoch die ersten Versuche einer Institutionalisierung des Hebammenamtes verfolgt werden.

2.2.2. Das „Amt" der Hebamme

„Die Entwicklung des Hebammenwesens zum ‚Amt' hängt mit der Ritualisierung und kirchlichen Verwaltung des Lebenszusammenhanges im Mittelalter zusammen. Ein Amt ist weder ein Gewerbe noch ein Beruf im modernen Sinne. Ein Amt ist die obrigkeitlich sanktionierte Verwaltung eines in bestimmter Weise gestalteten lebensweltlichen Zusammenhanges. Die Hebamme ist nun nicht mehr nur die, die aus eigener Erfahrung und Zuschauen ‚weiß', wie ein Kind entbunden werden muß, sondern sie ‚weiß' nun auch, wie die Geburt als sozial kultureller Vorgang zu gestalten ist." [69]

Beginn einer Reglementierung der Hebammentätigkeit

Im späten Mittelalter begann die Kirche,[70] der in einem so wichtigen Lebensmoment wie der Geburt zentralen Figur der Hebamme zunehmend Aufgaben zu übertragen und sie damit zur „halbkirchlichen Person"[71] zu machen: Mit der Einführung der Pflicht zur Nottaufe lag das Seelenheil des Kindes in den Händen der Hebamme, doch schien sie gerade dadurch auch unmittelbar der Versuchung durch den Teufel ausgesetzt zu sein. Eine genaue Kontrolle der eng an der Grenze von Gut und Böse stehenden Geburtshelferin schien notwendig.[72] Schließlich war mittels der Hebamme auch eine Einflußnahme auf die Bevölkerung möglich.

Gegen Ende des 13. Jahrhunderts finden sich erstmals seit dem Untergang des römischen Reiches normative Quellen über Hebammen: In den Statuten von Cahors wird 1289 erwähnt, daß Hebammen entscheiden sollen, ob ein ungeborenes Kind beim Tod der Mutter noch lebt, damit es durch Eröffnung der toten Schwangeren (Sectio in mortua) gerettet und getauft werden

---

[69] G. Böhme, S. 36

[70] Über den kirchengeschichtlichen Hintergrund, v.a. die Kritik der Kindertaufe, informiert E. Haberling, S. 14f.

[71] E. Haberling, S. 22

[72] G. Böhme, S. 36f.

kann.[73] In Deutschland enthalten die Beschlüsse der Trierer Reformsynode Erzbischof Balduins vom 28. April 1310 - im Gegensatz zu allen vorangehenden Provinzialsynoden, in denen nur allgemein von Taufe durch Laien die Rede ist[74] - eine erste genaue, an die Hebammen gerichtete Anweisung über den Ablauf und die zu sprechende Formel einer Nottaufe.[75]

Etwa zur gleichen Zeit finden sich auch erste weltliche Quellen: Aus Koblenz liegt der bislang früheste Nachweis über eine Hebamme („obstetrix Aleyt") vor, die dort am 18. Dezember 1297 als Besitzerin eines Hauses verzeichnet ist.[76] Laut E. Haberling ist 1302 in Frankfurt am Main eine Wehemutter erwähnt.[77]

Den nächsten Schritt in der Institutionalisierung dieser Berufsgruppe markiert die Einführung von Hebammeneiden, die nicht nur auf ein festes Dienstverhältnis zwischen den Hebammen und der jeweiligen Stadt schließen lassen, sondern auch erste konkrete Anweisungen für die Berufsausübung formulieren. Wiederum ist es Koblenz, das den frühesten Eid aus der Mitte des 14. Jahrhunderts liefert,[78] gefolgt von Konstanz im Jahre 1379.[79]

In den Eidesformeln verpflichten sich die Hebammen, ihren Dienst getreulich zu versehen und Mutter und Kind gut zu versorgen, das Kind zur Taufe zu tragen, keinen Unterschied zwischen arm und reich zu machen und immer zunächst diejenige Frau zu versorgen, zu der sie zuerst gerufen wurden. Die Eide stellen somit eine kurzgefaßte Berufsethik dar.

---

[73] Schäfer, Daniel: Geburt aus dem Tod. Der Kaiserschnitt an Verstorbenen in der abendländischen Kultur. Überarbeitete Fassung der Med. Diss. Freiburg 1995 „Sectio in mortua. Untersuchungen zum Kaiserschnitt an der verstorbenen schwangeren Frau."; z. Zt. im Druck, S. 161f., Anm. 39 und S. 23. Nähere Informationen zu Nottaufe und Sectio in mortua finden sich im entsprechenden Kapitel.

[74] siehe dazu genauer im Kapitel über Nottaufe und Sectio in mortua.

[75] Michel, Fritz: Zur Geschichte des Hebammenwesens im alten Erzstift Trier. In: Trierisches Archiv 21 (1913), S. 98-109, hier S. 98

[76] F. Michel, S. 99 (E. Haberling gibt als Quelle das Bürgerverzeichnis der Stadt Koblenz von 1298 an [S. 29], Michel bezieht sich dagegen auf „eine Urkunde des ehemaligen Stiftes St. Florin zu Coblenz" von 1297).

[77] E. Haberling, S. 29

[78] F. Michel, S. 103

[79] Bömcke, Gustav: Das badische Hebammenwesen. Wiesenburg (Mark) 1936, S. 17

In der Folgezeit werden die geistlichen wie auch die weltlichen Anforderungen an Hebammen weiter ausgebaut, sie werden nunmehr ausführlich in Ordnungen niedergeschrieben. Den kirchlichen Ordnungen, deren wesentlicher Bestandteil die Ermahnung der Hebammen zu gottesfürchtigem Handeln und zu korrekter Durchführung der Nottaufe ist, stehen die weltlichen Hebammenordnungen gegenüber: Die erste bisher bekannte deutsche Hebammenordnung ist die auf das Jahr 1452 datierte aus Regensburg, wobei deren Ausführlichkeit Anlaß zur Vermutung geben mag, daß unbekannte Vorläufer existierten.[80] Weitere frühe Hebammenordnungen des ausgehenden 15. Jahrhunderts stammen aus Würzburg (1480), Württemberg (ca. 1480), München (1488) und Ulm (1491).[81] Da es damals allgemein üblich war, bei der Abfassung von Hebammenordnungen bereits vorliegende Ordnungen aus anderen Städten zu Rate zu ziehen, gibt es weitgehende Übereinstimmungen. Beispielsweise entstand 1557 die Freiburger Hebammenordnung nach dem Vorbild von Zürich und Frankfurt, letztere basierte dabei auf der Regensburger Ordnung.[82]

In den neuzeitlichen Hebammenordnungen werden die Bedingungen aufgeführt, die eine Frau erfüllen mußte, um als Hebamme von der Obrigkeit angestellt zu werden. Wie bereits eingangs erwähnt, unterscheiden sich diese Anforderungen nur unwesentlich von denen der Antike, die schon bei Soran zusammengestellt sind: Ein guter Lebenswandel wurde grundsätzlich vor-

---

80 E. Haberling, S. 38

81 Pfeilsticker, Walther: Eine württembergische Hebammenordnung von ca. 1480. In: Arch. Gesch. Med. 20 (1928), S. 95-98. Zur Münchener Ordnung s. M.E. Wiesner, S. 83. Zu Würzburg und Ulm s. G. Burckhard, S. 6. Die Würzburger Hebammenordnung entspricht nach Burckhard jedoch lediglich einem erweiterten Hebammeneid. Burckhard führt außerdem eine Nürnberger und eine Heilbronner Hebammenordnung auf, die aber nicht - wie von ihm datiert - dem 15. Jahrhundert entstammen können, da in ihnen die Rede von Accoucheuren und Hebammenlehrbüchern ist. Zu Nürnberg s. Baruch, Friedrich: Das Hebammenwesen im Reichsstädtischen Nürnberg. Med. Diss. Erlangen 1955, S. 10f. und M.E. Wiesner, S. 83, die eine Nürnberger Hebammenordnung von 1522 erwähnt.

82 E. Haberling, S. 39. Eine Analyse derartiger Beziehungen wäre reizvoll, da sich daraus sicherlich ein besseres Verständnis der komplexen Entstehungsprozesse ergeben würde.

ausgesetzt[83]; bevorzugt wurden ältere, nicht selten verwitwete Frauen angenommen, die selbst schon Kinder geboren hatten.[84] Außerdem sollte die Hebamme gesund und kräftig sein,[85] mit wohlgestalteten Händen.[86] Vorwiegend nach der breiteren Einführung von Hebammenlehrbüchern fordern Hebammenordnungen des 17. Jahrhunderts, daß Hebammen auch lesen und schreiben können,[87] während im 16. Jahrhundert dies lediglich in Passau verlangt wurde.[88]

Zusammenfassend enthalten diese Ordnungen in der Regel folgende Hauptpunkte[89]:

- Verpflichtung zur steten Dienstbereitschaft („Tag und Nacht")
- Gleiche Behandlung armer und reicher Personen
- Eine Gebärende nicht verlassen, um zu einer anderen zu gehen
- Keine „Übereilung" der Geburt oder Überanstrengung der Kreißenden
- Bei schwierigen Geburten Hilfe von anderen Hebammen, den „Ehrbaren Frauen" (oder später auch männlichen Geburtshelfern) holen
- Unter den Hebammen soll keine Feindschaft und Mißgunst herrschen, statt dessen sollen sie sich gegenseitig vertreten und aushelfen
- Bestimmungen über Wochenbettbesuche

---

[83] E. Haberling, S. 47, G. Burckhard, S. 122: In einer Heilbronner Hebammenordnung (von Burckhard zwar auf das 15. Jh. datiert, doch wegen der schon recht ausgeprägt erkennbaren Autorität der Mediziner, der Erwähnung von Lehrbüchern und Hebammen auf dem Land wohl erst später entstanden) kann man lesen: „Jede fraw welche zu dem Hebammenamt sich will gebrauchen lassen, solle eines ehrlichen, eingezogenen, Gottseeligen nüchternen Lebens vnd Wandels guete und richtige gezeügniß haben".

[84] G. Burckhard, S. 39, W. Gubalke, S. 71

[85] E. Haberling, S. 47

[86] G. Burckhard, S. 122, E. Haberling, S. 47

[87] Hub, Johann Dietrich: Die Hebammenordnungen des 17. Jahrhunderts. Med. Diss Würzburg 1914, S. 22

[88] G. Burckhard, S. 39

[89] Siehe dazu auch die tabellarische Übersicht der Leitthemen von Hebammenordnungen einiger süddeutscher Städte bei Bernhard, Gertraud: Das Hebammenwesen der Stadt Ulm von 1491 bis zum Ende der Reichsstadtzeit - dargestellt anhand eines Vergleichs der Ulmer Hebammenordnungen mit den Ordnungen des Landes Württemberg und der Stadt Straßburg. Med. Diss. Ulm 1985. E. Haberling gibt weitere Erläuterungen zu häufigen Inhaltspunkten, S. 51-54.

- Nottaufe; neugeborene Kinder zur Taufe tragen
- Meldung unehelicher Geburten, zunächst an die Kirche, später an die Obrigkeit

Seltener kommen vor:

- Pflicht zur Verschwiegenheit
- Verbot des Gebrauchs von abergläubischen Mitteln, Medikamenten und Instrumenten (ab dem 18. Jahrhundert)
- Bestimmungen über Ausbildung und Examinierung
- Verbot des Verlassens der Stadt ohne obrigkeitliche Genehmigung

Der Aufgabenbereich der Amtshebamme umfaßte neben der eigentlichen Geburtshilfe folgende Gebiete und verlieh ihr damit eine bedeutende Stellung in der Gesellschaft:

- kirchlich:
  - Durchführung der Nottaufe
  - Sorge für die Taufe Neugeborener
  - Ausführung des Kaiserschnittes an verstorbenen Schwangeren[90]
- hygienisch /medizinisch:
  - Seuchenbekämpfung (v.a. Pesthebammen; Lepra)[91]
  - Untersuchung von Prostituierten[92]
- juristisch:
  - Feststellung von Schwangerschaften
  - Anzeige unehelicher Schwangerschaften und Geburten
  - Vaterschaftsklagen (z.B. „Geniessverhör", d.h. Befragung der Kreißenden während der Geburt nach dem Vater, in St. Gallen 1657/1673 vorgeschrieben)[93]
  - Aussagen in Fällen von Kindstod oder bei Verdacht auf Abtreibung[94]
  - Feststellung der Jungfräulichkeit[95]

---

[90] Die Durchführung des Kaiserschnittes an der verstorbenen Schwangeren ist selbstverständlich ebenfalls eine medizinische Aufgabe der Hebammen, wurde aber ursprünglich von der Kirche zur Rettung des Seelenheils des Kindes befohlen

[91] E. Haberling, S. 63f.

[92] B.-J. Kruse, S. 139

[93] M. Degginger, S. 35f.

[94] B.-J. Kruse, S. 138

- sozial: - Teilnahme an Tauffeierlichkeiten und Überwachung der Taufgeschenke

Die „Akademisierung" der Geburtshilfe

Bis ins 15. Jahrhundert hinein kann man von einer fast ausschließlich weiblichen Geburtshilfe sprechen. Nur in seltenen und nahezu immer aussichtslosen Fällen wurden chirurgisch tätige männliche Personen mit Zerstückelungen und Extraktionen toter Kinder beauftragt. Das Erscheinen dieser Männer im Gebärzimmer deutete meist auf den bevorstehenden Tod von Mutter oder Kind hin, wenn nicht sogar beider. Einblicke in einen normalen Geburtsverlauf konnten Männer unter derartigen Umständen kaum gewinnen.[96]

In der Literatur zur Geschichte der Geburtshilfe wird seit langem von deren „Verwissenschaftlichung" als dem Hauptmerkmal auf dem Weg zur modernen Geburtshilfe gesprochen. Auch Böhme gebraucht diesen Begriff.[97] Doch suggeriert die stets in grundsätzlich positivem Sinne verwendete Bezeichnung gleichzeitig eine Abwertung der herkömmlichen empirischen Geburtshilfe: „Die Möglichkeit, daß lebensweltliches Wissen vielleicht einfach anders sein und eine andere Funktionalität haben könnte als wissenschaftliches Wissen", blieb meist unbeachtet.[98] Böhme selbst stellt fest, man sei bisher davon ausgegangen, daß „Verwissenschaftlichung einfach eine Verbesserung, Präzisierung von lebensweltlichem Wissen ist, eine Überwin-

---

95 B.-J. Kruse, S. 138

96 Donnison, Jean: Midwives and Medical Men. A History of Inter-Professional Rivalries and Women´s Rights. London 1977, S. 2 und H. Fasbender, S. 146

97 G. Böhme, S. 32-33: „Vom 18. Jahrhundert an aber findet ein Vorgang statt, den man die Verwissenschaftlichung der Geburtshilfe nennen kann, ein Vorgang, der die Hebammen nicht unberührt ließ, in dem sie sich von der Expertin der Lebenswelt zum modernen Berufsträger entwickelten. Den Prozeß der Verwissenschaftlichung der Geburtshilfe kann man durch folgende Merkmale charakterisieren: Er bedeutet den Übergang der entscheidenden Kompetenzen von den Hebammen an die Ärzte, d.h. aus den Händen von Frauen in die Hände von Männern. Durch die Verwissenschaftlichung geschieht eine Herauslösung des Geburtsvorganges aus dem Lebenszusammenhang, eine Verlagerung in den synthetischen Raum der Klinik."

98 G. Böhme, S. 31

dung von Aberglauben und Irrtum."[99] Eine solche Voreingenommenheit soll daher in der vorliegenden Untersuchung vermieden werden.

Es soll auch herausgearbeitet werden, daß es sich bei dem „Verwissenschaftlichung" genannten Prozeß nicht um eine erst im 18. Jahrhundert einsetzende Entwicklung handelt, wie von Böhme definiert, sondern daß diese bereits im 16. Jahrhundert mit der zunächst allerdings noch rein theoretischen wissenschaftlichen Beschäftigung gelehrter Ärzte mit Geburtshilfe beginnt, wenn auch gewichtige neue Erkenntnisse und praktische Innovationen (durch zunehmende Praxisbezogenheit) sich erst im 18. Jahrhundert verdichten. Anstelle des einseitig positiven Begriffs „Verwissenschaftlichung", der außerdem nach Böhme keine Erweiterung zuläßt, soll daher hier die neutralere und weiter zu fassende Bezeichnung „Akademisierung" der Geburtshilfe eingeführt werden. Damit soll einerseits das schrittweise Einbringen neuer wissenschaftlicher Erkenntnisse in die Geburtshilfe durch studierte Mediziner, aber auch durch Handwerkschirurgen, ab dem 16. Jahrhundert umschrieben werden, andererseits die gleichzeitig einsetzende Beauftragung akademischer Ärzte mit Aufsichts-, Unterrichts- und Prüfungsfunktionen gegenüber den Hebammen sowie die etwas später, zunächst von Handwerkschirurgen, dann aber auch und sogar viel stärker von studierten Medizinern beanspruchte Einbeziehung der praktischen Geburtshilfe in ihren Tätigkeitsbereich. Diese wachsende Einflußnahme studierter Ärzte auf die ursprünglich ganz der Frauengemeinschaft und den Hebammen vorbehaltene Geburtshilfe – in wissenschaftlicher wie in praktischer Hinsicht – ist zutreffender mit „Akademisierung" als mit „Verwissenschaftlichung" zu charakterisieren.

Mit der Zunahme medizinischen, insbesondere anatomischen Wissens in der Renaissance (v.a. seit Andreas Vesals „De humani corporis fabrica", 1543) erwachte auch auf dem Gebiet der Geburtshilfe ein wissenschaftliches Erkenntnisinteresse. Bei gelehrten Ärzten konnte sich somit langsam ein besseres - zunächst allerdings rein theoretisches - Verständnis des Geburtsvorgangs entwickeln.[100] Die Hebammen gerieten dadurch insofern in eine

[99] G. Böhme, S. 31

[100] Meyer, Katharina: Zur Geschichte des Hebammenwesens im Kanton Bern. Bern 1985, S. 5f.

gewisse Abhängigkeit, als sie das nicht ihrer eigenen Wissenstradition entstammende anatomische Wissen von Ärzten beziehen mußten.[101] Die bislang strenge Abgrenzung der theoretischen wissenschaftlichen Medizin von praktischer Chirurgie und Geburtshilfe erfuhr damit eine erste Auflockerung. Elseluise Haberling faßt die Verhältnisse zusammen: „Fühlten sich die Buchärzte durch ihre genossene Ausbildung und durch die gründliche Kenntnis der alten Ärzte den Wundärzten wie den Hebammen bei weitem überlegen, so erkannten diese Praktiker natürlich, daß das Wissen der Gelehrten sich nur auf Theorien stützte, und daß sie jenen durch Erfahrung in vieler Hinsicht weit überlegen waren."[102]

Das allmähliche Vordringen männlicher Geburtshelfer in die seit langem nur in der Hand von Frauen liegende Domäne darf jedoch keinesfalls als schneller Siegeszug durch „Entmachtung" der Hebammen verstanden werden. Es handelt sich nicht um eine Revolution, sondern um einen zögerlich beginnenden und sehr langsam voranschreitenden Evolutionsprozeß, für den sich auch keine genaue zeitliche Abgrenzung angeben läßt, zumal starke lokale bzw. regionale Unterschiede bestehen.
Hier sollen nur die wichtigsten Entwicklungsschritte im Zusammenhang mit den sich für die Hebammengeschichte daraus ergebenden Neuerungen dargestellt werden, während eine genauere Analyse der Entstehung einer „männlichen Geburtshilfe" in einem eigenen Kapitel an späterer Stelle erfolgen wird.

Unter anderem ist der Bedeutungszuwachs der männlichen Geburtshilfe in engem Zusammenhang mit der zunehmenden Reglementierung der Medizinalprofessionen in den Städten zu sehen. Nicht zuletzt da die Hebammen nach Ansicht der Obrigkeiten den ihnen übertragenen Aufgaben in ungenügender Weise nachkamen, beauftragte man männliche Medizinalpersonen vermehrt mit der Pflicht zur Beaufsichtigung und Kontrolle der Hebammen. Findet die Hinzuziehung von Ärzten als Ratgeber bei schwierigen Geburten in den frühen Hebammenordnungen von Regensburg und Württemberg noch keine Erwähnung, wird sie in der Ulmer Hebammenordnung von

101 G. Böhme, S. 42
102 E. Haberling, S. 94

1491 erstmals empfohlen.[103] In Eiden von Stadtärzten ist die Einführung der Aufsichtspflicht über Hebammen ebenfalls nachweisbar.[104] Die früher übliche Überwachung durch sogenannte „ehrbare“ oder „weise“ Frauen[105] fiel damit zunehmend in den Aufgabenbereich männlicher Beauftragter, die dementsprechend gelegentlich als „Hebammenmeister“ bezeichnet wurden.[106] Ebenfalls Ende des 15. Jahrhunderts wird in süddeutschen Quellen die Examinierung und Unterrichtung der Hebammen erstmals als Aufgabe männlicher Medizinalpersonen erkennbar.[107] Ab 1483 wurden in Ulm Hebammen durch den Wundarzt Johannes Stocker unterrichtet, der auch an der Hebammenordnung von 1491 mitarbeitete,[108] und aus Frankfurt existieren Zeugnisse über ärztliche Hebammenbegutachtungen seit 1499.[109]

Im Zuge ihrer Pflicht zur Examinierung von Hebammen scheinen die Ärzte sich langsam auch ein größeres praktisches Wissen in Geburtshilfe angeeignet zu haben, wie Susanne Gabler in einem sehr interessanten Vergleich von Prüfungsprotokollen des 16. und 17. Jahrhunderts der Stadt Nördlingen veranschaulicht[110]: Danach lassen die im 16. Jahrhundert sehr knapp gehaltenen Antworten der Hebammen den Schluß zu, daß diese absichtlich ihr Wissen zurückhielten und nur das absolut Notwendige sagten. So versuchten sie zu verhindern, den als Konkurrenten empfundenen Ärzten Einblicke

[103] G. Bernhard, S. 45 und G. Burckhard, S. 106f. und S. 120

[104] z.B. im Eid des Stadtarztes von Bern 1532, siehe K. Meyer, S. 12

[105] Diese auch Obfrauen genannten unabhängigen Vermittlerinnen zwischen Stadtrat und Hebammen waren meist Witwen. Als Angehörige der ersten Patriziergeschlechter besaßen sie u.a. das Recht zu strafen und mußten auch zu schwierigen Geburten hinzugezogen werden. Dazu mehr bei E. Haberling, S. 43f.; S. Gabler, S. 67f. und S. 81f.; W. Gubalke, S. 70f.

[106] z.B. in Memmingen, wo 1740 „Des Hl. Röm. Reichs=Stadt Memmingen erneuerte Gesaz u. Ordnung betreffend den Hebammen=Meister und die Hebammen“ gedruckt wurde. Siehe: Augustin, Georg: Geschichtlicher Rückblick auf die Entwicklung des Hebammenwesens im Allgäu. Med. Diss. Erlangen 1952, S. 34-45

[107] Diese Daten stellen natürlich wieder nur sehr frühe und einzelne Belege eines gerade beginnenden Entwicklungsprozesses dar, jegliche Verallgemeinerung verbietet sich selbstverständlich auch hier.

[108] G. Burckhard, S. 106

[109] Sudhoff, Karl: Ärztliche Hebammenbegutachtung zu Frankfurt a. M. um 1500. In: Arch. Gesch. Med. 6 (1913), S. 464

[110] S. Gabler, S. 40-53

in das praktische Feld der Geburtshilfe zu gewähren. Die aufgrund der traditionellen griechischen und lateinischen Autoren rein theoretisch vorgebildeten Mediziner vermochten auch nur recht oberflächliche Fragen über die Geburt zu stellen, der Schwangerschaftsverlauf schon blieb ausgespart. Bewertungen oder Verbesserungen von Antworten, auch gezieltes Nachfragen unterblieben nach Ausweis der Protokolle völlig.

Die Prüfungen des 17. Jahrhunderts stellen sich dagegen ganz anders dar: Die Ärzte zeichnen sich nun durch Kompetenz und Detailwissen aus, wodurch die Hebammen zu ausführlichen Antworten gezwungen werden. Falsche Antworten werden korrigiert, es hat sich eine Art „Lehrer-Schülerinnen-Verhältnis" ausgebildet. Daß dabei natürlich auch ein verbesserter Wissensstand bei den Hebammen im 17. Jahrhundert angenommen werden kann, darauf braucht an dieser Stelle nicht eingegangen zu werden.

Sobald männliches Medizinalpersonal die Aufsicht und Examinierung der Hebammen übernommen hatte, mehrten sich - wie rückblickend von Medizinern immer wieder stolz hervorgehoben wurde - die Neuerungen auf dem Gebiet der Geburtshilfe, zunächst vornehmlich mit dem Ziel einer Verbesserung der Hebammenausbildung. Als erster entscheidender Schritt dazu wird die Einführung von Hebammenlehrbüchern, die ab dem 16. Jahrhundert zunehmend Verbreitung finden, genannt. Weiterhin wurden in größeren Hospitälern nun vereinzelt Räume für Entbindungen eingerichtet, so zuerst 1589 in München und 1630 im Hôtel-Dieu Paris, in denen die geburtshilfliche Unterweisung von Hebammen stattfand.[111] Etwas später, aber noch im 17. Jahrhundert, gewährte man auch Ärzten und Chirurgen Zutritt zu der Geburtsabteilung im Hôtel-Dieu, so daß diese nun vermehrt Gelegenheit zur Beobachtung normaler Geburten hatten.[112]

[111] H. Fasbender S. 113 und S. 144f. Die 1339 im Nürnberger Spital eingerichtete Kindbettstube, von G. Spörlein und H. Blanz in ihrem Artikel „Zur Geschichte des Hebammenwesens in Süddeutschland" in: Zbl. für Gyn. 78 (1956), S. 478-482, hier S. 478, etwas voreilig als „geburtshilfliche Abteilung" bezeichnet, dürfte wohl eher ein Einzelfall gewesen sein.

[112] H. Fasbender, S. 146

2.2.3. Der „Wandel vom Hebammenamt zum traditionalen Beruf" im Laufe des 18. Jahrhunderts[113]

Im 18. Jahrhundert vollzieht sich endgültig die Übernahme der Vormachtstellung in der Geburtshilfe durch männliche Geburtshelfer.[114] Das Hebammenamt, verbunden mit nicht nur Geburtshilfe betreffenden vielfältigen sozialen Funktionen innerhalb der Gemeinde, geht zugleich über in einen „traditionalen Beruf".[115] Kennzeichnend hierfür ist die Abhängigkeit von Ärzten und damit verbunden der Verlust an Entscheidungs- und Handlungsfreiheit. Die sozialen Aspekte einer Geburt beginnen den größtenteils medizinischen, wenn nicht sogar wissenschaftlichen Belangen zu weichen. Die Ausbildung der Hebammen erfolgt in wachsendem Maß staatlich festgelegt durch Ärzte, insbesondere an neu eingerichteten Hebammenschulen, deren erste in Straßburg 1728 von Johann Jakob Fried gegründet wurde.[116]

Als begünstigende Faktoren für das Vordringen männlicher Geburtshelfer ist u.a. der schwindende Einfluß der Kirche anzusehen; bisher hatten „christliche Weltanschauung und Ethik [...] Männern den Zugriff auf den weiblichen Körper" verwehrt.[117] Donnison markiert als Wendepunkt die Einführung der Geburtszange um 1720, da hiermit der Tätigkeitsbereich männlicher Geburtshelfer von der Hilfe in verzweifelten Notfällen auch auf die physiologische Geburt ausgeweitet werden konnte. Damit rückten sie direkt in den Bereich der Hebammen vor, denen in den Hebammenordnungen der Gebrauch von Instrumenten untersagt war.[118] In den höheren Bevölkerungsschichten wurde es geradezu Mode, einen durch Instrumente kompetenter erscheinenden Geburtshelfer zu konsultieren. Die Vermutung liegt nahe, daß auf diese Weise die weibliche Geburtshilfe zusätzliche Ein-

---

[113] G. Böhme, S. 37

[114] J. Donnison, S. 42: „During the eighteenth century the man-midwife had advanced from being merely an attendant on the emergencies of childbirth to gaining a hold on the greater part of the best-paid midwifery. [...]"

[115] G. Böhme, S. 37

[116] M. Degginger, S. 19. Die Ausbildung von Ärzten zu Geburtshelfern wurde hier jedoch erst 1737 eingeführt.

[117] G. Böhme, S. 37

[118] J. Donnison, S. 22; G. Böhme, S. 43; A. Oakley berichtet über die bei der Anwendung wie ein Mysterium zelebrierte und lange Zeit geheim gehaltene Geburtszange in der Familie der Chamberlens (S. 36).

buße erlitt, da sie von nun an mit Armut assoziiert zu sein schien - wer es sich leisten konnte, zog männliche Geburtshelfer zu Rate.[119]

Trotzdem bleibt die männliche Geburtshilfe auch im 18. Jahrhundert noch sehr umstritten. Eindrucksvoll sind die Schilderungen der medizinischen Diskussion hierüber, die eine Vielfalt von Publikationen mit sich brachte.[120] Sehr zahlreich sind auch die Vorbehalte gegenüber den Geburtshelfern, v.a. bezüglich ihrer noch zu geringen praktischen Erfahrungen - eine eingehende Schilderung würde hier jedoch zu weit führen.[121] Viel zu spät regte sich aber auf Seiten der Hebammen Protest gegen die existenzbedrohende Konkurrenz,[122] für den folgender Ausschnitt aus einer Supplikation des ausgehenden 18. Jahrhunderts kennzeichend ist:

„Es ist in neueren Zeiten bei den Damen in der Stadt Schleswig, von der höchsten bis zur niedrigsten, allgemein Mode geworden, die zartere und sittsamere Hilfe ihres Geschlechts zu verschmähen und sich selbst in der Stunde der Not von einer Mannsperson manipulieren zu lassen. Diese Mode, verbunden mit dem Eifer des Geburtshelfers Kehrmeyer, der für dieses unsaubere Geschäft eine solche Leidenschaft hat, daß es ihm völlig einerlei ist, ob er Bezahlung erhält oder nicht, wenn er nur accouchieren kann, hat uns beklagenswerte Supplikantinnen an den Rand des Verderbens gebracht.“[123]

[119] J. Donnison, S. 22; A. Oakley, S. 36
[120] H. Fasbender, S. 246; W. Pulz, S. 125; J. Donnison, S. 24-28
[121] siehe z.B. bei G. Böhme, S. 39; E. Schlieben, S. 196; W. Pulz, S. 124 und 129
[122] J. Donnison, S. 23
[123] E. Philipp/W. Koch, S. 224

2.3. Das ambivalente Erscheinungsbild der Hebamme: Vorwürfe und Anschuldigungen versus Ansehen und Privilegien

Da die Geburtshilfe harte körperliche Arbeit bedeutete und eine Hebamme, besonders auf dem Land, häufig weitere Strecken zu jeder Jahreszeit zurücklegen sowie bei Tag und Nacht zur Verfügung stehen mußte, entstammten Anwärterinnen meist den niederen sozialen Schichten. Die Hebammentätigkeit war oft nur ein schmaler Zuverdienst für diese im allgemeinen wenig gebildeten Frauen, die für Veränderungen und wissenschaftliche Verbesserungsvorschläge sicherlich schon aufgrund dieser Lebensumstände wenig aufgeschlossen waren. Aus der Sicht eines Professors im Altona des 18. Jahrhunderts werden die Verhältnisse schonungslos und von oben herab beschrieben:

„Bisher wurde das Hebeammengeschäft einer blöden, furchtsamen und unwitzigen Art von Menschen anvertraut, während Kenntnisse dazu nötig sind. Hierzu offerieren sich Menschen von Natur dumm, versoffen und sonst verarmte Witwen oder auch verheiratete, die ihre versoffenen Männer und sich zugleich ernähren wollen. Das ist kein Wunder, da die Bezahlung außerordentlich schlecht ist. Man schickt sie dabei bei schlechter Witterung im Nassen und Kalten von einem Dorf zum andern, sie kommen erstarrt beim Kindbett an; es wird ihnen zur Erfrischung Branntwein gereicht, der sie oft so berauscht, daß sie halb im Schlaf arbeiten, vielen Frauen und Kindern auch schaden und sich so bald wiemöglich (sic!) auch wieder davonmachen."[124]

Trotz dieser, hier nur stellvertretend für zahlreiche ähnliche Äußerungen stehenden Abwertung ihrer Person und Tätigkeit hatten die Hebammen eine sehr bedeutsame soziale Stellung inne, wie oben anhand ihres Aufgabenspektrums gezeigt werden konnte. Diese Position weckte noch gegen Ende des 19. Jahrhunderts bei einem jungen Arzt Unverständnis und Kritik:

„Die eigenartige Stellung der Hebamme, die sie im Publikum als Helferin in den wichtigsten Momenten des Familienlebens erscheinen läßt, ist die Quelle mancher Gefahren. Sie verleiht der Hebamme ein Ansehen und eine Geltung im Publikum,

[124] E. Philipp/W. Koch, S. 219

die selbst in anfänglich bescheidenen Frauen einen nicht geringen Dünkel hervorruft [...].[125]

Die Städte bemühten sich lange Zeit sehr, das Ansehen der Hebammen zu steigern, da häufig Anwärterinnen für das Amt ausblieben. Aus dem Trierer Raum stammt z.B. folgende Notiz von 1672: „Belangend die Hebamme soll die Gemeind daran sehen, dass derselben ein frey Haus verschafft und ein gewisser Lohn aus der Gemeinde zu zahlen gemacht werde, damit man desto ehnder eine haben möge."[126] Um einer von auswärts kommenden Hebamme die Einbürgerung zu erleichtern (nur städtische Vollbürgerinnen konnten den Beruf ergreifen), stellte man ihr „Grund und Boden oder ein Haus" zur Verfügung.[127] Der Schlußsatz der Trierer Hebammenordnung von 1593/94 enthält das Versprechen, daß die Hebamme „von einem ehrsamen Rath allerhand Wacht, bürgerlicher Beschwärnisse gefreyet, beschutzt und beschirmbt werden soll".[128]
Um den Beruf attraktiver zu gestalten, gibt es für Hebammen eine Befreiung von Steuerabgaben (schon im Koblenzer Eid von 1339 erwähnt!).[129] Die Ehemänner der Hebammen erhalten in vielen Städten die Personalfreiheit, die beiden ältesten Söhne die „Freiheit vom Landmilizenzug".[130] Weitere Vergünstigungen betrafen die Versorgung mit Brennholz,[131] einen Anspruch auf Wartgeld und Lohn, manchmal sogar eine Altersversorgung, wie in St. Gallen.[132]

In starkem Gegensatz dazu steht die häufige Geringschätzung der Hebamme durch die Obrigkeiten und die akademischen Ärzte, die oben schon in einem Zitat anklang. Vorzugsweise die Hebammenlehrbücher dienen als Vermittler dieser Kritik: Besonders schwere Vorwürfe gegen Hebammen

---

125 Walter, Otto: Geschichte des Hebammenwesens im Grossherzogtum Mecklenburg-Schwerin nebst kurzen Vorschlägen zu einer Reform desselben. Med. Diss. Rostock 1883, S. 104
126 F. Michel, S. 104
127 E. Haberling, S. 29
128 F. Michel, S. 105
129 G. Bömcke, S. 12 und B.-J. Kruse S. 133
130 F. Michel, S. 107f.
131 B.-J. Kruse, S. 133
132 M. Degginger, S. 25

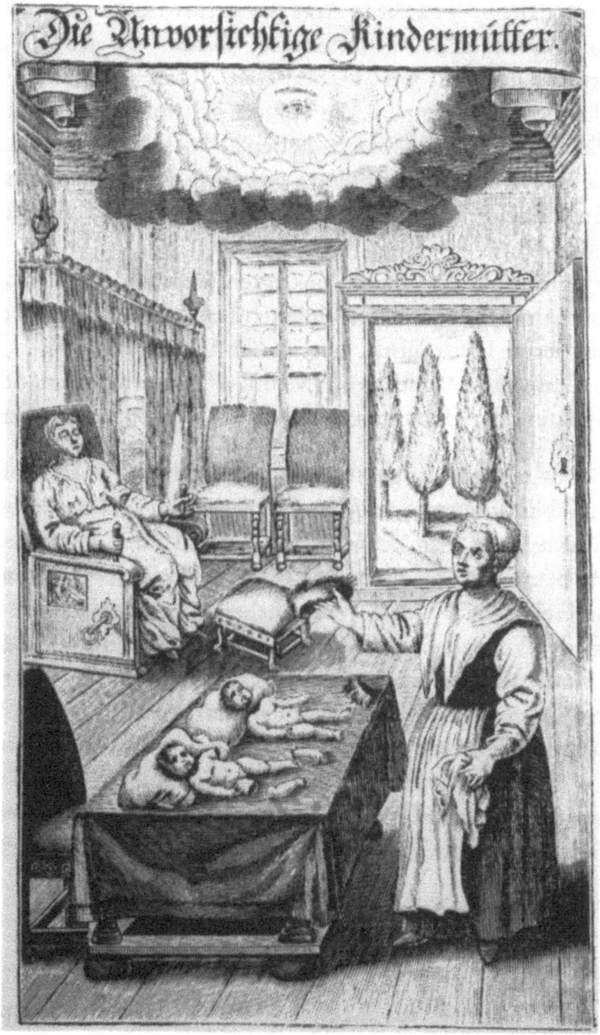

Abb. 1: Kupferstich mit der Überschrift „Die Unvorsichtige Kindermutter“
Titelblatt einer 1715 veröffentlichten Schrift, die die Unzulänglichkeiten der Geburtshilfe durch gewissenlose, schlecht ausgebildete Hebammen anzuprangern versuchte. Dargestellt ist eine unglücklich verlaufene Zwillingsgeburt, die toten Kinder liegen zerstückelt auf dem Tisch vor der Hebamme. (Johann Christoph von Ettner: Des getreuen Eckarths Unvorsichtige Heb-Amme ... . Leipzig 1715)

erhebt schon der bereits erwähnte Arzt Eucharius Rößlin, der oft als „Hebammenlehrer Deutschlands"[133] bezeichnet wurde. Ob jedoch die heftige Kritik in seinem lange Zeit weit verbreiteten „Rosegarten" den Grundstein legte für „alle Beschuldigungen, die spätere Jahrhunderte gegen die Hebammen in allen Ländern vorgebracht haben",[134] sei dahingestellt. Interessant ist jedoch die dabei über Jahrhunderte gewahrte Konstanz; einen wesentlichen Themenwandel erfahren die Kritikpunkte bis zum Ende des 18. Jahrhunderts nicht.

Welcher Art sind nun die so häufig beklagten Mißstände? Nicht zuletzt sind sie in den Hebammenordnungen einleitend aufgezählt, gleichsam als Begründung für deren Erfordernis, wie in der Ulmer von 1491: „ [...] vund zufürkommen mercklich und groß Manngel gebresten und Schaden, So begegnen möchten, der Hebammen halben, ain Ordnung begriffen [...].[135]

Immer wieder wird den „ungeschickten Hebammen" vorgeworfen, durch sie würden „vil Kindtbetterin vnd kinder verwarloßt vnd verderbt",[136] ja der Tod vieler Mütter und Kinder gehe auf Kosten ihres Unwissens. Klagen diesbezüglich betreffen vor allem die Hilflosigkeit der Hebammen bei pathologischen Geburten.[137] Das „Verwahrlosen" enthält meines Erachtens den Vorwurf der Vernachlässigung sowohl der körperlichen Fürsorge (von Mutter und Kind) als auch des seelischen Heils des Kindes, wobei letzterem größte Bedeutung zukam. Wer ungetauft verstarb, war nach kirchlicher Lehre der Verdammnis anheimgegeben; die Rettung war allein die Nottaufe, die Hebammen wohl des öfteren unsachgemäß ausführten.[138] An diesem Sachverhalt wird auch der grundlegende Unterschied zur chirurgischen Tätigkeit deutlich: Während in den Händen der Hebammen das Seelenheil eines un-

---

[133] Eckart/Gradmann, S. 310

[134] E. Haberling, S. 101

[135] G. Burckhard, S. 106

[136] G. Burckhard, S. 129: „Des Fürstenthumbs Wirtemberg newe Landtsordnung ... M.D.LII"

[137] W. Pulz, S. 118

[138] Genaueres dazu im Kapitel über die Nottaufe. Siehe auch Regensburger Hebammenordnung von 1552: „Allain solle man zusehen dz in diesem fall (d.h. Kind verstirbt nach der Geburt) kain mutwillige verwarlosung geschee,[...], domit solche kindle weder am leben, noch an d tauff, wenn es sein kann, verkurtzt werden.", s. G. Burckhard, S. 141

getauften Kindes lag, behandelten Chirurgen bereits getaufte Menschen, so daß diese lediglich Verantwortung für deren körperliches Leben übernahmen.[139]
In engem Zusammenhang damit steht der Ruf der Zauberei und Hexerei, der den Hebammen von alters her anhaftete. Über den Aberglauben und rituelle Handlungen bei Geburten berichten ausführlich E. Schlieben[140] und W. Gubalke.[141] Besonders reichen Boden fand der Aberglaube im Mittelalter, wobei Unerklärliches gerne als Teufelswerk ausgelegt wurde.[142] Der Umgang mit Plazenta, Nabelschnur usw. prädestinierte die Hebammen nicht nur im Volksglauben zur Hexerei.[143] Auch Ärzte stellten diesen Zusammenhang her; so schreibt z.B. der Straßburger Arzt Dr. Johann Widmann 1483: „dan etlich die swangeren frowen an irer gepurt unzimlich letzen [= verletzen], etlich bi armen Frawen unfliszig und unwillig sien, etlich unerfaren sien, etlich ouch hechtzen und zoberin sien [...].“[144] Bekanntermaßen gipfelten dergleichen Beschuldigungen schließlich im Malleus maleficarum, dem „Hexenhammer“. Die Mitte der 80er Jahre aufgestellte und seither immer wieder aufgegriffene These von der „Vernichtung der weisen Frauen“ [145] im Rahmen der Hexenverfolgung „in bevölkerungspolitischer Absicht zur Unterbindung der Geburtenkontrolle“ durch Kirche und Staat ist allerdings inzwischen ausführlich widerlegt worden.[146]

Weitere gängige Vorwürfe gegen die Hebammen betreffen die „Trunksucht“,[147] die Verheimlichung unehelicher Geburten oder die Verabreichung abtreibender oder „abergläubischer“ Mittel.[148] Auch das Verbot des „Über-

[139] E. Haberling, S. 94
[140] E. Schlieben, S. 261-269
[141] W. Gubalke, S. 54-56
[142] K. Meyer, S. 5
[143] B.-J. Kruse, S. 141
[144] Zit. bei B.-J. Kruse, S. 140f., E. Haberling, S. 42f.
[145] Heinsohn, Gunnar/Steiger, Otto: Die Vernichtung der weisen Frauen. Hexenverfolgung, Kinderwelten, Menschenproduktion, Bevölkerungswissenschaft (1985). Um ein Nachwort erweiterte Taschenbuchausgabe. München 1987, S. 13
[146] Jütte, Robert: Die Persistenz des Verhütungswissens in der Volkskultur. Sozial- und medizinhistorische Anmerkungen zur These von der „Vernichtung der weisen Frauen“. In: Med.hist. J. 24 (1989), S. 214-231
[147] J.P. Frank, S. 651
[148] M. Degginger, S. 32

eilens" und „Überanstrengens" steht fast überall in den Ordnungen. Nicht selten kam es bei unglücklichem Ausgang einer Geburt zu Prozessen gegen die Hebamme.

Die meiste Kritik an Hebammen entstammt eindeutig dem Konkurrenzdenken der Ärzte des 18. Jahrhunderts, die ihre Führungsposition in der Geburtshilfe auszubauen planten. Wie viele seiner Kollegen äußerte G.F. Jägerschmid seine „Meynung, daß man denen Hebammen in schweren Fällen alle Hülfleistung verbieten, und sie vielmehr anhalten solle, zeitlich Geburtshelfer dazu ruffen zu lassen."[149]
Daß dieser Kampf der Ärzte um die Geburtshilfe noch Ende des 19. Jahrhunderts gut in Erinnerung war, kann man der bereits zitierten medizinischen Dissertation von 1883 entnehmen:

„Während die früheren Hebammenlehrbücher die Hebammen so gut wie zu vollständigen Geburtshelfern ausbilden wollten, hat unser Jahrhundert entsprechend den immer wachsenden Ansprüchen der fortschreitenden Kunst den wenig gebildeten Hebammen eine immer bescheidenere Stellung am Kreissbette zugewiesen. [...]. Die Hebamme ist danach nicht mehr wie früher als Geburtshelfer [...], sondern gewissermaßen nur als Wächter über den Verlauf der Geburt mit der Verpflichtung bei jeder Abweichung von der Norm ärztliche Hülfe zu fordern."[150]

Die folgende Untersuchung soll unter anderem auch dazu dienen, den erwähnten Widersprüchen zwischen dem hohen Ansehen der Hebamme einerseits und den zahlreichen Vorwürfen gegen sie andererseits auf den Grund zu gehen.
Abschließend möchte ich, noch einmal auf G. Böhme zurückgreifend, betonen, „daß die Unzulänglichkeiten nicht in Schwächen der traditionalen, sondern in der Nichtexistenz der wissenschaftlichen Geburtshilfe bestanden".[151]

149 Jägerschmid, Gustav Friedrich: Unterricht für die Hebammen in den badischen Landen [...]. Carlsruhe, 1775-76, Teil 2, „Vorbericht". Des weiteren fügt er nach ausführlicher Beschreibung der „Vorurteile, Mißbräuche und Aberglauben" [der Hebammen] hinzu, „allein ein Foliant würde sie nicht erschöpfen." (ebd., S. 116).

150 O. Walter, S. 75f.

151 G. Böhme, S. 33

3. Die Person der Hebamme

Die hohen Anforderungen, die seit der Antike an eine Hebamme gestellt wurden, sind bereits im Überblick zur allgemeinen Geschichte der Hebamme deutlich geworden und dürfen deshalb als bekannt vorausgesetzt werden. Über Jahrhunderte hinweg schien dem Idealbild der ein moralisch einwandfreies und tugendhaftes Leben führenden Geburtshelferin, die ausreichende Erfahrung (möglichst auch aus eigenen Geburten) besitzen, gleichzeitig aber unabhängig und jederzeit verfügbar sein sollte, am ehesten die ältere verheiratete oder verwitwete Frau Genüge zu leisten. Jacques Gélis verdeutlicht die Vorteile, die eine solche Situation für die Ausübung des Hebammenamtes mit sich brachte:

„[...] pour être matrone [hier im Sinne von Hebamme verwendet], il faut être libre; la fille est libre mais la morale réprouve son intervention; on ne peut compter non plus sur la femme mariée lorsqu´elle est encore jeune, puisque ses propres grossesses et les enfants en bas âge dont elle doit s´occuper ne la mettent pas à même de secourir efficacement les femmes en couches. L´usage conduit donc à préférer les femmes ayant 45-50 ans, dont la condition semble réunir tous les avantages: plus de grossesses à craindre, une liberté autant plus grande qu´elle est souvent veuve et que ses enfants sont parfois élevés, une expérience fondée sur ses maternités passées.“[152]

Zur Bestätigung lassen sich die recht ausführlichen Anweisungen einer Nürnberger Hebammenordnung aus dem 16. Jahrhundert bezüglich der Hebammenanwärterinnen heranziehen, denen die folgende Bemerkung entnommen ist:

„Sie sollen auch hinfüro nit leichtfertige junge lermayd affnemen dieweil sich offt begibt, das sie inn zeit der lerjare sich verheyratten vnnd dann auß irer vnerfahrnhait, allerley nachteils eruolgt, Sundern sie sollen souil müglich, nach betagttem vnnd eingezogen personen trachten, bey denen man sich mer vleys dann bey den jungen zuuersehen hab.“[153]

---

[152] J. Gélis (Sages-femmes...), S. 934

[153] Baruch, Friedrich: Das Hebammenwesen im Reichsstädtischen Nürnberg. Diss. Med. Erlangen 1955, S. 36

Einen grundlegenden Wandel dieser Einstellung brachte die zunehmende Ausbildung der Hebammen durch männliches Medizinalpersonal im 18. Jahrhundert mit sich.
Die alten Hebammen standen als Empirikerinnen den theoretischen Ansätzen der wissenschaftlichen Medizin wie auch den neuen instrumentellen Methoden sehr kritisch gegenüber. Ihnen mangelte es sowohl an Bereitschaft als auch an Flexibilität, um den Vorstellungen der männlichen Geburtshelfer entsprechend ausgebildet zu werden. Die neugegründeten Hebammenlehranstalten lieferten schließlich die ausschlaggebenden Argumente, denn für die nun möglichst umfassend angelegte, organisierte und damit auch kostspielige Hebammenausbildung waren ältere Frauen einfach ungeeignet. Viel effizienter schien es, junge Frauen zur Hebamme auszubilden, die ihre Tätigkeit danach über viele Jahre ausüben konnten. Gleichzeitig waren diese Frauen wesentlich lernfähiger, flexibler und der wissenschaftlichen Geburtshilfe gegenüber mit weniger Vorurteilen behaftet als die traditionelle alte Hebamme.[154] Wie an späterer Stelle noch darzustellen ist, war es außerdem für die männliche Geburtshilfe ein entscheidender Vorteil, daß diese jungen Frauen bereits mit dem Beginn ihrer Ausbildung den männlichen Lehrer als übergeordnete Instanz akzeptiert hatten.
Die traditionellen Wertmaßstäbe, die bisher das Bild einer Hebamme geprägt hatten, mußten diesen neuen Anforderungen weichen, was von der Bevölkerung nicht ohne weiteres hingenommen wurde. Allgemein bekannt ist die besonders in ländlichen Regionen ausgesprochen ablehnende und von großem Mißtrauen geprägte Haltung gegenüber den jungen, zwar ausgebildeten, aber nach früherem Verständnis „unerfahrenen" Hebammen. Über einen längeren Zeitraum hinweg kann man daher ein Nebeneinander von traditionellen alten Hebammen und jungen, in Hebammenlehranstalten ausgebildeten Frauen beobachten, bis sich letztere schließlich im 19. Jahrhundert ganz durchsetzen konnten.

Wie schon im allgemeinen Teil zur Geschichte der Hebamme in Anlehnung an die sozialwissenschaftliche Einteilung von G. Böhme gesagt wurde, vollzog sich im 18. Jahrhundert mit der Gründung der Hebammenlehranstalten ein Wandel vom Hebammenamt zum traditionalen Beruf. Nun haben wir gesehen, daß damit ein grundlegender Wandel in der Person, im Typ der

[154] J. Gélis (Sages-femmes...), S. 934 u. 943

Hebamme verbunden ist: An die Stelle der alten, aus ihrer praktischen Tätigkeit und Lebenswelt erfahrenen Hebamme tritt eine junge Frau, die medizinisch-wissenschaftlich fundierte Kenntnisse in der Hebammenlehranstalt vermittelt bekommt. Eine tiefergreifende Veränderung ist kaum denkbar. Damit steht dieser Übergang vom Amt zum traditionalen Beruf im Gegensatz zu den beiden anderen Übergängen, welche die Hebammentätigkeit im Laufe ihrer Geschichte erlebte: Der Schritt von der solidarischen Geburtshelferin zur Amtshebamme wie auch der Wechsel vom traditionalen zum modernen Beruf sind lediglich formale Veränderungen, die dasselbe Kollektiv betreffen. Hier aber tritt eine völlig andere Personengruppe auf, die außer dem Namen „Hebamme" nur wenige Gemeinsamkeiten mit den vorherigen Amtsinhaberinnen aufweist. Daher scheint es nicht verwunderlich, wenn diese neuen Hebammen willige Vertreterinnen der wissenschaftlichen Medizin waren und sich in keiner Weise veranlaßt fühlten, die alte empirische Geburtshilfe zu verteidigen.

Dieser allgemeinen Entwicklung, die sich z.B. auch im Saarland,[155] in der Niederlausitz,[156] in St. Gallen[157] sowie im Languedoc[158] verfolgen läßt, entsprechen auch die Mainzer Untersuchungsergebnisse: Bis über die Mitte des 18. Jahrhunderts hinaus zeigt sich sowohl unter den Mainzer Stadthebammen[159] als auch bei der Durchsicht der im Jahre 1772 erstellten Berichte der Kurmainzer Ämter[160] ein Altersgipfel um das 50. Lebensjahr bei der Vereidigung. Gegen Ende des 18. Jahrhunderts findet man dagegen in Mainz eine deutliche Tendenz, jüngere Frauen zwischen dem 30. und 40. Lebensjahr

155 E. Labouvie, S. 482

156 Tutzke, Dietrich: Über statistische Untersuchungen als Beitrag zur Geschichte des Hebammenwesens im ausgehenden 18. Jahrhundert. In: Centaurus 4 (1956), S. 351-359, hier S. 352f.

157 M. Degginger, Verzeichnis der Hebammen S. 57-59

158 M. Laget, S. 984

159 siehe Tabelle „Mainzer Stadthebammen" im Anhang

160 StaAWü, MzPolAkt 1280 I

anzustellen,[161] die von der Obrigkeit und den männlichen Medizinalpersonen, namentlich Johann Peter Weidmann, favorisiert wurden.[162]

Den Quellen des Mainzer Hebammenfaszikels 27/350, kombiniert mit den Rats-, Fakultäts-, selten auch Vicedomamtsprotokollen, kann man weitere Angaben zur Person der Stadthebammen entnehmen. Zusammengefaßt sind die Ergebnisse in einem tabellarischen Verzeichnis der Mainzer Stadthebammen (im Anhang zu finden), mit dem sich vorwiegend der alte Typus einer Hebamme beschreiben läßt. Gerade die Zeit, in der zunehmend junge Hebammen in Mainz tätig wurden, fällt zusammen mit der sehr wechselvollen „Franzosenzeit“, so daß die Dokumentation in den jeweiligen Protokollen äußerst lückenhaft ist. Allerdings ist für die Zielsetzung dieser Arbeit vorwiegend die alte Empirikerin von Interesse, so daß Aussagen über die jungen Hebammen auch nur im Sinne eines Ausblicks erforderlich sind.
Was wissen wir also über die alten Mainzer Stadthebammen? In der Regel waren sie verheiratet und hatten selbst mehrere Kinder (durchschnittlich 8-9). Die Ehemänner waren in der Mehrzahl Bürger und Zunftmitglieder. Lediglich in zwei Fällen werden Beisassen genannt, die wahrscheinlich aus finanziellen Gründen das Bürgerrecht nicht erwerben konnten.[163] Das in der Tabelle angegebene Berufsspektrum der Ehemänner erlaubt eine Zuordnung zur unteren Mittelschicht. Die Armut der Hebammen ist aus den Quellen, ob direkt oder indirekt, immer wieder herauszulesen.[164] Andererseits ist aber z.B. auch bekannt, daß die Hebamme Rosina Dühnin selbst Hausbesitzerin war.[165] Auffällig wenige Mainzer Hebammen waren bei Amtsantritt schon verwitwet.

---

[161] siehe Tabelle „Mainzer Stadthebammen“ im Anhang. B. Weber errechnete das Durchschnittsalter der Hebammenschülerinnen an der Mainzer Hebammenlehranstalt für die Jahre 1811 und 1812 mit 30 Jahren (S. 72).

[162] B. Weber, S. 63

[163] W. Rödel, S. 70. Andere Gründe, Beisasse zu werden, waren laut Rödel konfessioneller Art oder ein zeitlich begrenzter Aufenthalt in der Stadt. Beides dürfte für die Ehemänner der Hebammen weniger zugetroffen haben.

[164] StAMz, 27/350

[165] StAMz, 27/350 [1731 26/5]: Die Hebamme begründet ihren Wunsch, in das „Ingelheimische Haus“ ziehen zu dürfen: „Nachdemahlen ich in meinem gegen dem Hospital ad S. Rochum über habendten eigenthumblichen Haußlein umb

Die tabellarische Auflistung zeigt weiterhin die zahlreichen verwandtschaftlichen Beziehungen zwischen den Hebammen, ja es scheint, daß das Hebammenamt in mancher Familie wie unter Handwerkern traditionell von der Mutter an die Tochter weitergegeben wurde. Beispielsweise gibt A.M. Faistin an, außer ihrer Schwester seien auch ihre „Mutter, ahn und Uhrahn frau selige, zwar ohne geziemende rum zu melden der gleichen auch alhiesiger bürgerschafft bedient gewesen."[166] Der gute Ruf der Mutter war die beste Empfehlung für die Tochter, die in der Regel auch von ihr selbst ausgebildet wurde: Im Fakultätsprotokoll findet man bezüglich des Examens der Christina Betzweilerin vermerkt, sie sei von ihrer Mutter Brelzin ausgebildet, die als „famosissima per 30 annos obstetrix" bezeichnet wird.[167] Auf die Ausbildung sowie auf die in Mainz an eine Hebamme gestellten Erwartungen soll jedoch erst im Kapitel über den Werdegang einer Hebamme ausführlich eingegangen werden.
Einige Fälle zeugen außerdem von einer nicht geringen Mobilität unter den Hebammen. Nicht selten kamen diese aus anderen Städten und Orten nach Mainz, z.B. aus Eltville, Andernach, Würzburg oder Bruchsal. Andere zogen in der Hoffnung, sich finanziell verbessern zu können, aus den unmittelbar bei Mainz gelegenen Orten Hechtsheim und Weisenau in die Stadt, wenn bekannt wurde, daß eine Hebammenstelle unbesetzt war.

Mit Hilfe der in den Quellen gefundenen Angaben ist es gelungen, ein recht umfassendes Bild von der Person der traditionellen Hebamme zu gewinnen. In den folgenden Kapiteln sollen nun die Aufgabenbereiche, die der Hebamme anvertraut waren, dargestellt werden. Weiterhin müssen die zunehmende Reglementierung des Amtes durch immer ausführlichere Hebammenordnungen wie auch der Ausbildung beschrieben werden. Besonders wichtig ist schließlich das Verhältnis der Hebammen zu den geburtshilflich tätigen Ärzten. Erst dann ist es möglich, abschließend ein genaueres Bild von der Stellung der Hebamme in der Gesellschaft zu entwerfen.

---

deßwillen, weilen solches hinten in der Statt und meinen Kundten Zu weith abgelegen, keine nahrung habe [...]."

[166] StAMz, 27/350 [1665 4/11]

[167] StAMz, 18/162, S. 99

4. Zu den Pflichten der Amtshebammen neben der geburtshilflichen Tätigkeit

4.1. Nottaufe und Sectio in mortua

4.1.1. Allgemeiner Überblick

Da im Mittelalter die Kirche im Bereich des Schriftlichen führend war und - wie schon eingangs beschrieben - die gelehrte Medizin weitgehendes Desinteresse an der praktischen Geburtshilfe zeigte, finden sich gelegentliche Hinweise auf mittelalterliches geburtshilfliches Wissen und Handeln in kirchlichen Schriftstücken oder juristischen Quellen (im Kontext mit Erbvorschriften).

Besondere Bedeutung erlangten in diesem Zusammenhang zwei Aspekte, die zunächst völlig unabhängig voneinander zu sein scheinen:

1. Die Pflicht zur Durchführung der Sectio in mortua, des Kaiserschnitts an der Toten zur Rettung des möglicherweise noch lebenden Kindes.
2. Die Ausführung der Nottaufe, wenn abzusehen war, daß das Kind die Geburt nicht überleben würde.

Im folgenden soll besonderes Gewicht auf die Nottaufe gelegt werden, da diese für Mainz bedeutsamer ist. Als Grundlage dienen die ausführlichen Analysen von Daniel Schäfer zur Sectio in mortua[168] und - mangels einer Gesamtdarstellung - die Ausführungen von Elseluise Haberling[169] zur Nottaufe.

---

[168] Schäfer, Daniel: Geburt aus dem Tod. Der Kaiserschnitt an Verstorbenen in der abendländischen Kultur. Überarbeitete Fassung der Diss. Med. Freiburg 1995 „Sectio in mortua. Untersuchungen zum Kaiserschnitt an der verstorbenen schwangeren Frau."; z. Zt. im Druck und ders.: Embryulkie zwischen Mythos, Recht und Medizin. Zur Überlieferungsgeschichte von Sectio in mortua und Embryotomie in Spätantike und Mittelalter. In: Med.hist. J. 31 (1996), S. 275-297

[169] E. Haberling, S. 14-22.

In der Literatur zur Geschichte der Hebamme wird vor allem dem auf den ersten Blick unkompliziert erscheinenden Thema Nottaufe ein Platz am Rande der Darstellung zugewiesen; meist beschränkt man sich auf die immer wiederkehrenden und aus Ordnungen zitierten Klagen der geistlichen Obrigkeit. Bei näherer Analyse erkennt man jedoch auch hier einige noch ungelöste Probleme, die letztlich aus der Beschäftigung mit normativen Quellen resultieren. So gibt es bisher keine schlüssige Antwort auf die Frage, was genau die Hebammen bei der Nottaufe nach Ansicht der Kirche falsch machten. War es der Zeitpunkt, die Art und Weise der Durchführung der Nottaufe, die Kritik hervorriefen? In einem gewissen Maße ist dies wahrscheinlich. Aber ist es nicht seltsam, daß trotz verstärkter Unterrichtung und Examinierung von Hebammen durch den Pfarrer die Klagen der Geistlichkeit über Jahrhunderte unverändert andauern? Dies läßt tiefere Gründe vermuten, die sich einer oberflächlichen Betrachtung zunächst entziehen. Deshalb erscheint es sinnvoll, zuerst die Entwicklung des kirchlichen Aufgabenbereichs der Hebammen um die Nottaufe, und damit verbunden auch der Sectio in mortua, in groben Zügen zu skizzieren, bevor in einem zweiten Abschnitt am Beispiel Mainz mögliche Erklärungsmodelle erarbeitet werden sollen.

Bis in die Neuzeit richtungweisend war die im Codex Justinianus, einer im 6. Jahrhundert entstandenen Sammlung römischer Rechtsquellen des ersten bis dritten Jahrhunderts, überlieferte „Lex Regia“. Als rein juristische Quelle enthält diese ein Verbot der Bestattung toter Schwangerer, „bevor der Fetus aus ihnen herausgeschnitten wurde, weil mit der Schwangeren auch die Hoffnung auf etwas Beseeltes vernichtet zu werden scheint“.[170]
Dieser als Sectio in mortua bezeichnete Kaiserschnitt an Verstorbenen, der wohl zum Teil auch an der Sterbenden[171] praktiziert wurde, gehörte ursprünglich in den Aufgabenbereich der Hebammen.[172] Doch gerade hierauf

170 D. Schäfer (Geburt), S. 11. Zur Geschichte der Sectio in mortua in der Antike und zur Rezeption der Lex Regia bis in die Neuzeit siehe ders. (Embryulkie), S. 277-283 und ders. (Geburt), S. 8-14, S. 22 und S. 73-81.

171 ders. (Geburt), S. 24 und S. 28f.

172 ders. (Geburt), S. 5 und S. 28-30: Eine „Obstetricium [sic!] Ordinacio“ aus dem Crailsheimer Pfarrbuch um 1480 erteilt eine detaillierte Anweisung zur Sectio in mortua, wobei ausdrücklich die Hebamme als Ausführende erwähnt wird. Ein aus dem Jahre 1411 stammender Bericht gibt über eine Hebamme in Frankfurt

erhoben männliche Heilkundige seit der frühen Neuzeit in zunehmendem Maße Anspruch und erwarben über die Aufsichtspflicht schließlich das alleinige Recht zur Durchführung von instrumentellen geburtshilflichen Eingriffen, so daß ihnen auf diesem Gebiet die völlige Zurückdrängung der Hebammen gelingen konnte.[173]
Als Bestandteil des kanonischen Rechts lassen sich Bestimmungen zur Nottaufe und zur Sectio in mortua in Kirchenkonzilien ab dem 13. Jahrhundert nachweisen. Erstmals im Konzil von Canterbury (um 1236) erscheint die Sectio „im Rahmen einiger Anweisungen zur Taufe durch Laien, allerdings noch ohne einen direkten Bezug zur Taufe."[174] Diese Verknüpfung von Schnittentbindung und Nottaufe wird schließlich von Thomas von Aquin hergestellt. In seiner „Summa theologica" (1267-1274) legt er dar, daß der ewige Tod schlimmer als der körperliche sei. Da ein ungetauft gestorbenes Kind ewig verdammt sei, sei es besser, die (tote) Mutter zu eröffnen und das mit Gewalt herausgeholte, also durch Kaiserschnitt entbundene Kind zu taufen, da man es im Uterus nicht taufen könne[175]: „Praeterea, mors aeterna pejor est quam mors corporalis. [...]. Si ergo puer in utero matris baptizari non potest, melius esset quod mater aperietur et puer vi eductus baptizaretur, quam quod puer aeternaliter damnaretur, absque baptismo decedens

---

am Main Auskunft, die 7 Kaiserschnitte ausgeführt haben soll, wodurch den Kindern die Taufe gespendet werden konnte.

173 In der Frankfurter Hebammenordnung von 1573 ist zum ersten Male als Ausführender der Sectio in mortua vorrangig der Wundarzt genannt, allerdings mit der vorsichtigen Einschränkung, wenn er „bey der handt were". D. Schäfer (Geburt), S. 70 und G. Burckhard, S. 192

174 D. Schäfer (Geburt), S. 22

175 Die Taufe im Mutterleib mittels Spritze wurde erst um 1740 von François Mauriceau gefordert und von Papst Benedikt XIV. unter Vorbehalt gestattet. Zuvor bezog man sich diesbezüglich auf Augustinus´ Worte „Nemo renascitur, nisi prius nascitur"- Niemand kann wiedergeboren werden, wenn er nicht vorher geboren wurde. Siehe dazu ausführlich D. Schäfer (Geburt), S. 161, Anm. 35 und S. 115.
Die theologische Auseinandersetzung um den Zeitpunkt der Beseelung der Lebewesen sowie die Theorien zur Erbsünde können hier ausgeklammert werden.

...".[176] Damit wurde für die Kirche die Taufe als Mittel zur Rettung des ewigen Lebens des Kindes zum wichtigsten Ziel der Sectio in mortua.[177] Basierend auf diesem neuen theologischen Konzept nimmt das Sakrament der Taufe in den Konzilien und Statuten des 13. und 14. Jahrhunderts eine zentrale Stellung ein. Zunächst wird hier die allgemeine Unterrichtung von Laien in der Nottaufe gefordert, um bei schweren Geburten mit drohendem Tod des Kindes dessen Seelenheil zu sichern, wenn ein Geistlicher nicht mehr rechtzeitig gerufen werden konnte. Zu betonen ist jedoch, daß bis gegen Ende des 13. Jahrhunderts in allen Konzilien nur allgemein von Taufe durch Laien und nicht direkt durch Hebammen die Rede ist. Erstmals 1289 werden in den Statuten von Cahors, einem Bischofssitz in der Nähe von Toulouse, Hebammen erwähnt, die zu entscheiden haben, ob das Kind noch lebe, bevor die Sectio in mortua und Nottaufe ausgeführt werden.[178] In Deutschland erwähnt zuerst 1310 die Provinzialsynode Erzbischof Balduins von Trier die Nottaufe durch Hebammen: Wenn nur der Kopf oder ein größerer Teil des Körpers, aber nicht das ganze Kind geboren werden kann, soll die Hebamme Wasser über den geborenen Teil gießen und dabei die Tauffformel sprechen. Zuvor wird eine Anleitung zur Sectio in mortua nur bei möglicherweise noch lebendem Kind und Taufe des lebenden bzw. Bestattung des ungetauft verstorbenen Kindes außerhalb des Friedhofs gegeben. Wenn das Kind mit der Mutter verstorben ist, soll diese ungeöffnet auf dem Kirchhof begraben werden.[179]

---

176 zit. nach D. Schäfer (Geburt), S. 22 und S. 161, Anm. 34. Erläuterungen zur Beschränkung des Kaiserschnitts ausdrücklich auf die Tote bei Thomas von Aquin finden sich bei D. Schäfer (Geburt), S. 22.

177 ders., S. 22

178 „... et quo pro certo mulierem in puerperio decedere contigerit, si partum credant vivere obstetrices, apposito statim, id est subito post mortem, baculo in ore mulieris, ut sic infans cito spiramen recipiat, aperiatur mulier mortua per aliquam partem sine mora, ut partus, si vivus fuerit, baptizetur. Et ut quislibet se adhuc exhibeat promptiorem, quicumque aperiendo taliter mulierem, partum procurabit baptizari, in remissionem sibi preficiat peccatorum. [...]" Zitiert nach D. Schäfer (Geburt), S. 161/162, Anm. 39 und S. 23.

179 Concilium Treverense Provinciale 1310. In: Schannat, J. F., Hartzheim, J. u.a.: Concilia Germaniae. Köln 1759-90, Neudruck Aalen 1970, Bd. IV, S. 127-224, hier S. 152f.: „Item, si mulier in puerperio decesserit, & partus maternis in visceribus adhuc jacere credatur, uterus mulieris sine mora aperiatur, & puer, si vivus fuerit, baptizetur. Si vero mortuus, extra cimiterium tumuletur. Sed si puer mor-

Die im Zusammenhang mit der Nottaufe in Arbeiten zur Geschichte der Hebamme immer wieder erwähnten vorangehenden Konzilien von Mainz (1233), Trier (1277) und Köln (um 1280) geben jedoch lediglich allgemein über die Laientaufe Auskunft. In Mainz wird 1233 nur kurz erwähnt, daß Geistliche Laien, sowohl Männer als auch Frauen, lehren sollen, wie sie im Notfall Kinder mit einer Taufformel in der Muttersprache taufen sollen - in äußerster Not sollen auch Väter und Mütter ihre eigenen Kinder taufen.[180] Köln erteilt um 1280 eine inhaltlich entsprechende Anweisung[181], leitet aber darüber hinaus ausführlich dazu an, was bei Todesgefahr für das nur teilweise geborene Kind zu geschehen hat. Beim Tod der Mutter soll deren Mund offen gehalten werden und ihr Leib eröffnet werden, um ein noch lebendes Kind taufen zu können.[182]

---

tuus probabiliter credatur, tunc sine apertione mulier in cimiterio cum partu tumuletur. Si autem muliere in partu laborante infans in ventre matris tantum caput emiserit, & nasci nequeat, mox aliqua *de obstetricibus,* aquam super caput infantis infundat, dicens: Ego baptizo te in nomine Patris, & Filii, & Spiritus Sancti, Amen. Et erit baptizatus. Idemque dicendum est, prout quidam afferunt, si major pars corporis praeter caput appareat, baptizetur; secus, si minor, solus pes, vel sola manus appareat, baptizari non debet, quod si fiat, nihil agitur. Cum enim partus tunc non nascatur, nec tunc etiam renasci potest. Caeterum, si solum caput, vel solum major pars corporis appareat, nec discerni potest cujus sexus sit, tunc obstetrix levando caput cum aqua faciendo crucem super caput dicat sic: Creatura Dei, ego te baptizo ..."

180 Mone, L. J.: Kirchenverordnungen der Bistümer Mainz und Straßburg, aus dem 13. Jahrhundert. In: Zeitschrift für die Geschichte des Oberrheins, Bd. 3 (1852), S. 129-150, hier S. 136, Pkt. 7: „Sacerdotes doceant laicos, tam mares quam feminas, in necessitate debere pueros baptizare, servata eadem forma in ydiomate suo, patres vel matres, si summa necessitate exigat, baptizare proprios debere infantes. [...]."

181 Synodus Coloniensis 1281. In: Schannat-Hartzheim, Bd. III, S. 657-670, hier S. 660f.; „[...] Petre (vel Johannes) Ego te baptizo in nomine Patris, & Filii, & Spiritus Sancti. Amen. Item Sacerdos eandem formam doceat mares et foeminas observare, cum in necessitate baptizant infantes, etiam parentes, si alii defuerint. [...]."

182 ebd., S. 661: „[...] Item si timeatur de morte infantis, antequam nascatur, & caput ejusdem nascentis appareat extra uterum, infundat aquam, quae adfuerit, super caput nascentis; dicens: Ego te baptizo [...]. Et si certum sit, quod mulier praegnans moriatur, teneatur os ejus apertum: & cum magna cautela uterus ejus

Da Wolfgang Gubalke fälschlich schreibt, 1233 in Mainz und 1277 in Trier sei die Unterrichtung von Hebammen im Vollzug der Nottaufe eingeführt worden, und mehrere Autoren diese Angaben übernommen haben, muß dies hier richtiggestellt werden.[183] Selbstverständlich sind bei der Unterrichtung von Laien in erster Linie diejenigen angesprochen, die bei einer Geburt zumeist anwesend waren, also die an der Geburtshilfe beteiligten Frauen. Doch obwohl natürlich die Hebammen darin eingeschlossen sind, sollte in den Quellen des 13. und 14. Jahrhunderts der Frage, ob die Hebammen ausdrücklich genannt werden, besondere Aufmerksamkeit geschenkt werden: Schon in den frühen Konzilien hebt die Kirche hervor, daß nicht nur Männern, sondern gerade den von Kirchenämtern sonst ausgeschlossenen Frauen die Spendung des Sakramentes der Nottaufe übertragen wird, da bei Geburten in der Regel keine Männer anwesend waren. Die Laien insgesamt oder auch nur die Frauen in der Nottaufe zu unterrichten, ließ sich jedoch kaum durchführen. Ebensowenig gesichert waren die Zuverlässigkeit und Kontrollierbarkeit von Laien bei der Durchführung dieser als so wichtig erachteten Handlung. Leicht verständlich ist daher, daß die Kirche danach strebte, einen umgrenzten und kontrollierbaren Personenkreis mit dieser Aufgabe zu betrauen. Während daher in Konzilien anfangs nur von Laien die Rede ist, wird nach und nach auch direkt die Unterrichtung von Hebammen erwähnt. Dieser Prozeß verlief lokal sehr unterschiedlich und ging recht langsam vonstatten. Auch kann man nicht davon ausgehen, daß dort, wo Hebammen noch nicht schriftlich erwähnt werden, sie in der Praxis nicht doch schon für die Nottaufe eingesetzt wurden. Dennoch gibt die erstmalige Erwähnung von Hebammen in diesen Texten wichtige Anhaltspunkte, mit deren Hilfe man sehr gut den ersten Schritt einer langsam beginnenden Einflußnahme und Reglementierung nachvollziehen kann - den Übergang von stillschweigender solidarisch geleisteter Hilfe innerhalb der

aperiatur: & si infans fuerit vivus, educatur & baptizetur, si autem inventus fuerit mortuus, ipse puer extra coemiterium tumuletur."
Die immer wiederkehrende Vorstellung, das Kind besser mit Luft zu versorgen und dadurch eher am Leben zu erhalten, indem man den Mund der Verstorbenen öffnet, findet man schon im Konzil von Canterbury (um 1236). Siehe Schäfer (Geburt), S. 22 und S. 34f.

183 W. Gubalke, S. 62. Da in seiner Darstellung Quellenbelege fehlen, kann man nur mutmaßen, daß der Autor die völlig korrekte entsprechende Stelle zur Nottaufe bei Haberling, S. 16, fehlinterpretiert hat.

Frauengemeinschaft zu den Anfängen der Institutionalisierung eines Amtes, in das die erfahreneren Geburtshelferinnen als Hebammen eingesetzt und damit von der Kirche aus dem Laienstand herausgehoben werden.
Elseluise Haberling betont außerdem, daß die in dieser Zeit aufkommende Kritik an der katholischen Kirche und der Widerstand gegen sie - viele Synoden wandten sich gegen damalige Ketzerbewegungen - besonders gegen die Kindertaufe gerichtet waren, da in der Heiligen Schrift nur von Erwachsenentaufe die Rede ist.[184] Im Rahmen der dadurch verschärften Überwachung der Befolgung kirchlicher Gebote sei die Kindertaufe zum „Prüfstein für die Rechtgläubigkeit" der Eltern geworden[185] und die Hebamme dabei zum verlängerten Kontrollarm der Kirche.

Einen neuen Höhepunkt erlebte im 16. Jahrhundert die Diskussion um die Nottaufe im Rahmen von Reformation und Konfessionalisierung. Die Reformatoren verstanden die Taufe nicht mehr als unabdingbar für die Seligkeit, sondern in erster Linie als Wiedergeburt.[186] Als Begründung zitierten sie (genau wie Thomas von Aquin) Augustinus.[187] Ihrer Auslegung entsprechend war es nur sinnvoll, ein vollkommen geborenes Kind zu taufen. Bei nicht lebensfähigem Kind sollte die Hebamme möglichst viele Zeugen (als Repräsentanten der Gemeinde) zur Durchführung der Nottaufe um sich sammeln. Ein ungeborenes Kind dagegen mußte nicht getauft werden, denn es genügten die Gebete der Anwesenden, um dessen Seele Gott zu überantworten.
Die Dogmen der katholischen Kirche hatten der Rettung des kindlichen Seelenheils eindeutig Vorrang zugewiesen und damit für Jahrhunderte Einfluß auf die geburtshilfliche Tätigkeit genommen, wobei letztlich das Warten auf die göttliche Entscheidung das Handeln bestimmte.[188] Der Einfluß der

---

[184] E. Haberling, S. 14f.

[185] dies., S. 18

[186] In den folgenden Ausführungen stütze ich mich auf E. Haberling, S. 24-26 und Schulz, Stefan: Zur Ethik des geburtshilflichen Handelns bei Wilhelm Fabry von Hilden. In: Hildener Museumshefte Bd. 5 (1993), S. 13-70, hier S. 15-18.

[187] vergl. oben Anm. 175

[188] Zumindest in der Theorie ging dies soweit, daß 1603 ein süddeutscher „Geistlicher Unterricht [...]" der Hebamme in erster Linie die Sorge für die Taufe des Kindes nahelegte, da es besser sei, „die Mutter sterbe gottseelig, als daß das Kind ungetauft bliebe." Zit. nach S. Schulz, S. 16f. Schäfers Forschungen zur Ge-

Reformation bewirkte insofern einen Wandel, als sie das Leben der Mutter in den Vordergrund rückte: Die Entbindung sollte nun möglichst schonend für die Mutter sein, im Zweifelsfall war die Rettung ihres Lebens vorrangig vor dem des Kindes.[189]

Als Ausdruck gegenreformatorischer Bestrebungen greifen die Beschlüsse des Konzils von Trient (1545-63) auf die Lehren Thomas von Aquins zurück und bestätigen die Lehre von der Nottaufe zur Rettung des Seelenheils des Kindes.[190] Den letztlich entscheidenden Schritt zur Konfessionalisierung von Sectio in mortua und Nottaufe bildete das Rituale Romanum von 1614, in dem für die katholische Kirche einheitlich das Festhalten an den traditionellen Dogmen verankert wurde. Es bestimmte: „Si mater praegnans mortua fuerit, foetus quamprimum caute extrahatur: ac si vivus fuerit, baptizetur." Beim Tod der Schwangeren sollte der Foetus also so bald als möglich vorsichtig herausgezogen und getauft werden, wenn er lebte.[191] Schäfer schließt daraus: „Das bedeutet, daß theoretisch jedes im schwangeren Leib verbliebene Kind durch Sectio - denn eine Alternative dazu gab es noch nicht - entbunden werden soll."[192]

Seit dem 16. Jahrhundert muß also von einer Konfessionalisierung der kirchlichen Funktionen der Hebammen ausgegangen werden. Besonders gut nachvollziehbar ist dies am Beispiel von Städten, aus denen Ordnungen aus der Zeit vor und nach der Reformation vorliegen, wie Regensburg oder Bern.[193]

---

schichte der Sectio in mortua zeigen deutlich, daß das Interesse an dem Kaiserschnitt an der Toten erst mit dem Christentum wuchs, während sie aus verschiedenen Gründen nicht in den geburtshilflichen Kanon der Antike gehörte. D. Schäfer (Embryulkie), S. 294-296

189 E. Haberling, S. 26. Darin liegt vielleicht einer der Gründe dafür, daß in calvinistisch-reformierten Regionen die Müttersterblichkeit niedriger als in katholischen Gegenden war. Siehe Imhof, Arthur E.: Die Lebenszeit. Vom aufgeschobenen Tod und von der Kunst des Lebens. München 1988, S. 224f.

190 hierzu und zum folgenden D. Schäfer (Geburt), S. 73f.

191 zitiert nach D. Schäfer (Geburt), S. 74 und S. 181, Anm. 55

192 ders., S. 74

193 zu Regensburg siehe Birkelbach, Dagmar u.a.: Zur Entwicklung des Hebammenwesens vom 14. bis zum 16. Jahrhundert am Beispiel der Regensburger Hebammenordnungen. In: Beiträge zur feministischen Theorie und Praxis 5 (1981), S. 83-98; und zu Bern siehe S. Schulz, S. 15-18.

Wenn auch der hier gegebene Überblick über die Nottaufe noch lückenhaft und vorläufig erscheinen mag, so kann er vielleicht als Anregung zu einer genaueren Untersuchung dienen. Eingehend sollen nun jedoch die Gegebenheiten in Mainz betrachtet werden.

4.1.2. Zur Situation in Mainz

Quellenlage

Informationen über die Pflichten, mit denen die Hebammen von der Kirche betraut wurden, lassen sich bei der für Mainz schlechten Quellenüberlieferung aus folgenden Schriftstücken gewinnen:

Früheste Angaben über die Nottaufe findet man in den Provinzialstatuten von 1233 und 1310[194] sowie in den „Agendae (ecclesiae) Moguntinensis" der Jahre 1480, 1492 und 1513.[195] Aus der Mitte des 16. Jahrhunderts erhalten sind die „Constitutiones Concilii Provincialis Moguntini [...]" von 1549[196] und die „Agenda ecclesiae Moguntinensis" des Jahres 1551.[197] Diese enthalten, von mancherlei Reformimpulsen beeinflußt[198], sehr ausführliche Anweisungen zur Taufe.

---

194 Zu den Provinzialstatuten des Erzbistums Mainz von 1233 siehe L.J. Mone, S. 129-150. Als Vorlage des Provinzialstatuts von 1310 diente das Original (StAMz, Abt. 13/1), das zur Nottaufe einen ausführlicheren und hier deshalb geeigneteren Text enthält als der bei Binterim, A. J.: Pragmatische Geschichte der deutschen National- Provinzial- und ... Diözesanconcilien vom 4. Jh. bis ... Trient. Mainz 1835-49, Bd. VI, S. 261f. unter demselben Titel aufgeführte. Der entsprechende Abschnitt des Originals trägt die Überschrift „De baptismo et ei[us] effectu ex concilio fritsleriensis". Der Text ist wörtlich dem Fritzlarer Concilium von 1244 entnommen, das unter dem Vorsitz des Mainzer Erzbischofs stattfand, unterscheidet sich insgesamt aber nur gering von der bei Binterim gedruckten Fassung.

195 Die Hinweise auf Mainzer Ritualien und Kirchenagenden entnehme ich dem Überblick über die Taufe bei Reifenberg, Hermann: Sakramente, Sakramentalien und Ritualien im Bistum Mainz seit dem Spätmittelalter. [...]. Münster 1972, Bd. I, S. 219-227 u. S. 236-247 und Bd. II, S. 12-38 u. S. 43-48.
Die Mainzer Konzilien des 15. Jahrhunderts enthalten keine Angaben zur Nottaufe.

196 StAMz, LVO 1545 Mai 6

197 Agenda ecclesiae Moguntinensis. Mainz 1551 (Mz-Priesterseminarbibl. D 50)

198 Reifenberg, Bd. I, S. 255

Vor allem unter dem Einfluß des Tridentinum werden die Bestimmungen zur Taufe reichhaltiger, die für Mainz in der Agenda ecclesiae Moguntinensis des Jahres 1599[199] niedergelegt sind. Weitere Einblicke gewährt die „Ordnung und Reformation" Erzbischof Schweickhards von 1615.[200]
Schließlich sind, vom Archiv nicht genau und nur der Lage im Faszikel 27/350 nach auf „ca. 1657" datiert, die handschriftlichen Exemplare einer „Instructio obstetricum" sowie eines „Iuramentum obstetricum" erhalten.[201]
Eine genauere zeitliche Einordnung soll im folgenden Abschnitt zur Nottaufe versucht werden.
Einen kurzen, aber mehr an der damaligen Realität orientierten und damit bedeutsamen Hinweis findet man im weltlichen „Ammen Eidt" von 1654.[202]
Weitgehend am Vorbild des Rituale Romanum von 1614[203] orientieren sich die außer für Mainz auch für Würzburg und Worms gültige Kirchenordnung von 1670[204] und das 1671 gedruckte „Rituale Moguntinum".[205]
Insgesamt läßt sich für Mainz eine sehr ausgeprägte Traditionstreue feststellen. Nach den Untersuchungen H. Reifenbergs lassen sich alle Anweisungen zur Mainzer Kindertaufe aus der Zeit vor 1671 auf das Römisch-deutsche Pontificale, einen in St. Alban zu Mainz um 950 entstandenen wirkungsmächtigen Sammelband, herleiten.[206] Ab 1671 bis ins 19. Jahrhun-

199 Agenda ecclesiae Moguntinensis. Mainz 1599 (Mz-Priesterseminarbibl. D 48)

200 StAMz, LVO 1615 Juni 10: „Deß Hochwürdigsten [...] Herrn Johann Schweickhardten/des Heyligen Stuels zu Mayntz Ertzbischoffen/.../Ernewerte vund mehrerklärte Reformation vund Ordnung [...]."

201 StAMz, 27/350 [c. 1657]. Siehe Anhang

202 StAMz, 1/15, fol. 3: „Der Ammen Eidt". Siehe Anhang

203 H. Reifenberg, Bd. II, S. 65

204 „Ernewerte Kirchen=Ordnung/ Wornach sich in denen Ertz= und Stiffter Mayntz: Wuertzburg vund Wormbs/ vund so weit sich deren Ordinariaten erstrecken/... zu richten." Würzburg 1670. StAMz, LVO 1669 September 18 und handschriftlicher Extrakt des die Hebammen betreffenden Abschnitts in 27/350 [1670]. Siehe Anhang

205 Rituale sive agenda ad usum ecclesiarum metropolitanae Moguntinae et cathedralium Herbipolensis et Wormatiensis. Würzburg 1671. (Mz-Priesterseminarbibl. D 49a). In den Anmerkungen künftig mit Rit.Mog. 1671 bezeichnet.

206 H. Reifenberg, Bd. I, S. 255

dert sind die Verfügungen des Rituale Romanum von 1614 ausschlaggebend.[207]
Anhand von Vergleichen mit anderen Bistümern, wie dem kirchenpolitisch mit Mainz eng verbundenen Bamberg oder dem Suffraganbistum Würzburg, lassen sich außerdem gewisse ergänzende Schlußfolgerungen ziehen.

Für die Sectio in mortua ist nur ein einziger Hinweis vorhanden, und zwar im Rituale Moguntinum von 1671.[208]

Die Nottaufe und Begleitumstände der Taufe

Die Beschlüsse in den Mainzer Provinzialstatuten von 1233 und 1310[209] sowie die Agenden der Jahre 1480, 1492 und 1513 geben allgemein wenig Auskunft zur Frage der Taufspender, sondern betonen Grundsätzliches.[210] So ist hier auch nur von Laientaufe, nicht aber explizit von Hebammen die Rede. Die Agende von 1513 betont, daß es ohne Taufe unmöglich ist, ins Himmelreich einzugehen. Die Nottaufe kann von Laien beiderlei Geschlechts ausgeführt werden, sogar vom Häretiker, Schismatiker oder Juden,

207 ders., Bd. II, S. 65

208 Rit.Mog. 1671, S. 26

209 genaue Angaben dazu siehe Anm. 194. Einen Auszug aus dem Abschnitt zur Taufe in den Provinzialstatuten enthält Anm. 180. Für den entsprechenden Text des Statuts von 1310 findet man eine gute Übersetzung bei A.J. Binterim, Bd. IV, S. 519 unter dem Fritzlarer Concilium von 1244: „1. Von der Taufe. Die Taufe werde mit der größten Ehrfurcht verrichtet, besonders unter genauer Aussprechung der Formel, worin die Kraft des Sakraments besteht, nämlich: Ich taufe dich im Namen .... Die Priester sollen Manns- und Weibspersonen lehren in der Not unter gleicher Formel die Kinder in ihrer Sprache zu taufen, auch daß die Väter und Mütter, wenn es die Not erfordert, ihre eigenen Kinder taufen können. Finden die Priester bei gehöriger Untersuchung, daß bei der Taufe die vorgeschriebene Formel mit dem übrigen beobachtet worden ist, so mögen sie das, was geschehen ist, genehmigen, und nur das, was von den Laien unterlassen worden, nämlich die Salbungen auf der Brust und im Nacken, und auf dem Scheitel nachholen. Ist aber nicht alles genau beobachtet worden, so sollen sie nicht zögern die Kinder zu taufen."

210 nach H. Reifenberg, Bd. I, S. 223

wenn nur eine echte Absicht besteht und die vorgeschriebene Form der Worte eingehalten wird.[211]

Die unter beginnenden Reformbestrebungen entstandene Agenda ecclesiae Moguntinensis von 1551 erwähnt erstmals die Unterrichtung von Hebammen[212]: In der Form der Nottaufe sollen die Kleriker auch Laien, besonders Hebammen, sehr sorgfältig unterrichten, damit diese im Notfall wissen, wie sie die deutschen Worte angemessen aussprechen sollen. Dabei sollen sie (wie von den Anfängen bis ins 20. Jahrhundert vorgeschrieben wird) reines Wasser gebrauchen, das überall leicht zu beschaffen ist.[213] Im vorangehenden Abschnitt wird allerdings fast wörtlich der Text der vorangehenden Agenden wiedergegeben, „& in necessitate etiam a Laicis utriusque sexus, aut etiam ab Haeretico, Schismatico, Judaeo, aut quovis infideli utiliter datur...", der, wie schon gesagt wurde, Hebammen noch unerwähnt läßt.[214] Wahrscheinlich ist dies nicht zuletzt als Ausdruck der Mainzer Traditionsverbundenheit zu werten, denn auch in den Agenden von 1599 und 1671 erscheint dieser Absatz wieder in ähnlicher Form, ohne die Hebammen gesondert zu berücksichtigen.[215]

Genauso findet man keine Informationen über Hebammen in den zwei Jahre zuvor gedruckten, gerade zur Taufe sehr umfangreichen „Constitutiones Concilii Provincialis Moguntini [...]".[216] Der gleiche Fall begegnet beim Vergleich der Bamberger Provinzialstatuten von 1491, in denen das Wort

---

211 Agenda Moguntiensis [...]. Mainz 1513. (Mz-Priesterseminarbibl. Ink. 889). Hier fol. 2v: „Baptismus est ianua omnium et fundamentum: sine quo impossibile est intrare regnum celoque. [...]. ... et in necessitatis tempore a layco utriusque sexus conferri potest, ab haeretico: schismatico vel iudaeo: si intentio vera adest: et forma verborum servatur: [...]."

212 Ag.ecc.Mog. 1551, fol. 6v-8r

213 ebd., fol. 6v: „[...] Hanc formam Parochi etiam Laicos, praesertim obstetrices diligenter edoceant, ut eam in necessitate uerbis teutonicis apte exprimere sciant. *Ich teuffe dich/ im Namen des Vatters/ vnnd des Sons/ vnnd des heiligen Geysts.* Materia Baptismi est, Aqua pura elementaris, quae ob necessitatem Baptismi omnibus communis, & passim facile parabilis est. [...]."

214 ebd.

215 Ag.ecc.Mog. 1599, S. 28 und Rit.Mog. 1671, S. 25

216 StAMz, LVO 1545 Mai 6

„obstetrix“ nicht vorkommt, mit den ersten beiden Agenden der Jahre 1491 und 1514, in denen Hebammen erwähnt werden.[217]

Diese Beispiele relativieren heute aus der Ferne noch mögliche Schlußfolgerungen und lassen deshalb nur die Aussage zu, daß in Mainzer kirchlichen Quellen erst ab 1551 ausdrücklich die Unterrichtung von Hebammen in der Nottaufe durch Geistliche vorgeschrieben ist. Daraus folgt, daß das Interesse der Kirche an einer Reglementierung der Hebammentätigkeit keineswegs schon so gesteigert war, wie es manche der in den letzten zwei Jahrzehnten entstandenen Darstellungen für andere Städte suggerieren und darin einen spezifisch gegen den Frauen-„Beruf“ Hebamme gerichteten Unterdrükkungsversuch sehen wollen. Eher vorstellbar erscheint, daß die lange Beibehaltung des Laienbegriffs in den Mainzer Texten als Ausdruck der Hoffnung der geistlichen Obrigkeit zu verstehen ist, es ließen sich doch (statt der Hebammen) geeignete männliche Laien für die Nottaufe verpflichten. Sicher fiel es der Kirche in der damaligen patriarchalisch orientierten Gesellschaft nicht leicht, eine so wichtige Aufgabe an Frauen abzugeben.

Den frühesten sicher nachweisbaren Zeitpunkt einer kirchlichen Institutionalisierung des Hebammenamtes stellt also für das Erzbistum Mainz das Jahr 1551 dar. Für die Zeit davor kann man nur mutmaßen, daß unter dem (wohl absichtlich so weit gefaßten) Laienbegriff sicherlich auch oder sogar in erster Linie Hebammen gemeint waren.

Zieht man in Betracht, daß Mainz im hier interessierenden Zeitraum eine außerordentlich große und besonders bedeutende Kirchenprovinz war und das direkt benachbarte Bistum Trier schon ab 1310 entsprechende schriftliche Belege liefert, kann auch für Mainz eine zwar vor 1551 nicht dokumentierte, aber dennoch schon zuvor vollzogene Einbindung der Hebammen in kirchliche Funktionen als wahrscheinlich erachtet werden.

1551 ist im „Ordo baptizandi“ außerdem eine Anweisung an die Frauen zur Vorbereitung des Täuflings enthalten: „Hic mulieres nudent pueros, et pre-

[217] Zitat aus der Agenda Bambergensis von 1514 (im Zusammenhang mit der Supplierung der Zeremonien nach erfolgter Nottaufe) siehe H. Reifenberg, Bd. I, Text S. 238 und Anm. 1329. Zu den Bamberger Provinzialstatuten siehe Kehrberger, Eduard Otto: Provinzial- und Synodalstatuten des Spät-Mittelalters. [...]. Phil. Diss. Tübingen 1938, S. 58 oder bei Schannat-Hartzheim, Bd. V, S. 597-639.

parent eos ad Baptismum". Danach sollten sie das Kind dem Paten übergeben. Von der Hebamme ist allerdings auch hier nicht ausdrücklich die Rede.[218]

Aus vielen anderen Städten ist überliefert, daß es Aufgabe der Hebamme war, das Neugeborene zur Kirche zu tragen. Eine sehr ausführliche Beschreibung dazu aus der Reichsstadt Biberach gibt E. Haberling wieder, in der die feste Einbindung der Hebamme in das Taufzeremoniell veranschaulicht wird. Unter anderem mußte die Hebamme in der Kirche das Kind vor der Übernahme durch den Taufpaten „ausbündeln".[219]

Ende des 16. Jahrhunderts werden die Belege zum Aufgabenbereich der Hebammen in der Kirche nicht nur konkreter, sondern auch zahlreicher. Dies ist nicht nur auf gegenreformatorische Bestrebungen zurückzuführen, sondern auch auf die allgemein zunehmenden Regelungsbemühungen von Obrigkeiten und anderen Institutionen in der frühen Neuzeit.

Die Kirchenordnung des Mainzer Suffraganbistums Würzburg von 1589 schreibt vor: „Die Ammenfrewlein seindt ehe sie angenommen/ durch den Pfarrherrn zu examinieren/ ob sie formam Baptismi wissen/ vnnd das sie sich in alle weg ohne noth/ des Tauffens enthalten."[220]

Für Mainz ist eine entsprechende Kirchenordnung nicht überliefert, jedoch enthält die „Ordnung und Reformation" Erzbischof Schweickhards von 1615 derartige Bestimmungen.[221] Aus der hier enthaltenen Einschränkung, „ohne noth" dürfe nicht getauft werden, spricht deutlich die Furcht der kirchlichen Obrigkeit, die Nottaufe könne nun zu häufig, das heißt schon bei ersten Bedenken der anwesenden Laien oder der Hebamme gespendet werden. Vielleicht bildete den Hintergrund für diese Anmerkung auch ein Mißbrauch, wie er aus Zweibrücken, Kurtrier und Nassau-Saarbrücken

218 Ag.eccl.Mog. 1551, fol. XIXv. und H. Reifenberg, Bd. I, S. 221. Auch Reifenberg interpretiert diesen Text als Hinweis an die Hebamme, obwohl er nur allgemein an „Frauen" gerichtet ist.

219 E. Haberling, S. 18

220 zitiert nach G. Burckhard, S. 95

221 StAMz, LVO 1615 Juni 10, „[...] Ernewerte vund mehrerklärte Reformation vund Ordnung", S. 20f.: „[...] vnd ist den Hebammen vnd anderen Weibspersonen (Insonderheit/ wofern bescheidene Manspersonen zuerlangen) ohne grosse noth/ vnd gefahr zu tauffen/ keines wegs zuuerstatten [sic!]/ welche dann auch mit fleiß zuerfragen/ ob sie ritam formam Baptismi wissen."

überliefert ist: Die Nottaufe wurde hier „von der Frauengemeinschaft als Schutzmaßnahme gegenüber bösen Geistern und Dämonen, denen das neugeborene, ungetaufte Kind nach Volksmeinung ganz besonders ausgesetzt war," vollzogen.[222] Schon der Gedanke, eine für das kindliche Seelenheil so entscheidende Handlung werde im Rahmen abergläubischer Praktiken eingesetzt, muß der Kirche zutiefst widerstrebt haben. Die größte Rolle spielte aber wohl die Angst der Geistlichkeit, nach der Übertragung der Nottaufe an geburtshilflich tätige Frauen nicht mehr alle Fäden selbst in der Hand zu halten, zu einem Teil sogar abhängig von den Hebammen zu sein und keine uneingeschränkte Kontrolle der Vorgänge um die Taufe mehr zu haben. Für den Fall, daß die Hebammen „zur Sicherheit" viele Kinder noch in der Gebärstube „not"getauft hätten - was vielleicht von der Bevölkerung sogar begrüßt worden wäre - hätten sie für die Sakramentspendung durch den Priester eine erhebliche Konkurrenz bedeutet. Wie an späterer Stelle noch an den Quellen zu zeigen ist, wurde dem vorgebeugt, indem alle Kinder, die notgetauft worden waren und überlebt hatten, vom Pfarrer „sub conditione" noch einmal getauft werden mußten.

Besonders informativ ist die vom Tridentinum deutlich beeinflußte Mainzer Agende von 1599.[223] Der neu hinzugekommene Abschnitt „Suscipientes Baptismum" beginnt mit allgemeinen Bemerkungen: Eingangs wird zunächst der von Thomas von Aquin aufgegriffene Satz des Augustinus erwähnt, niemand könne wiedergeboren werden, wenn er nicht vorher geboren sei. Dabei ist noch einmal daran zu erinnern, daß gerade die Reformatoren sich besonders auf diesen Satz stützten bei ihrer Ablehnung der Taufe von nur teilweise Geborenen. So grenzt sich die Mainzer Agende von 1599 auch sogleich von den Reformatoren ab mit der für die katholische Konfession typischen und auch schon 1310 in Trier[224] gemachten Anmerkung, daher könne ein noch im mütterlichen Uterus befindliches Kind nicht getauft werden, wenn nicht der Kopf oder ein größerer Teil des Körpers schon geboren sei - und dies nur in höchster Gefahr: „Nemo renasci potest, nisi ante sit natus; et ideo in utero materno adhuc existens, non baptizatur; nisi caput, vel alia corporis pars notabilis emineat; idque in summo pericu-

[222] E. Labouvie (Selbstverwaltete Geburt), S. 498
[223] Agenda ecclesiae Moguntinensis. Mainz 1599
[224] siehe dazu das Zitat oben in Anm. 179

lo."[225] Es folgen genaue Instruktionen, wann mißgestaltete Kinder die Taufe empfangen können, und eine Taufformel „sub conditione" für ausgesetzte und Findelkinder.[226]

Eine sehr ausführliche Anordnung, die auch direkt an die Hebammen gerichtet ist, enthält der Abschnitt „Baptismi collatio in summa necessitate".[227] Besondere Beachtung sollte hier das Bemühen um eine Rechtfertigung finden, warum gerade die Taufe auf den Kopf wirksam sei:

„Mit derselben einfachen Formel kann ein Kind in äußerster Todesgefahr, das gerade geboren oder noch nicht ganz geboren ist, d.h. wenn nur der Kopf hervorragt oder ein anderer größerer Körperteil wie Hand oder Fuß usw., von der Hebamme in beliebiger Sprache getauft werden, wenn sie nur die Absicht hat, es so zu machen wie die Kirche, und die erforderliche Materie, d.h. natürliches Wasser verwendet. Daher müssen die Hebammen von den Pfarrern belehrt und oftmals sorgfältig unterrichtet werden, damit sie die Formel: *Ich taeuffe dich/ im namen des Vat+ters/ und deß So+ns/ und deß Heiligen+Geists* vollständig und auswendig kennen und nur diese allein und keine andere sonst, auch nicht verkürzt oder erweitert, gebrauchen, ebenso wie nichts anderes als natürliches Wasser. Und sie sollen den wahren und aufrichtigen Willen haben zu taufen.

---

225 Ag.ecc.Mog. 1599, S. 29

226 erwähnt werden „Amentes, & furiosi" und „Monstra": Mißgeburten mit 2 Köpfen etc.

227 ebd. S. 130-132, hier S. 131f.: „*Eadem nuda verborum forma, potest infans in extremo mortis periculo, mox natus, aut nondum plene natus; cum videlicet caput solum eminet, aut alia corporis pars notabilis, ut manus vel pes, &c. ab obstetrice, quovis idiomate baptizari: modo intentionem habeat faciendi, quod facit Ecclesia: & debitam materiam; hoc est; aquam naturalem adhibeat. Quapropter a Parochis edoceri debent obstetrices, ac saepe diligenter instrui; ut formam hanc:* Ich taeuffe dich/ im namen des Vat+ters/ und deß So+ns/ und deß Heiligen+Geists*: perfecte & memoriter sciant, hacque vna, sola, & non alia prorsus, nec diminuta, nec aucta, utantur: quemadmodum nec aqua alia quam naturali; ac veram habeant, & sinceram baptizandi voluntatem.*
Qui igitur ab obstetrice, vel nati omnino, vel etiam capite duntaxat exerto, in hunc modum baptizati, superuixerint baptizari iterum non debent; cum caput sit, in quo omnes, tum interiores, tum exteriores sensus vigent, elaborandum tamen est & curandum, vt ea, quae propter temporis angustias omissa fuerunt, per Sacerdotem seu Parochum suppleantur.
Qui vero in alia quacunque corporis parte, seu membro ablutus est, adiecta conditione iterum baptizari debet, hoc modo: Si non baptizatus es, ego te baptizo, &c. praemissis atque adhibitis, vti supra, vnctionibus, & aliis adhiberi solitis."

Die Kinder nun, die auf diese Weise von der Hebamme getauft wurden, nachdem sie entweder ganz geboren waren oder wenigstens der Kopf herausgekommen war, und die dann überlebt haben, dürfen nicht noch einmal getauft werden; da es der Kopf ist, in dem alle inneren und äußeren Sinne tätig sind, muß man sich dennoch darum bemühen und dafür sorgen, daß die Dinge, die aus Zeitnot ausgelassenen wurden, vom Priester oder Pfarrer nachgeholt werden.

Ein Kind, das an irgend einem anderen Körperteil oder Glied getauft worden ist, soll unter hinzugefügter Bedingung noch einmal getauft werden, und zwar so: Wenn du nicht getauft bist, taufe ich dich ..., nachdem die Salbungen und anderen Dinge, die angewendet zu werden pflegen, vorangegangen und angewendet worden sind (wie oben)."

Im ersten Abschnitt werden hier die von Hebammen gemachten Fehler bei der Durchführung der Nottaufe genannt: Gebrauch einer anderen oder (von der unterrichteten) abweichenden Tauformel, z.B. durch Verkürzung oder Erweiterung und Verwendung einer anderen „Materie" als natürliches Wasser.

Bei der Beschreibung des gewöhnlichen Taufzeremoniells in der Kirche wird ausdrücklich darauf hingewiesen, daß vor dem Aussprechen der Tauformel die Hebamme befragt werden soll, ob das Kind bereits die „Jähetaufe" empfangen hat: „Secundo notandum, quod ab obstetrice, & aliis rogandum, ante pronuntiationem verborum Sanctorum. Ist das Kind gegehetaufft?"[228]
Diese Textstelle ist damit als eindeutiger Beleg für die Anwesenheit der Hebamme bei der Taufe eines von ihr entbundenen Kindes zu werten. Ich möchte noch einmal auf die Agende von 1551 verweisen, die schon Anlaß zu dieser Vermutung gab mit der Anweisung zum Herrichten des Säuglings.[229]

Anhand eines inhaltlichen Vergleichs der Agende des Jahres 1599 mit der eingangs erwähnten, bisher nicht genau datierten Abschrift einer „Instructio obstetricum"[230] lassen sich Hinweise auf den Zeitraum für deren Entstehung gewinnen: Die religiösen Anforderungen der in 10 Unterpunkte ge-

---

[228] Ag.ecc.Mog. 1599, S. 89
[229] siehe oben und Anm. 218
[230] StAMz, 27/350 [c. 1657]; siehe Anhang

gliederten Anweisung für Hebammen entsprechen denen der Agende weitgehend. Hinzu kommt, daß die Hebammen die Eltern ermahnen sollen, ihre neugeborenen Kinder innerhalb von acht Tagen taufen zu lassen. Diejenigen, die dies nicht tun, sollen dem Priester angezeigt werden (Pkt. 9), ein deutlicher Beleg dafür, daß die Kirche über die Hebammen eine Möglichkeit der Einflußnahme und Kontrolle sah. Dies war umso wichtiger geworden, nachdem die Gebote der katholischen Kirche nicht mehr überall unangefochten akzeptiert wurden.
Außerdem wird von den Hebammen in Punkt 4 der Instruktion gefordert, daß sie niemals zur Erleichterung der Schmerzen oder zur Beschleunigung der Geburt abergläubische Mittel oder unerlaubte Praktiken bei den Kindern oder Müttern anwenden sollen. Bei schwierigen Geburten sollen sie vorsichtig handeln und mehrere und erfahrene Hebammen hinzuziehen. Hierin zeigt sich das Bemühen der Kirche, die Tätigkeit der Hebamme in religiöser wie nun auch in geburtshilflicher Hinsicht stärker zu reglementieren.

Man kann davon ausgehen, daß diese Anweisung für Hebammen nach dem Tridentinischen Konzil, genauer nach 1599 - dem Jahr, in dem die Beschlüsse des Tridentinum in eine Mainzer Agende aufgenommen wurden - entstanden ist. Alles spricht dafür, daß die „Instructio" und das dazugehörige „Iuramentum obstetricum" aus der Zeit vor dem Amtsantritt Johann-Philipp v. Schönborns 1647 stammen, da die Meldung unehelicher Kinder noch nicht zur Sprache kommt. Wie an späterer Stelle eingehend besprochen wird, entstanden unter Schönborn zahlreiche Verordnungen zur Bekämpfung der Illegitimität.
Eine Bestätigung für die vorgenommene zeitliche Einordnung dieser Anweisung liefert auch ein Hebammeneid, der in der ersten gedruckten Agende des Bistums Trier aus dem Jahr 1574 enthalten ist und nach Aufbau und Inhalt völlig dem Mainzer „Iuramentum" entspricht.[231] Man kann des weiteren annehmen, daß die Instructio und das Juramentum auch für Mainz noch lange über das Jahr 1657 hinaus, auf das sie der Archivar datiert hat, Gültigkeit besaßen: Von G. Burckhard werden inhaltlich völlig identische Texte aus einer Agenda ecclesiae des Jahres 1720 von Köln aufgeführt, die allerdings mit einem im Mainzer „Extractus" nicht enthaltenen Vorspann verse-

231 F. Michel, S. 100f.

hen sind.[232] Mit diesem Beispiel ist außerdem ein Austausch von Ordnungen zwischen den Städten bzw. Bistümern sehr gut nachzuvollziehen.

Einen eher die tatsächliche Praxis als das Ideal beschreibenden Hinweis zur Nottaufe liefert der weltliche Mainzer Hebammeneid von 1654: „[...] da ihr HeebAmmen Zur Zeit der Högsten Notthurfftn Zu denen Jahetauffungen geträngt werdet die ienige Jahetauffungen nicht wie bißhero mit dunckelen, sondern den umbstähenden mit verständtlichen worten exprimiren undt aufsagen, [...]."[233] Noch deutlicher fordert der „Hebammeneyd" aus dem 18. Jahrhundert „die dabey gebrauchende Worte nicht mit leiser, dunkler, oder unverständlicher, sondern mit heller und deutlicher Stimme, damit es die umstehende klärlich verstehen können, auszusprechen."[234]
Versetzt man sich in die eine Nottaufe erfordernde Situation, so kann man sich leicht vorstellen, daß eine Hebamme möglichst nicht der werdenden Mutter die Hoffnungslosigkeit der Lage, den nahenden Tod des Kindes, verdeutlichen wollte. Vor allem die von der Kirche in der Theorie recht einfach klingende Forderung, man solle wenigstens den Kopf taufen, wenn das Kind nicht ganz geboren werden könne, bedeutete in der Praxis, der Gebärenden noch unter Geburtswehen mitzuteilen, daß ihr Kind nahezu sicher die Geburt nicht überleben werde. Zur Umgehung dieses Gewissenskonfliktes, einerseits die Mutter möglichst schonend zu behandeln, andererseits aber auch das Seelenheil des Kindes nicht zu gefährden, werden die Hebammen wohl die Tauffomel nur leise und undeutlich, also „mit dunck-len Worten", ausgesprochen haben. Die immer wiederkehrende Forderung, die Tauffomel laut und deutlich auszusprechen, wie auch die häufige Kritik an den Hebammen, sie gefährdeten „manches Kinds Seelenheyl und Seeligkeit"[235], lassen darauf schließen. Dies könnte auch erklären, warum sich im Falle eines wider Erwarten die Geburt überlebenden Kindes niemand mehr an Einzelheiten der Nottaufe erinnern konnte, wie durchweg in den Quellen beklagt wird: „Die Frauen erinnerten sich genau, daß das Kind getauft war, aber wer die Taufe vollzogen hatte, konnten sie oft nicht angeben."[236]

[232] G. Burckhard, S. 103-106
[233] StAMz, 1/15, fol. 3. Siehe Anhang
[234] StAMz, 27/350 [1749-88]
[235] Zitat aus der Mainzer Kirchenordnung von 1670, vergl. Anm. 204.
[236] E. Haberling, S. 17

Bei dem Zögern der Hebammen, die Nottaufe vorzunehmen, muß allerdings auch bedacht werden, daß sie diesen Akt wie ein öffentliches Eingeständnis ihrer Unfähigkeit, das Leben des Kindes zu retten, empfanden. Allgemein scheint zwischen der Praxis der Nottaufe und den diesbezüglichen Idealvorstellungen der Kirche eine große Diskrepanz geherrscht zu haben.

Die Kirchenordnung von 1670 sowie das im folgenden Jahr gedruckte Rituale sind weitgehend nach dem Vorbild des Rituale Romanum von 1614 entstanden. Die Kirchenordnung rät eindringlich, nur diejenige als Hebamme anzunehmen, die „allzeit eines ehrlichen guten Nahmens und Wandels geweßen und noch ist, auch zu solchem Dienst die tauglichste, erfahrenste und getreueste erfunden wird ... ."[237] Die Begründung lautet: „Weilen auch an frommen und wohlerfahrenen Hebammen sehr viel, ja manches Kinds Seelenheyl und Seeligkeit gelegen ist ...".
Für die Kirche kommt es nur auf das Seelenheil des Kindes an, sowohl dessen körperliche Unversehrtheit als auch das Leben der Mutter finden hier keinerlei Erwähnung. Eine Neuerung gegenüber der vor 1647 entstandenen „Instructio obstetricum" stellt lediglich Punkt 8 dar, in dem die Anzeigepflicht unehelicher Kinder an den Pfarrherrn oder die weltliche Obrigkeit sowie das Bestattungsverbot getaufter und ungetaufter Kinder ohne Vorwissen des Pfarrherrn hinzugekommen sind. Alle anderen Punkte wiederholen die in den älteren Texten schon aufgeführten Anordnungen.

Beim Vergleich des Mainzer Rituale von 1671 mit dem ihm zugrundeliegenden Originaltext des Rituale Romanum von 1614 ergeben sich einige wohl in Mainz als besonders wichtig erachtete Besonderheiten.[238] Eine Einfügung erläutert in fünf Punkten Fälle zur Anwendung der bedingungsweisen Taufe, welche abgesehen von Pkt. III, der Taufe durch Ungläubige usw., alle für unseren Zusammenhang bedeutsam sind. „Unter Bedingung" soll getauft werden:

[237] vergl. Anm. 204

[238] Die Abweichungen vom Rituale Romanum hat Reifenberg in Bd. II, S. 31-34 aufgeführt.

„I. Wenn wegen drohender Todesgefahr das Kind so überstürzt und ungeordnet getauft worden ist, daß nicht sicher festgestellt werden kann, ob alles Notwendige ausgeführt worden ist.

II. Wenn bei einer Geburt von Zwillingen oder auch von Mehrlingen der Kopf eines von ihnen schon ausgetreten war und, mit dem heilbringenden Wasser begossen, sich wieder in die Gebärmutter zurückzieht und daraufhin Anlaß zu Zweifel über sich gibt."

III. [...]

„IV. Wenn aufgrund irgendeiner Notwendigkeit ein anderes Glied als der Kopf, nämlich die Schultern, die Brust oder ein anderes dieser Glieder auf eine nach Meinung der Doktoren formal und materiell zweifelhafte Weise getauft worden ist.

V. Wenn Hebammen die Nottaufe durchgeführt haben, sollen die Kinder in der Regel vom Geistlichen selbst noch einmal unter Bedingung getauft werden, aus der begründeten Furcht heraus, daß vielleicht etwas Wesentliches von ihnen [= den Hebammen] unterlassen worden ist."[239]

Der Abschnitt „De ministro Baptismi" beginnt nach alter Gewohnheit mit der in jeder Agende wiederkehrenden Formel, daß die Nottaufe von jedem Laien, Häretiker etc. und auch Frauen gespendet werden darf, merkt aber danach an:

„Wenn ein Priester zur Verfügung steht, soll er einem Diakon vorgezogen werden, ein Diakon einem Subdiakon, ein Kleriker einem Laien, ein Mann einer Frau, wenn es nicht aus Gründen der Scham angebracht ist, daß eher eine Frau als ein Mann das noch nicht ganz herausgekommene Kind tauft, es sei denn, die Frau kennt Form

---

239 siehe Rit.Mog. 1671, S. 24 unter dem Titel „De forma Baptismi": *„[...] Cum Baptismum iterare nullo modo liceat, si quis sub conditione, de quo infra, sit baptizandus, ea conditione explicanda est, hoc modo: Si non es baptizatus, ego te baptizo in nomine Patris, &c. Hac tamen conditionali forma non paßim aut leviter uti licet; sed prudenter, & ubi re diligenter pervestigata, probabilis subest dubitatio, infantem non fuisse baptizatum, qualis est. I. Si ob imminens mortis periculum infans adeo praecipitanter & tumultuarie sit baptizatus, ut certo constare nequeat, an necessaria omnia fuerint adhibita. II. Si in partu geminorum pluriumve unius caput emissum atque salutari unda perfusum in uterum se recipiat, & postea de se dubitandi occasionem praebeat. [III. ...]. IV. Si ex aliqua necessitate membrum aliud quam caput, scapulae, pectus, vel horum aliquod sub forma tamen & materia secundum Doctores dubia, fuerit baptizatum. V. Si obstetrices in necessitate baptizarunt, regulariter sub conditione infantes ab ipso Parocho denuo baptizentur, ob justum timorem ne forsan aliquid substantiale ab ipsis intermissum fuerit. [...]"*.

und Art der Taufe besser. Daher muß der Priester dafür sorgen, daß die Gläubigen, insbesondere die Hebammen, die richtige Durchführung der Taufe gut beherrschen und beachten.[240]

Die schon zuvor unter Punkt IV erwähnte Taufe des noch nicht vollständig geborenen Kindes wird auch im folgenden Absatz „De baptizandis parvulis" aufgegriffen und folgendermaßen erklärt:

„Niemand, der noch im mütterlichen Uterus eingeschlossen ist, darf getauft werden. Aber wenn das Kind den Kopf herausgestreckt hat und Todesgefahr droht, soll es am Kopf getauft werden; und es soll nicht wieder getauft werden, wenn es danach lebendig herausgekommen ist. Wenn ein anderes Glied herausgekommen ist, das lebendige Bewegung anzeigt, soll das Kind an diesem Glied, wenn Gefahr droht, getauft werden; und wenn es dann nach der Geburt lebt, wird es unter Bedingung getauft ... ."[241]

Diese Bestimmungen lassen deutlicher als zuvor erkennen, daß die Kirche sich mit der Spendung des Sakramentes durch Laien in Notfällen keineswegs zufrieden gab. Deshalb sollten zwar die Hebammen die Taufformel möglichst gut beherrschen, jedoch mußte „regulariter" nach einer Nottaufe durch Hebammen und in allen Zweifelsfällen die bedingungsweise Taufe durchgeführt werden. Wie oben schon erörtert, wurde damit eine mögliche Konkurrenz (durch Hebammentaufe) für die Geistlichkeit geschickt vermieden. Gleichzeitig scheint hinter der - hier in Punkt V enthaltenen - Hervorhebung der „begründeten Furcht [...], daß vielleicht etwas Wesentliches von ihnen unterlassen worden ist", ein konkreter taktischer Hintergrund zu stehen: Die immer wiederkehrende Betonung der bei der Nottaufe gemachten Fehler war eines der Mittel der Kirche, ihren alleinigen Anspruch

240 Rit.Mog. 1671, S. 25: „*Sed si adsit Sacerdos, Diacono praeferatur, Diaconus Subdiacono, Clericus Laico, & vir foeminae, nisi pudoris gratia deceat foeminam potius quam virum baptizare infantem non omnino editum, vel nisi melius foemina sciret formam & modum baptizandi. Quapropter curare debet Parochus, ut fideles, praesertim obstetrices, rectum baptizandi ritum probe teneant & servent.*"

241 Rit.Mog. 1671, S. 26: „*Nemo in utero matris clausus baptizari debet. Sed si infans caput emiserit, & periculum mortis immineat, baptizetur in capite; nec postea si vivus evaserit, erit iterum baptizandus. At si aliud membrum emiserit, quod vitalem indicet motum, in illo, si periculum impendeat, baptizetur; & tunc si natus vixerit, erit sub conditione baptizandus, eo modo quo supradictum est: Si non es baptizatus, ego te baptizo ... .*"

auf korrekte Durchführung der kirchlichen Handlung der Taufe herauszustellen und damit eine zu mächtige Position der Hebammen zu vermeiden.

Man muß aber außerdem - wie oben schon erwähnt - davon ausgehen, daß die Situation einer Nottaufe wenig Zeit zur Konzentration auf deren Durchführung ließ. Für die Hebamme war die Rettung des irdischen Lebens des Kindes mindestens ebenso wichtig wie die Sicherung von dessen Seelenheil, da nicht zuletzt auch ihr Ruf als Geburtshelferin davon abhing. Aus der Praxis heraus werden die Unzulänglichkeiten bei der Durchführung der Nottaufe verständlich. Durch die Formulierung „Si [...] infans adeo praecipitanter & tumultuarie sit baptizatus" wird deutlich, daß die Kirche sich der praktischen Schwierigkeiten doch zumindest bewußt war, wenn sie auch sehr praxisferne Forderungen stellte.

Zum ersten Mal wird hier auch anerkannt, daß eine Frau unter Umständen geeigneter als ein Mann zur Durchführung der Nottaufe sein kann; sei es, daß sie die Form und Art der Taufe besser kennt, oder sei es „aus Gründen der Scham". Vielleicht ist die in dieser Zeit bereits aktuelle Diskussion um die Ausübung der Geburtshilfe durch männliche Heilkundige der Hintergrund für diesen Einwand, der aus kirchlicher Sicht die Unschicklichkeit einer solchen Situation herausstreicht. Daß mittlerweile auch Ärzte bei Geburten anwesend waren, geht aus Punkt IV hervor, da zur Beurteilung der Durchführung und Gültigkeit der Taufe die „Meinung der Doktoren" gehört wird.

Die Sectio in mortua

Schließlich gibt der Text des Rituale Moguntinum von 1671 die einzige in Mainz getroffene Bestimmung zur Sectio in mortua wieder: Wenn die schwangere Mutter gestorben ist, soll ihr Mund offen gehalten und der Foetus so bald wie möglich herausgezogen werden, und wenn er lebt, soll er getauft werden.[242] Dieser Passus ist eindeutig dem Rituale Romanum[243]

---

[242] ebd., S. 26: „*Si mater praegnans mortua fuerit, os ejus apertum teneatur, & foetus quamprimum caute extrahatur, ac si vivus fuerit, baptizetur; [...]*".

[243] Zur entsprechenden Stelle im Rituale Romanum siehe D. Schäfer (Geburt), S. 74 u. S. 181, Anm. 55. Wie schon erwähnt, zieht Schäfer hieraus den Schluß, daß

entnommen, wobei jedoch die Anweisung, den Mund der Schwangeren offen zu halten, hinzugefügt worden ist, wahrscheinlich in Anlehnung an die in anderen Bistümern, wie z.B. Köln, schon seit dem 14. Jahrhundert eingeführten Bestimmungen.[244]

Zusammenfassung und Schlußfolgerungen

Rückblickend lassen sich folgende Ergebnisse formulieren: Eindeutige schriftliche Belege für die Verpflichtung von Hebammen zur Spendung des Sakramentes der Taufe in Notfällen sind für Mainz ab 1551 vorhanden. Zuvor ist in Quellen seit dem 13. Jahrhundert nur allgemein die Laientaufe erwähnt, auch wenn wahrscheinlich ist, daß dabei in erster Linie geburtshilflich tätige Frauen angesprochen sind. Der Beginn einer Reglementierung der Hebammentätigkeit durch die kirchliche Obrigkeit kann für Mainz damit auf die Mitte des 16. Jahrhunderts datiert werden. Interessanterweise stimmt dieser Zeitraum genau überein mit der in weltlichen Quellen erstmals erwähnten Annahme einer Stadthebamme im Jahr 1550.[245] Dies erlaubt eine Festlegung des Übergangs von der solidarisch geleisteten Geburtshilfe innerhalb der Frauengemeinschaft zum - von kirchlicher wie weltlicher Obrigkeit reglementierten - Hebammenamt in Mainz auf die Zeit um 1550.

Um 1600 war die Examinierung der Hebammen über die Durchführung der Nottaufe gebräuchlich. Typisch für die in katholischen Regionen geltenden Bestimmungen zur Nottaufe ist, daß in Mainz das Seelenheil des Kindes auch nach der Reformation noch ganz im Vordergrund steht, wie die Kirchenordnung von 1670 bestätigt. Das Leben der Mutter erscheint dementsprechend (in der Theorie zumindest) untergeordnet. Ausdrücklich erlaubt sind in Mainz spätestens seit 1599 die Taufe von Kopf oder von einer „alia corporis pars notabilis", eventuell sogar von Hand oder Fuß. Zur Rechtfertigung gegenüber den Reformatoren, die nur die Taufe des vollständig geborenen Kindes akzeptierten, wird angeführt, daß der Kopf Sitz aller inneren und äußeren Sinne sei. Die Taufe am Kopf wird daher in Mainz als der gewöhnlichen Taufe gleichrangig angesehen, während das überlebende Kind

---

theoretisch jedes im schwangeren Leib verbliebene Kind durch Sectio entbunden werden sollte, da eine Alternative dazu noch nicht existierte.

244 siehe oben Anm. 182

245 siehe oben, Kapitel „Stadtgeschichte ..." und genauer unten, Kapitel „Der Werdegang zur geschworenen Hebamme"

bei Taufe eines anderen Körpergliedes die Konditionaltaufe empfangen soll. Außerdem werden ab 1599 auch Regelungen zur Taufe von Findelkindern und Mißgeburten angegeben.

In der Zeit nach dem Tridentinischen Konzil wird eine schärfere kirchliche Kontrolle einerseits der Hebammen, andererseits aber der Bevölkerung durch die Hebammen deutlich: Die Tätigkeit der Hebammen wird zunehmend reglementiert, indem ihnen in einer zwischen 1599 und 1647 eingeführten Instruktion die Hinzuziehung anderer Hebammen zu schwierigen Geburten befohlen wird; die Gabe von schmerzlindernden und die Geburt fördernden Medikamenten wird wie die Anwendung „abergläubischer" Praktiken verboten; die Eltern sollen von den Hebammen angehalten werden, das Neugeborene innerhalb von 8 Tagen zur Taufe zu bringen; bei Nichtbefolgung hat die Hebamme dies der geistlichen Obrigkeit anzuzeigen. Die Kirchenordnung des Jahres 1670 ergänzt noch die seit 1648[246] dokumentierte Pflicht der Anzeige unehelicher Kinder und erwähnt ein Verbot der Bestattung verstorbener Kinder durch die Hebamme ohne Information des Pfarrherrn. Den einzigen frühen Beleg für die Sectio in mortua enthält das am Rituale Romanum orientierte Rituale Moguntinum von 1671, wobei das Offenhalten des Mundes der Verstorbenen (damit das Kind atmen könne) empfohlen wird.

Einen Hinweis auf die Anwesenheit der Hebamme bei der kirchlichen Taufe eines mit ihrer Hilfe entbundenen Kindes findet man für Mainz schon 1551, wenn von der Herrichtung des Kindes durch Frauen die Rede ist. Genauer belegen läßt sich dies aufgrund der Agende von 1599, aus der die Einbindung der Hebamme in den Taufritus hervorgeht.

Die ausgewerteten Quellen sind zwar grundsätzlich normativer Art, aber obwohl sie kirchliche Vorschriften wiedergeben, gewähren sie nebenbei auch gewisse Einblicke in die viel schlechter dokumentierte tägliche Praxis. Nach eingehender Analyse lassen sich daher abschließend folgende Thesen formulieren zur eingangs gestellten Frage, welchen Inhalt und Hintergrund die Klagen der Geistlichkeit über die Unzulänglichkeiten der Nottaufe durch Hebammen hatten:

1. In den Quellen sind folgende konkrete Hinweise auf ein Fehlverhalten von Hebammen bei der Durchführung der Nottaufe enthalten:

---

[246] siehe Kapitel „Die Illegitimität in Mainz"

- Die Verwendung einer anderen Taufformel als die von der Kirche gelehrte bzw. die Verkürzung oder Erweiterung derselben
- Das Aussprechen der Taufformel mit zu leiser oder unverständlicher Stimme
- Der Gebrauch einer anderen Flüssigkeit als natürliches Wasser.

2. Der Hintergrund, weshalb die Kirche trotz des Bemühens um Unterrichtung und Prüfung der Hebammen in der Durchführung der Nottaufe über Jahrhunderte hin gleichbleibend ihre Unzufriedenheit mit den Geburtshelferinnen äußert, ist in dem Mißverhältnis zwischen den Idealvorstellungen von Theologen und der Wirklichkeit der Geburtssituation zu sehen: Eine genaue Befolgung der realitätsfernen kirchlichen Anordnungen war den Hebammen nahezu unmöglich, da

- die kritische Situation, die eine Nottaufe erforderte, keine Zeit zur Konzentration auf die Art und Weise der Durchführung ließ, vor allem aber
- die Hebamme der Mutter durch einen lauten und deutlichen Vollzug der Nottaufe die Hoffnungslosigkeit und Gefährlichkeit der Lage schonungslos klargemacht hätte, was den weiteren Ablauf der Geburt behindert und Mutter und Kind in noch größere Gefahr gebracht hätte.

3. Ein weiterer Grund für die andauernden Klagen der Kirche über die Hebammen liegt sicherlich in der - nicht unberechtigten - Furcht der Geistlichkeit vor einem Mißbrauch des Sakramentes der (Not)-Taufe

- durch verfrühte und unnötige Spendung schon bei ersten Anzeichen von Gefahr oder auf Drängen der Anwesenden, vielleicht sogar durch
- einen Einsatz aus Aberglauben, zur „Hexen- und Teufelsbannerei“.[247]

Wie im Kapitel zur Reglementierung nichtehelicher Schwangerschaften noch zu zeigen ist, nutzten die Hebammen die Nottaufe bisweilen auch, um die Eltern vor- oder unehelich gezeugter Kinder vor einer öffentlichen Bloßstellung zu schützen.[248]

4. Schließlich liegt die Vermutung nahe, daß die immer wiederkehrenden Klagen der geistlichen Obrigkeit über die Unzulänglichkeiten bei der Nottaufe durch Hebammen, die Betonung des Schadens, der dadurch für die ungetauften Kinder entstehe, und der deshalb berechtigten Sorge, „[...] daß

247 E. Labouvie (Selbstverwaltete Geburt), S. 498

248 M. Degginger, S. 31 und siehe unten im Kapitel „Reglementierung nichtehelicher Schwangerschaften“

vielleicht etwas Wesentliches von ihnen unterlassen worden ist"[249], Programm der Kirche war, um die Hebammen nicht zu einflußreich, d.h. vor allem auf dem Gebiet der Taufe nicht zu einer Konkurrenz für die Priester werden zu lassen.

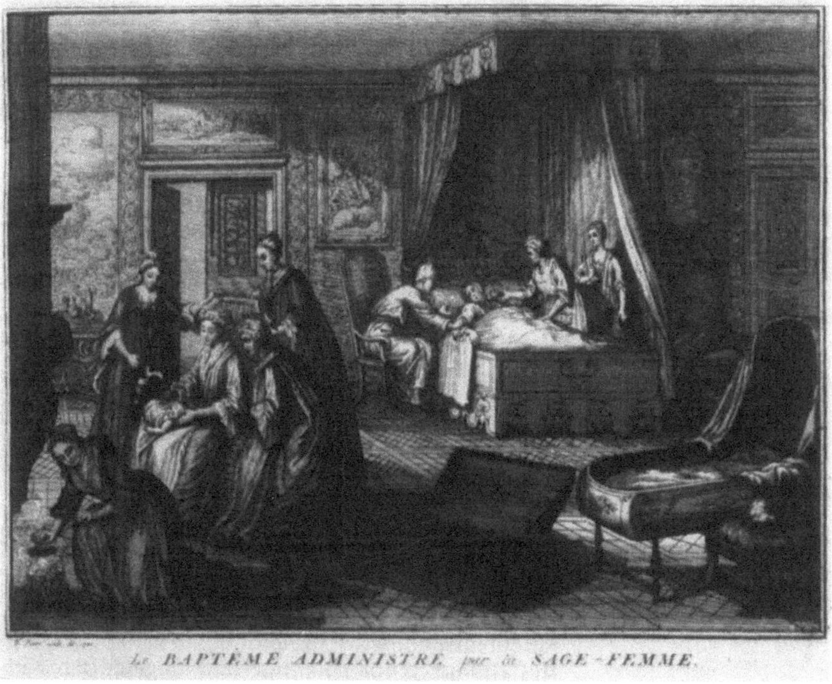

Abb. 2: Szene einer Nottaufe („Le Baptême Administré par la Sage-Femme")
Ein schwaches Neugeborenes erhält die Nottaufe durch die Geburtshilfe leistenden Frauen in einer reichen französischen Bürgersfamilie des 17. Jahrhunderts. Die Abbildung orientiert sich deutlich an den Idealvorstellungen der Kirche und zeigt einen ruhigen, geordneten Ablauf. Im Vordergrund rechts ein Kinderbett, in der Mitte ein Hebammenkoffer und eine Bett-Wärmeflasche. Radierung von Abraham Bosse (1602-1676). (Bernard Picart: Cérémonies et Coutumes réligieuses de tous les peuples du monde. Bd. II. Amsterdam 1723)

[249] Rit.Mog. 1672, S. 24

Überblick zur Erwähnung der Nottaufe durch Hebammen in Mainz:

vor 1551	Laientaufe
ab 1551	Unterrichtung von Hebammen in der Durchführung der Nottaufe
1599	Ausdrückliche Erlaubnis der (teilweisen) Taufe von Kopf oder einem anderen größeren Körperteil; über die bedingte Taufe von Mißgeburten und Findelkindern
1615	Examination über die Nottaufe
(1599-1647)[250]	„Instructio Obstetricum“: Ermahnung der Eltern, die Kinder innerhalb von 8 Tagen taufen zu lassen; Verbot der Anwendung abergläubischer Mittel oder unerlaubter Praktiken zur Beschleunigung der Geburt oder Schmerzlinderung; Hinzuziehung von mehreren und erfahrenen Hebammen bei schwierigen Geburten
1654	Vollzug der Nottaufe mit verständlichen, nicht mit „dunklen“ Worten
1671	Kirchenordnung: Anzeige unehelicher Kinder; Bestattungsverbot getaufter und ungetaufter Kinder ohne Information des Pfarrherrn
1671	Rituale Moguntinum: Sectio in mortua; Offenhalten des Mundes der Verstorbenen; bedingte Taufe für Sonderfälle

[250] zwischen 1599 und 1647 entstanden

4.2. Die soziale Einbindung der Hebamme in die Frauengemeinschaft am Beispiel des Brauchtums um die Tauffeier

Um die vom heutigen Tätigkeitsbereich in der Geburtshilfe so völlig verschiedenen Pflichten einer Hebamme in früheren Jahrhunderten von einer weiteren Seite zu beleuchten, soll nun noch aufmerksam gemacht werden auf das ursprünglich innerhalb der Frauengemeinschaft gepflegte Brauchtum. Dazu gehören in erster Linie die eine Geburt und Kindstaufe begleitenden Feierlichkeiten.
Orientieren möchte ich mich dabei an den Untersuchungen von R. Worschech über Frauenfeste und Frauenbräuche im fränkischen Raum.[251] Diese Ergebnisse können, trotz der regional sehr unterschiedlichen Ausprägung der Gebräuche, auch für Mainz wichtige Anhaltspunkte liefern, da Teile des Mainzer Obererzstiftes im Fränkischen liegen oder daran angrenzen.

Seit dem 14. Jahrhundert geben Quellen davon Zeugnis[252], daß „Frauen das Recht in Anspruch [nahmen], unter dem Argument der Fürsorge und Hilfeleistung für Mutter und Kind zusammenzukommen, für Gastereien zu sorgen und unter sich zu feiern."[253] In Franken wurden neben den gewöhnlichen Wochenbettbesuchen besonders folgende Anlässe gemeinsam gefeiert: Die Taufe, das erste Bad des Kindes, auch „Westerbad" genannt, und die als Kindbetthof oder Kindbettschenke bezeichnete Aussegnung der Wöchnerin in der Kirche am Ende des sechswöchigen Kindbettes.[254]
Schon früh fühlte sich die Obrigkeit durch die damit verbundenen „Ausschweifungen" veranlaßt, bei Strafandrohung sowohl die Anzahl der Gäste als auch die anzubietenden Speisen und Getränke genau vorzuschreiben.[255] Nicht nur die Begründung für die Notwendigkeit einer solchen Einschränkung, sondern auch ein lebendiges Bild einer derartigen Feier liefert eine Verordnung der Grafen von Castell aus dem Jahre 1619:

---

251 Worschech, Reinhard: Frauenfeste und Frauenbräuche in vergleichender Betrachtung mit besonderer Berücksichtigung Frankens. Phil. Diss. Würzburg 1971

252 R. Worschech, S. 102-104, S. 160

253 ebd., S. 108

254 ebd., S. 104, S. 108 und S. 113

255 ebd., S. 102-111

„Da bishero mancher eine große Anzahl der Weiber zu den Kindtaufen gefordert, denen nach der Tauf nicht allein eine Mahlzeit mit unnoethigen Unkosten zugerichtet worden, sondern auch bey den Kindbetterinnen oder solches Getoeß gewesen, Also daß schwache Weiber mehr Gefahr ihres Leibs, dann Erquickung derselben gehabt, ... solchem Unheil und aller Uebermaß zu begegnen, so wollen Wir: daß hinfuehro bey Kindtaufen und genandten Ausbader, auch sonsten so lang die Kindbettzeit waehret, durchaus keine Mahlzeit gegeben noch andere dergleichen Gastungen und Zehrungen gehalten."[256]

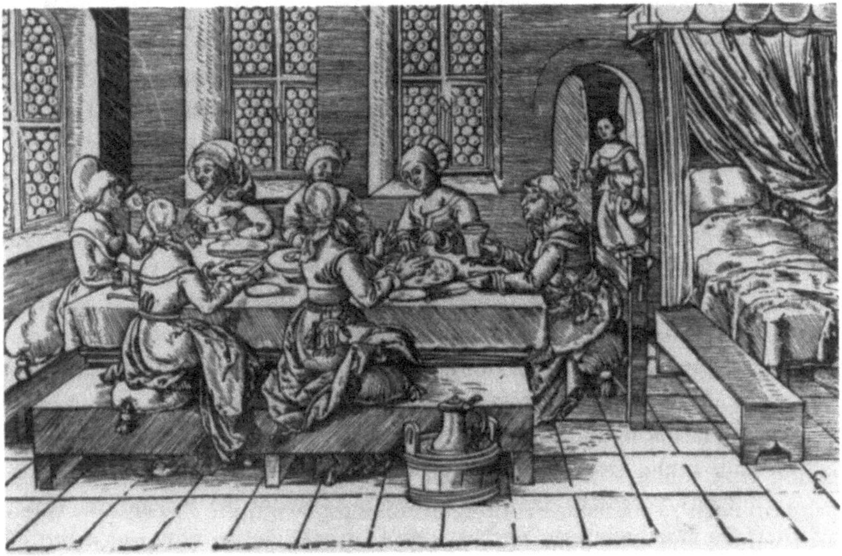

Abb. 3: Wochenfeier (16. Jahrhundert)
Feierlichkeiten unter Frauen in der Wochenstube: Am Kopfende (rechts) der reichlich mit Speisen und – vor allem – Getränken versehenen Tafel die Hebamme, rechts neben ihr die Wöchnerin, die das Bett bereits verlassen hat und am Kindbettschmaus teilnimmt. Weitere Frauen aus der Verwandt- oder Bekanntschaft sind anwesend, die der Hebamme während der Geburt zur Hand gegangen waren. Im Bett rechts angedeutet das Neugeborene. (Germanisches Nationalmuseum Nürnberg)

[256] zit. nach R. Worschech, S. 111f.

Um die Einhaltung dieser Verordnungen besser kontrollieren zu können, wurden die Hebammen auch hier mit der Aufsichtspflicht betraut. In St. Gallen hatte die Hebamme sogar die Aufgabe, die Taufgeschenke zu überprüfen.[257] In den Polizeiakten des Jahres 1737 von Ansbach ist die Äußerung einer jungen Frau überliefert, die sie anläßlich einer gerichtlichen Befragung über eine Kindtaufe gemacht hatte: „[...] weilen die Hebamm gesagt, daß das weinholen verbotten, das lebkuchengeben aber erlaubt seye [...].“[258] Hier wird besonders deutlich, wie die Übertragung eines Amtes durch obrigkeitliche Reglementierung einen Wandel von der traditionellen solidarischen Stellung innerhalb der Frauengemeinschaft zu einer den anderen Frauen übergeordneten Autorität und Kontrollinstanz bewirkte. Die Hebamme hatte als Vertreterin obrigkeitlicher Interessen auch die Möglichkeit und die Pflicht, Übertretungen der Verordnungen anzuzeigen und Strafen zu verhängen. Diese Befugnisse, auch wenn sie, wie zu vermuten, von den Hebammen nur nachlässig wahrgenommen wurden, rückten sie doch gegenüber früher in eine gewisse Distanz zu den Frauen.

Außerdem sind an dieser Stelle zwei weitere wichtige Frauenbräuche zu erwähnen, in deren Mittelpunkt die Hebamme stand. Diese sind als besonders typisch für Franken anzusehen und beispielhaft für die soziale Stellung der Hebamme:

1. Die Hebammenwahl, eine in ländlichen Gegenden Frankens noch bis ins 20. Jahrhundert gepflegte Sitte.[259] Dieses in der Regel sehr selten ausgeübte „Wahlrecht“ der Frauen wurde anschließend gebührend gefeiert. Auch aus dem Kurstaat Mainz ist eine solche Hebammenwahl belegt. In einem Bericht des Amtes Olm aus dem Jahre 1772 wird erwähnt, daß man in Sultzheim „von Gerichts wegen etwa bis 30 Junge Weiber auf das Rathhaus Vor Citiren lasen“ habe, um eine Nachfolgerin für die schon sehr alte Ortshebamme zu bestimmen. Die Wahl fiel auf die Tochter einer anderen ehemaligen Ortshebamme, die von nun an zumindest von der alten Hebamme unterrichtet werden sollte.[260]

[257] M. Degginger, S. 33
[258] zit. nach R. Worschech, S. 114
[259] ebd., S. 119-123 und S. 178
[260] StaAWü, MzPolAkt 1280 I

2. Die Aufnahme einer jungen Frau in die Gemeinschaft der verheirateten Frauen erfolgte meist im Rahmen einer Tauffeier. Dieser Initiationsritus war gekennzeichnet durch eine Reihe von „Hänselbräuchen“, deren Organisation als Aufgabe der Hebamme angesehen wurde, die „[...] am Ende mit gespicktem Beutel, vollen Taschen und oefters schwerem Kopf nach Hause“ gehen konnte.[261]

Für Mainz sind besonders gut die Versuche der Obrigkeit dokumentiert, die Tauffeierlichkeiten und Taufgeschenke einzuschränken oder gar ganz zu verbieten. Aufschluß darüber geben zum einen kurfürstliche, zum anderen erzbischöfliche Verordnungen, da sowohl die weltliche als auch die geistliche Obrigkeit das Ziel hatte, generell Verschwendung und Ausschweifung einzuschränken oder ganz zu unterbinden.[262]
Den frühesten Beleg dafür liefert eine Dorfordnung des im oberen Erzstift gelegenen Framersbach von 1514, die die Geschenke an „Kindbetterinnen“ einschränkt: „Zum Ersten Setzenn ordnen vnnd wollenn wir So oft [...] ein mann fraw knecht oder maydt Zw framerßbach zw .. der kynndtpetterin schenncken Drey schillinger vnnd ein maß weins vnnd [...] die anderen frawen so zur solcher weysung [...] komen eins ein schillinger schenncken.“[263]
Die älteste Kurmainzer Verordnung zu Hochzeiten und Kindtaufen von 1606 ist 1945 in Würzburg verbrannt,[264] aber noch erhalten ist aus dem Jahre 1615 eine sehr ausführliche „Churfürstliche Maeyntzische Ordnung [...] Wie man sich sonderlich in anwendung allerhand unkosten/ bey Kindtauffen/ Gevatterschaften und Hochzeiten/ mit einziehung aller unnoetigen vnd verderblichen ubermaß derselben [...] zu verhuetung deren dabey betraweten straffen bezeigen vnd verhalten soll.“[265] Eine genaue Analyse des

---

261 zit. nach R. Worschech, S. 115. Dort findet man eine ausführliche Beschreibung des „Hänselns“.

262 An dieser Stelle sollte man sich vergegenwärtigen, daß trotz der Personalunion von Kurfürst und Erzbischof die weltlichen und kirchlichen Verordnungen an völlig verschiedene Territorien gerichtet waren.

263 zit. nach R. Worschech, S. 163

264 ebd.

265 StAMz, LVO 1615 Juni 10. Zu beachten ist, daß unter dieser Signatur drei verschiedene Verordnungen zu finden sind, nämlich außer der hier erwähnten noch die am selben Tag gedruckte erzbischöfliche „Ernewerte Reformation und Ord-

darin enthaltenen dritten „Articul" „Von Gevatterschafften bey Kindtauffen [...]"[266] erlaubt einige Aussagen über die Sitten und Gebräuche bei Tauffeiern im Kurstaat Mainz. Zunächst werden wie üblich die Gründe aufgeführt, weshalb eine Verordnung für notwendig gehalten wird:

„§ 2. Dieweil aber bey diesen Gevatterschafften ein zeithero viel ohnmessige ganz ohnnotwendige Uncosten/ mit vnderschiedlichen Geschencken/ Gastereyen/ vnd dergleichen angewendet worden/ welche auch noch nicht nachlassen/ viel mehr aber staercker vffwachsen/ dardurch mehr gemelte heylige Sacramenten (...) nicht allein wenig geehret/ sondern solche Uncosten nur zu Beschwerung vnd Abnemmung alles vermoegens gereichen/ vnd derentwegen billich abzustellen seyn."[267]

Des weiteren finden verschiedene Anlässe für Feierlichkeiten Erwähnung:

„§ 3. [...] da ein Knaeblein zur Tauff zutragen/ die vnnoetige proceßiones vnd begleitungen/ deß Vatter vnd Geuatters zur Kirchen/ dergestalt moderirt werden/ daß vnseren Hoff- vnd anderen Raethen/ auch Hoffgerichts Assessorn, mit welchen vnsere Secretarien auch gemeint seyn/ mehr nicht als Acht den vberigen Uniuersitet [sic!] vnd Rathspersonen/ sambt vornehmen Kauff- vnd Handelsleuten sechs/ den Handtwerckern aber vnnd gemeinen Burgern vier Manspersonen vnd auch so viel Weiber/ darzu zubitten vnd zuberufen zugelassen sein solle/ Hingegen aber vnd da ein Maegdtlein zur Tauff getragen wuerdt/ soll es bey jetztgemelter anzahl der Weiber allein auch verbleiben."[268]

Hier ist also die Rede von der Prozession zur Kirche, in der dann die Taufe stattfand. Im Zusammenhang mit der Nottaufe wurde bereits nachgewiesen, daß die Hebamme bei der Taufzeremonie in Mainz anwesend war. [269] Wie Nadia Maria Filippini für Italien verdeutlicht, hatte die Anwesenheit der Hebamme bei der Tauffeier auch starken Symbolcharakter: Die Hebamme hatte dem Kind in das irdische Leben geholfen, nun trug sie es zu der Taufe, die als Geburt in die Gemeinschaft der Christen hinein verstanden wurde, wodurch ihm das ewige Leben verheißen wurde.[270] Weitere Schilderungen über derartige Taufzüge findet man bei R. Worschech. [271]

---

nung", die im Kapitel zur Nottaufe schon erwähnt wurde, und eine weitere „Churfürstlich Maeyntzische Ordnung" von 1648.

[266] ebd., S. 8-13

[267] ebd., S. 9

[268] ebd., S. 9f.

[269] siehe oben im Kapitel zur Nottaufe

[270] N.M. Filippini, S. 158

[271] R. Worschech, S. 125f.

Über die Sitte, der Kindbetterin Speisen zu bringen, die allgemein als „Wochensuppe“ bezeichnet wurden,[272] informiert § 7 derselben Verordung. Erkennbar ist hier außerdem ein Bemühen, den unterschiedlichen Sitten in verschiedenen Regionen des Kurstaates entgegenzukommen:

„Hoehern vnnd mitteln standts Personen/ ausserhalb Handtwercker vnnd Tagloehner moegen der Kindbetterin/ am ersten tag der tauff ein Suppen (an orten vnnd enden/ da dieselbige breuchlich) ein maß Wein/ vnd vor 2. alb. oder vor souiel schilling Weck/ da aber die Suppen nicht im gepráuch seynd/ sonder etwas von Wein und Brodt zu geben pfleglich/ soll es bey einem halben viertel Wein/ vnd vor 2. alb: oder schilling Weck verbleiben/ vnnd darueber weder selbigen tags/ noch auch kuenfftiger sechswochentlicher Zeit/ nichts ferners außgeschickt werden/ bei straff zehen Pfundt heller.“[273]

Schließlich sollen nach § 10 „bey ebenmaessiger straff der Mans-Personen Geloch oder Zech/ bey den Kindtschencken hiermit abgeschafft vnd eingestellet/ in gleichem dem Geuatter sonderbare Gastung oder Geuattermahl zuhalten/ gaentzlich verbotten seyn.“[274]

Über die Versammlung der Frauen gibt § 9 Auskunft:

„ Da einer oder der ander/ alsbaldt nach gehaltener Kindtauff/ oder zum außgang die Geuatterin/ Hebamme/ Nachbarin vnd angewandte/ so bey den Kindtsnoeten gewesen/ zur refection laden wolte/ soll denselben mehr nit als ein Supp vnnd Fleisch/ ein Braten vnd Kaeß/ ohne bißhero gegebenen Geuattern Kuchen vffgesetzt werden/ hingegen jede geladene WeibsPerson/ vber 2. Patzen zur Zech nit geben/ auch die Geuatterin zum außgang/ sonderlich in Staetten vber ein halb viertel Wein/ vnd abermals vor 2. alb: oder nach gelegenheit deß orts so viel schilling Weck nicht mitbringen/ bey straff sechs Pfund heller.“[275]

Neben der Gevatterin, der Patin des Kindes, wird die Hebamme aus der Menge der „geladenen Weibspersonen“ hervorgehoben. Interessant ist hierbei vor allem, daß die Obrigkeit sich genötigt fühlte, den Höchstbetrag, den eine Hebamme von den Paten erhalten sollte, festzusetzen:

„§ 11. Der Geuatter oder Geuatterin/ da es gemeine Burger vnd HandtwercksLeute weren/ moegen der Hebammen mehr nit/ als 2. alb: vnd dem Gloeckner auch so

272 R. Worschech, S. 192f. u. S. 124: In verschiedenen Gegenden gehörten dazu z.B. eine kräftige Nudelsuppe, ein Täubchen oder eine Forelle.

273 StAMz, LVO 1615 Juni 10, S. 11

274 ebd., S. 12

275 ebd.

viel verehren/ andere hoeheren Standts aber/ der Hebammen ein Ortsguelden/ vnd dem Gloeckner 4½. albos vnd darueber nit gegeben/ alles bey straff fuenff Pfundt heller."[276]

Bei Tauffeiern scheint also in Mainz eine Hebamme recht gut entlohnt worden zu sein. Wäre der Verdienst der Hebamme, für die bis zum Ende des 18. Jahrhunderts in Mainz kein festgesetztes „Jahresgehalt" vorgesehen war, insgesamt sehr schlecht gewesen, hätte man sicherlich keine Obergrenze für Geldgeschenke festgelegt.

Aus den Jahren 1652 und 1659 stammen zwei zur öffentlichen Bekanntmachung jeweils auf einem großen Blatt gedruckte Ordnungen des Erzbischofs, daß „alle Mißbraeuch, Unordnung vnd Opigkeit bey vorgehenden Hochzeiten/ Kindtauffen vnd Begraebnussen abzuschaffen wehren".[277] Wie in den schon aufgeführten Mainzer Verordnungen und ebenso auch wieder 1670 in der Kirchenordnung zusammengefaßt, sind auch hier die Vorschriften je nach Standeszugehörigkeit gestaffelt:

„[...] Alß haben Wir fuer eine unumbgaengliche Noturfft erachtet/ in diesem Fall ein gebuehrendes Einsehen zu haben/ derowegen setzen/ vnd ordenen Wir/ Erstlich/ daß hinfuehro deß ersten Stands Persohnen zu ihren Kindtauffen mehr nicht dann zwoelff. Deß andern Grads Zehen. Deß dritten/ acht Weibspersonen/ einladen/ vnd dieselbe nach verrichtem heiligen Werck/ so viel die erste zwey staend betrifft/ mit einer geringen Collation/ ohneinige Mahlzeit. Die deß dritten Stands vnd Grades aber/ mit einem Trunck vnd Brodt/ alles mit geziemender Maessigkeit tractiren sollen/ vnnd wird hiemit vnd Krafft dieses der bißdaher eingerissene Mißbraeuch/ daß nemblich der erbettene Gevatter/ deß newgetaufften Kinds Vattern/ vnd dessen beyhabende Persohnen tractirt, gaentzlich verbotten vnd abgeschafft/ sonsten aber sollen alle dergleichen KindbetsMahlzeiten/ wie dieselbige bey der Außwaesserung/ drey Wochen/ oder sonsten in dem Schwang gangen/ gaentzlich bey Straff zehen Guelden verbotten vnd abgeschafft seyn."[278]

---

276 ebd., S. 12f. Siehe auch R. Worschech, S. 125f.: In Franken wurde als Ankündigung des Beginns der Taufprozession oder der Tauffeier die kleine Kirchenglokke geläutet.

277 StAMz, LVO 1652 Mai 13 (zit.) und LVO 1659 Dezember 19.

278 StAMz, LVO 1652 Mai 13. Die LVO von 1659 entspricht diesem Text weitgehend, allerdings sind nun im 1. Stand 10-12 Paar „Weibspersonen", im 2. Stand 6-8 Paar und im 3. Stand 4-6 Paar zugelassen, also etwa die doppelte Anzahl, die 1652 vorgeschrieben wurde. Auch die Höhe der Strafen wurde abgeändert.

Abschließend werden sämtliche „Verehrungen/ gegen den Kindern oder Kindbettherin“ eingeschränkt.

Die teilweise pedantische Genauigkeit in den Ordnungen zeigt, wie sehr die Obrigkeit bemüht war, das Leben der Untertanen vollständig zu reglementieren und durch detaillierte Vorschriften bis in sehr persönliche Bereiche hinein überwachen zu können. Die Hebammen sollten - wenn dies auch für Mainz nicht wie für andere Städte anhand von Quellen belegt werden kann - dabei die Interessen der Obrigkeit vertreten und für die Einhaltung der Verordnungen sorgen. Jedoch wird durch die wiederholte Erneuerung der Verordnungen in kurzem Abstand deutlich, daß sich die Bevölkerung trotz Strafandrohung wenig an die Vorschriften gehalten haben dürfte. Auch dieser Punkt könnte zur obrigkeitlichen Kritik an den Hebammen beigetragen haben.
Die hier wiedergegebenen Verordnungen geben größtenteils nur wenige direkte Hinweise auf Hebammen, vermögen aber sehr gut darzustellen, welch umfangreiches Brauchtum auch im Kurstaat Mainz die Geburt und Kindstaufe umgab. Auf diese Weise wird die Bedeutung einer glücklich verlaufenen Geburt als eines der wichtigsten und deshalb gebührend zu feiernden gesellschaftlichen Ereignisses herausgestellt. Die Geburtshelferin war nicht nur beim Vollzug der Taufe in der Kirche anwesend, sondern war auch an den anschließenden Tauffeierlichkeiten maßgeblich beteiligt, ihre Anwesenheit hatte außerdem Symbolcharakter. Schließlich bekam die Hebamme bei diesem Anlaß wohl zum Teil großzügige Geldgeschenke „verehrt“, die sicher maßgeblich zu ihrem Lebensunterhalt beitrugen. Diese weit über die praktische Geburtshilfe hinausgehenden sozialen Aufgaben waren ein wesentlicher Teil damaliger Hebammentätigkeit, der nicht aus verengter medizinischer Perspektive übersehen werden darf.

4.3. Die Reglementierung nichtehelicher Schwangerschaften

4.3.1. Überblick zur Illegitimität

„Illegitimität ist nicht nur ein in langfristige ökonomische und gesellschaftliche Wandlungsprozesse eingelassenes soziales Phänomen, sondern ebenso eine durch staatliche und kirchliche Regulierungsansprüche geschaffene und durch Rechtsnormen mitgestaltete Erscheinung."[279]

Da im Rahmen dieser Untersuchung eine Darstellung der komplexen Ursachen von Illegitimität[280] nicht angezeigt ist, möchte ich im folgenden nur die großen Entwicklungslinien seit der frühen Neuzeit wiedergeben und mich im übrigen auf die für die Hebammen relevanten Punkte konzentrieren.

Als Folge von Reformation und Gegenreformation bildete sich im Laufe des 16. Jahrhunderts eine gegenüber dem Mittelalter[281] veränderte Bewertung außerehelicher Schwangerschaften heraus, „als im Zusammenwirken von Staat und Kirche die Einhaltung der kirchlichen Sexualnormen unter Sanktion gestellt wurde. [...]. In katholischen wie protestantischen Territorien dürften seither der Grad der Durchsetzung kirchlicher Vorschriften, bzw. innerhalb der Kirchen eine mehr oder weniger asketische Ausrichtung für die Höhe der Illegitimitätsraten wichtig gewesen sein."[282]

---

[279] Sutter, Eva: „Ein Act des Leichtsinns und der Sünde." Illegitimität im Kanton Zürich: Recht, Moral und Lebensrealität (1800 -1860). Zürich 1995, S. 59.

[280] Dazu wie auch zur Problematik der Erfaßbarkeit von Illegitimität siehe z.B. Mitterauer, Michael: Ledige Mütter. Zur Geschichte unehelicher Geburten in Europa. München 1983; Beck, Rainer: Illegitimität und voreheliche Sexualität auf dem Land. Unterfinning, 1671-1770. In: Van Dülmen, Richard: Kultur der einfachen Leute. München 1983, S. 112-150; Schmugge, Ludwig (Hrsg.): Illegitimität im Spätmittelalter. Schriften des Historischen Kollegs. Bd. 29. München 1994.

[281] Von regional unterschiedlichem Brauchtum einmal abgesehen, wurde ursprünglich in Nordeuropa das Eheversprechen als entscheidend für die gesellschaftliche Legitimation einer sexuellen Beziehung betrachtet, wenn es im Zusammenhang mit einer realen Aussicht auf Heirat gegeben war. M. Mitterauer, S. 55-61. Obwohl diese „Vorehelichkeit" durch Kirche und Staat entschieden bekämpft wurde, scheint sie vor allem in ländlichen Regionen noch bis ins 18. Jahrhundert überdauert zu haben. R. Beck, v.a. S. 132-146, S. 150.

[282] M. Mitterauer, S. 83.

Die Auswirkungen für die ledigen Mütter faßt Michael Schröter zusammen:

„Vor der Reformation waren Sexualkontakte zwischen ledigen Personen nicht strafbar gewesen; für Kinder hatte der Vater aufzukommen. Diese Ordnung der Dinge erfuhr um die Wende vom 16. zum 17. Jahrhundert eine einschneidende Veränderung. In Basel z.B. trat in dieser Zeit an die Stelle privater Vaterschaftsklagen ein Offizialverfahren, das nicht mehr dazu diente, einen Versorger für das Kind zu finden, sondern die `salva venia Hur´ für ihre Unzucht büßen zu lassen; es galt strikte Denunziationspflicht etwa für die Hebammen und Pfarrer. Der Mann wurde zu einer Geldstrafe verurteilt; im übrigen zahlte er ein Minimum an Unterhaltskosten, das gerade sicherstellte, daß das Kind nicht der Gemeinde zur Last fiel. Das Kind aber blieb bei der Mutter, die als uneheliche Mutter für ihr Leben stigmatisiert [...] blieb.“[283]

Das Delikt der illegitimen Schwangerschaft und Geburt mußte mit Geld- und Zuchthausstrafen gebüßt werden, wenn nicht sogar die Ausweisung und Vertreibung aus der Stadt die Folge waren.[284] Als einzige Lösung, um der Verachtung, Bestrafung und Not zu entgehen, erschien deshalb oft die Verheimlichung der Schwangerschaft mit den Folgen Abtreibung, Kindesaussetzung und Kindsmord. Diese Delikte werden ausführlich in der peinlichen Gerichtsordnung Kaiser Karls V. aus dem Jahre 1532 behandelt. Beim Tod des Kindes durch erwiesene Schuld der unehelichen Mutter drohte ihr die Todesstrafe.[285] Wenn „man ein diernen, so fur ein junckfraw geet, jme argkwon hat, das sy heimlich ein kindt gehapt vund ertödt hab“, sollen Nachforschungen angestellt werden, „Ob sy mit einem grossen vngewonlichenn leib gesehen worden sey, Meher ob jr der leib kleiner worden vnnd darnach bleych vnd schwach gewest sey [...]“, und sie soll durch „verstenndige frawen [...] besichtiget werden.“[286] Bei Unklarheit der Ergebnisse der gerichtlichen Untersuchung sollen die Hebammen hinzugezogen werden,

283 zit von B.-J. Kruse, S. 205, Anm. 326 nach Schröter, Michael: Staatsbildung und Triebkontrolle. Zur gesellschaftlichen Regulierung des Sexualverhaltens vom 13.-16. Jahrhundert. In: Macht und Zivilisation. [...]. Bd. 2. Hrsg. von Peter Gleichmann u.a. Frankfurt am Main 1984, S. 148-192.

284 M. Degginger, S. 36-38 und E. Sutter, S. 70

285 Kohler, Josef und Scheel, Willy: Die Carolina und ihre Vorgängerinnen. Bd. 1: Die peinliche Gerichtsordnung Kaiser Karls V. Constitutio Criminalis Carolina. Halle 1900, Neudruck Aalen 1968, § 35f. und §§ 131-133.

286 ebd. § 35

um durch ihre bessere Sachkenntnis zur Aufklärung des Falles beizutragen.[287]

Im Eid vor dem Aachener Sendgericht aus dem Jahre 1537 verpflichtet sich die Hebamme: „alle heimlichen Kinder, die im Querspiel gemacht sind, die soll ich meinem Herrn Proffion [Pfarrer] und der heiligen Send ansagen und keine außerhalb der Stadt Aachen noch anderswo hin zur Tauf tragen [...]".[288]

Für die Hebammen ergibt sich aus den beschriebenen Entwicklungsprozessen ab dem 16. Jahrhundert eine Erweiterung ihres nichtmedizinischen Aufgabenbereichs - zum einen um die Gutachterposition vor Gericht, zum anderen um die Pflicht zur Anzeige unehelicher Schwangerschaften. Dementsprechend findet man in den frühen Ordnungen von Regensburg (1452), Württemberg (um 1480) und Ulm (1491) auch noch keinerlei Hinweise auf diese juristischen Funktionen.

Die Freiburger Hebammenordnung aus dem Jahre 1557 schreibt demgegenüber unter Punkt 9 vor

„[...] nitt zuuerhallten (sic!), wer des Kindts Mueter seye, vnnd ob sye den Vatter auch wißen, und deßen erfragt werden, sollen sy es auch öffenen, vnnd nit verhallten, darmit man wiße ob die Kindt Erlich seyen, Auch sollen sy khein Kindt für die Statt tragen zetauffen, dergleichen sollen sy auch schuldig sein, wo sye verdachten Personen Kinder empfahen, da sy bedüncken wollt, das sie von handen gegeben, oder dem Fündelhauß uffeziehen werden möchten, Das sy dann Ir vleißig erfahrung

287 ebd. § 36: „[...] Wellicher dann jnn den Brusten Rechte volkomenen Milch erfunden wurdt, die hat desshalb ein starcke vermuttung, peinlicher frag halbenn, widder sich. Nachdem aber etlich leipartzt sagen, Das vss etlichen Naturlichen vrsachenn ettwan Eine, die kein kindt getragen, Milch jnn Brüsten habenn möge, Darumb, so sich ein diern jnn dissen fellen allso entschulldigt, soll desshalben durch die Hebammen oder sunst weiter erfarung geschehen."

288 zit. nach E. Haberling, S. 21. Der Send war ein auf Anregung Karls des Großen eingerichtetes geistliches Gericht, das in bestimmten Zeitabständen in den Gemeinden tagte. Wichtige Anklagepunkte dabei waren Verbrechen gegen die Ehe und gegen das Leben, wozu u.a. Ehebruch, Kindsmord und Abtreibung zählten. Aus Aachen ist bekannt, daß die Hebammen als Sendzeugen, d.h. vereidigte öffentliche Ankläger auftraten. Außer unehelichen Kindern mußten die Hebammen auch Eltern anzeigen, die die Taufe ihrer Kinder verweigerten. Siehe dazu genauer E. Haberling, S. 19-22.

haben, auch des Kindts rechten Vatter schrifftlich oder Mundtlich den Ampthern angezeigt werde."[289]

Die Bestimmungen von Aachen und Freiburg deuten außerdem an, daß die Hebammen bisweilen zum Schutz der ledigen Mütter diese Anzeigepflicht umgingen und deshalb das Kind in eine andere Pfarrei zur Taufe brachten. Marianne Degginger kommt anhand ihrer Nachforschungen über St. Gallen zu dem Schluß, daß die Hebamme manchmal mit der Nottaufe den Eltern, deren Kind vor Ablauf von neun Monaten nach erfolgter Eheschliessung geboren wurde, die Bloßstellung vor der Gemeinde ersparte.[290] Sicherlich wird auch dies nicht gerade zur Verbesserung des Ansehens der Hebammen bei der Obrigkeit beigetragen haben.

Die Trierer Hebammenordnung von 1593/1594 gebietet, „keine Kinder leichtlichen zu empfangen oder zur Gepurth zu verhelfen, von leichten Personen, so nicht gewisse Ehemenner, weder heimlich noch offentlichen, es werde denn rechte wissentliche Vater und Theter von der Personen ernennt und erklärt." Wenn „etwas unordentliches, verdächtigs, gefährlichs, gottlos und sträflichs in solchen Sachen vorfiele, dasselbige sollen sie der Obrigkeit in aller Geheimb vorbringen und zu erkennen geben."[291] Hier wird schon angedeutet, daß die Hebamme der Schwangeren nur Geburtshilfe leisten soll, wenn diese den Namen des Kindsvaters preisgibt. Spätere Hebammenordnungen verpflichten die Hebammen ausdrücklich dazu, die ledige Schwangere unter Geburtswehen nach dem Vater zu befragen und ihr jegliche Hilfeleistung zu verweigern, solange sie dessen Namen geheimhält. Ende des 17. Jahrhunderts in St. Gallen[292] und in der Zürcher Ehegerichtsverordnung von 1719[293] ist diese folterähnliche Methode als „Geniessverhör" belegt.

Im Rahmen der Auflösung der traditionalen Gesellschaft des „Ancien Régime" kommt es zu einem deutlichen Anstieg der Illegitimität[294]: „Ab der zweiten Hälfte des 18. Jahrhunderts nehmen in den Kirchenbüchern und

[289] G. Burckhard, S. 163
[290] M. Degginger, S. 31
[291] F. Michel, S. 104f.
[292] M. Degginger, S. 36
[293] E. Sutter, S. 71
[294] R. Beck, S. 113

Zivilstandsregistern weiter Teile Europas die Eintragungen unehelich geborener Kinder erheblich zu. Diese Zunahme hält bis etwa um die Mitte des 19. Jahrhunderts an [...]".[295] Einen Überblick über die zur Diskussion stehenden Thesen zu den Ursachen dieses Phänomens vermitteln R. Beck und M. Mitterauer.[296]
Eine Fülle von Gesetzen und Verordnungen über illegitime Schwangerschaften und Geburten lieferten besonders die Regierungen des 18. Jahrhunderts.[297]

Im Zuge der aufklärerischen Bemühungen um eine Reform des Strafrechts rückte nun die Diskussion um den Kindsmord, und damit verbunden die Illegitimität, in den Vordergrund des Interesses. Es entsprach dem säkularisierten Weltbild der Aufklärer, daß man im Kindsmord nun nicht mehr wie zuvor ein Verbrechen gegen Gott, sondern gegen den Staat sah: Wurde nach der Constitutio Criminalis Carolina ein Kindsmord mit der Todesstrafe geahndet, so legte man jetzt das Gewicht darauf, daß dadurch die Gesellschaft eine Frau im gebärfähigen Alter verlor und damit doppelten Schaden erlitt, war doch die Vermehrung der Bevölkerung als Grundlage des Reichtums und der Stärke des Staates eines der obersten Ziele der Aufklärer. Zudem betrachtete man das Tatmotiv differenzierter, denn nichts schien mehr der Natur einer Mutter zu widersprechen, als ihr Kind zu töten. Man erkannte die Ursache in der Not der ledigen Mutter, deren Zukunft von Bestrafung, Verachtung und Vertreibung, Unglück und Elend bestimmt war. Zur Lösung dieser Problematik zielte man einerseits „auf eine Reform des Strafrechts, andererseits auf wohlfahrtspolizeiliche Vorsorgemassnahmen zur Verhütung der Kindstötung."[298] Ausgehend von diesen Gedankengängen wurden öffentlich diskriminierende Unzuchtsstrafen wie Hurenkarren und Pranger bei unehelichen Schwangerschaften, weitgehend auch die To-

[295] ebd. S. 112

[296] ebd. S. 113-116 und M. Mitterauer, v.a. S. 86-92 und S. 110-113

[297] Fischer, Alfons: Geschichte des deutschen Gesundheitswesens. Berlin 1933, Bd. II, S. 230

[298] zit. nach E. Sutter, S. 73. Ausführlich über die Einstellung der Aufklärer zum Kindsmord Stukenbrock, Karin: Das Zeitalter der Aufklärung. Kindsmord, Fruchtabtreibung und medizinische Policey. In: Robert Jütte: Geschichte der Abtreibung von der Antike bis zur Gegenwart. München 1993, S. 93-98 und E. Sutter, S. 73-76.

desstrafe bei Kindsmord abgeschafft[299] und durch Zuchthausstrafen und ähnliche Maßnahmen zur „Besserung“ ersetzt.[300] In verstärktem Maße propagierte man Accouchieranstalten als Zufluchtsort für ledige Schwangere.[301] Bei kritischer Betrachtung zeigt sich jedoch, daß trotz aller Reformbestrebungen die Zukunft für diese Frauen nach wie vor unglücklich aussah: Zwar wurde die finanzielle Not für die erste Zeit durch eine unentgeltliche Versorgung in den Entbindungshäusern gemildert, dafür mußten die unehelich Schwangeren aber den Ärzten, Studenten und Hebammen als „lebende Phantome“[302] zur Verfügung stehen. Mitunter wurden an ihnen auch neue instrumentelle Entbindungstechniken völlig rücksichtslos und unter Mißachtung der psychischen und physischen Integrität ausprobiert.[303]

Zu sehr interessanten Schlußfolgerungen gelangt Ulrike Gleixner bei ihren Untersuchungen über Hebammen als Amtsfrauen auf dem Land im 18. Jahrhundert[304], wobei sie u.a. die medizinalpolizeiliche Überwachungs- und gerichtliche Gutachterfunktion bei illegitimen Schwangerschaften in den Mittelpunkt stellt. Sie kommt zu dem Ergebnis, daß die in der Literatur bestehenden Topoi von der „guten“ und der „bösen“ Hebamme in ein und derselben Frauenfigur aufgehoben sind:[305] Während die Beziehung der Hebamme zu den verheirateten Frauen durch Hilfeleistung und Solidarität geprägt ist[306], erscheint sie den unehelich Schwangeren, die sich wegen dieses Deliktes vor Gericht zu verantworten haben, als „Ausführende der staatlichen Überwachungspolitik“[307] und mit großer Macht über die Angeklagten ausgestattet.[308] Als kennzeichnend für die gerichtliche Untersuchungssituati-

---

299 Metz-Becker, Marita: Der verwaltete Körper. Die Medikalisierung in den Gebärhäusern des frühen 19. Jahrhunderts. Frankfurt 1997, S. 280

300 K. Stukenbrock, S. 95

301 M. Metz-Becker, S. 181

302 ebd. S. 192

303 dazu ausführlich M. Metz-Becker, S. 202-229.

304 Gleixner, Ulrike: Die „Gute“ und die „Böse“. Hebammen als Amtsfrauen auf dem Land (Altmark/ Brandenburg, 18. Jahrhundert). In: Wunder, Heide und Vanja, Christina (Hrsg.): Weiber, Menscher, Frauenzimmer: Frauen in der ländlichen Gesellschaft, 1500-1800. Göttingen 1996, S. 96-122

305 U. Gleixner, S. 111

306 ebd S. 96

307 ebd. S. 103

308 ebd. S. 106

on erkennt U. Gleixner, daß „Hebamme und verdächtige Frau in der Regel nicht aus einem gemeinsamen nachbarschaftlichen Zusammenhang kamen, sich daher auch nicht kannten.“[309]
Nicht außer acht lassen darf man dabei, daß Hebammen zuweilen durchaus der Pflicht zur Anzeige nachkamen, wie später auch am Beispiel Mainz nachgewiesen werden kann, doch bleiben diesbezügliche Aktennotizen insgesamt gesehen doch eher eine Rarität.[310]

4.3.2. Die Illegitimität in Mainz

Quellenmaterial

Wie einleitend gezeigt wurde, stammen die Prinzipien, die sich mit den bisherigen Moralvorstellungen der Bevölkerung nicht vereinbaren ließen, ursprünglich aus den Lehren der Kirche, so daß als Quellen für die Bekämpfung der „Delicta Carnis“ zunächst Mainzer Tauf- und Kirchenordnungen betrachtet werden müssen.
Über den Willen der weltlichen Obrigkeit geben verschiedene Landesherrliche Verordnungen Auskunft. Ergänzend kommen Eintragungen in den Ratsprotokollen hinzu, später auch Polizei-Protokolle, die von 1782-1798 geführt wurden. Eine bessere Annäherung an die Realität erlauben die seit 1670 unter dem Stichwort „Sittenpolizei“ gesammelten Akten zu Vaterschaftsklagen, Ehebruchsdelikten etc. und die dazugehörigen Verhandlungsprotokolle.[311] Des weiteren liefert auch das Fakultätsprotokoll einen wichtigen Anhaltspunkt. Nur wenig Hinweise findet man dagegen im Faszikel „Hebammen“.[312]
Es ist bei der Fülle des Materials unbedingt erforderlich, die Entwicklung nur schwerpunktmäßig darzustellen und ansonsten eine Auswahl der für die Hebammen wichtigen Sachverhalte zu treffen.

---

[309] ebd. S. 105
[310] siehe z.B. dazu eine Fallschilderung bei K. Stukenbrock, S. 110f.
[311] StAMz 4/21 [1670-1779] und 4/22 [1780-1797]
[312] StAMz 27/350

Die Illegitimitätsraten der Stadt Mainz im 17. und 18. Jahrhundert

Bevor näher auf die entsprechenden Verordnungen der kirchlichen und weltlichen Obrigkeit eingegangen wird, muß erwähnt werden, daß die Illegitimitätsquoten der Stadt Mainz insgesamt als äußerst niedrig einzustufen sind. Sowohl im 17. wie auch im 18. Jahrhundert bleiben sie weit unter den Werten aus vergleichbar großen Städten.[313]
Für das 17. Jahrhundert ergibt sich ein Anteil der illegitimen Geburten in Mainz von durchschnittlich 1,23 %. Bis 1770 bleibt die Quote mit einem etwas höheren und von stärkeren Schwankungen gekennzeichneten Niveau um 2,1 % immer noch niedrig.[314]

Wie zuvor schon als allgemeines Phänomen in Europa beschrieben, steigt auch in Mainz Ende des 18. Jahrhunderts die Illegitimitätsrate sprunghaft an. In den letzten drei Jahrzehnten ist eine Vermehrung der unehelichen Geburten von 2,7 % (zwischen 1771 und 1780) über rund 8 % (1781-1790) bis auf über 10 % in der Dekade von 1791 bis 1800 festzustellen.[315]
Eine Erklärung für die so auffällig niedrige Zahl unehelicher Geburten sieht Rödel im großen Einfluß der katholischen Kirche auf die Mainzer Bevölkerung.[316] Nicht in Betracht kommt eine breitere Anwendung kontrazeptiver oder abortiver Praktiken, wie die von Rödel festgestellte sehr kurze Aufeinanderfolge der Geburten in der Ehe[317] und die große Kinderzahl auch in den höheren Schichten[318] zeigen.
Als verantwortlich für den Illegitimitätsanstieg gegen Ende des 18. Jahrhunderts kann die zunehmende, auch in Mainz spürbare Säkularisierungstendenz gelten.[319] Auch der Einfluß der Garnison und Festung sollte bedacht werden, denn in der Regel erhielten Soldaten keine Erlaubnis zur Heirat, worin die Ursache für einen guten Teil der Konkubinate und illegitimen

313 W.G. Rödel, S. 169 u. S. 173

314 Zur Vereinfachung wurde hier der Mittelwert aus den bei W.G. Rödel, S. 169 in Tab. 50 nachzulesenden genaueren Illegitimitätsquoten für die Jahrzehnte zwischen 1700 und 1770 gebildet.

315 Um ein Vielfaches steigt die Illegitimitätsrate nach 1800 weiter an. W.G. Rödel, S. 169

316 ebd., S. 176

317 ebd., S. 288-294

318 ebd., S. 293

319 ebd., S. 175 (Rödel spricht, orientiert an Imhof, von „Dechristianisierung".)

Kinder lag.[320] Wenn es auch an dieser Stelle nicht darum gehen kann, den Ursachen der geringen Illegitimitätsquote in Mainz nachzuforschen, so wird doch die im folgenden darzustellende Vielzahl der obrigkeitlichen Bemühungen zur Kontrolle und Minimierung der „Unzuchtsdelikte“ einen weiteren Erklärungsansatz liefern.

Maßnahmen der Obrigkeit zur Bekämpfung der Illegitimität

Vor den erwartungsgemäß zahlreichen Verordnungen zu illegitimen Schwangerschaften und Geburten gegen Ende des 18. Jahrhunderts finden sich Hinweise für eine intensive Bekämpfung sämtlicher Unzuchtsdelikte schon nach dem 30jährigen Krieg unter der Amtszeit des Johann-Philipp von Schönborn (1647-1673). In einer Verordnung von 1658 heißt es einleitend, die Laster der Unzucht seien im Zunehmen begriffen, da man bisher zu milde Strafen verhängt habe.[321] Nun soll „sowohl wider die Ehebrecher alß auch wider die ienige, welche in Verbottenem gradu sich mit ihren Gefreunden und anVerwandten fleischlich vermischen, den allgemeinen Rechten und Kaiser Carls Peinlicher Halß Gerichts Ordnung gemeeß verfahren“ werden.[322] Anhand von W.G. Rödels Illegitimitätsstatistik kann der Erfolg der kurfürstlichen Bemühungen in einem deutlich verminderten Anteil unehelicher Geburten am Ende der Amtszeit des Johann-Philipp von Schönborn nachvollzogen werden.[323]

Die Pflicht der Hebammen zu einer Anzeige der Illegitimität findet man in Mainz zunächst nur in kirchlichen Verordnungen: In der „Churfürstlich

[320] ebd., S. 172

[321] StAMz, (handschriftliche) LVO 1658 September 20 (1): „So müssen Wir iedoch sehr mißfällig Vernehmen, daß hindangesezt gegenwertiger leidigen vnd betrübten Zeiten, solches verdambte laster deß Ehebruchs, wie auch der blutschant, oder fleischlicher Vermischung [...], nicht weniger andere hurerey Und Unzucht zwischen lediges Standts Persohnen ie länger ie mehr bey Unseren underthanen Und angehörigen uberhand nehmen wolle, welches etwa daher kommen mögte, daß Wir und Unseren Herrn Vorfahrn ahn Erzstifft [...] wider dergleichen Delinquenden Und Verbrechere nicht der schärfe nach, gleichwie sie es wohl verwürckt und verdienet hatten, verfahren wollen, sondern sie entweder mit einer Kirchenbueß oder anderer extraordinario straff angesehen haben.“

[322] ebd.

[323] W.G. Rödel, S. 169

Maeyntzischen Ordnung" des Jahres 1648 ist im Kapitel „Von der Tauff und Gevatterschafften" ein neuer Absatz eingefügt worden, der größtenteils das Problem der Illegitimität behandelt, während der restliche Text zur Taufe wörtlich mit der erzbischöflichen „Ernewerte[n] vnnd mehrerklärte[n] Reformation vnnd Ordnung" vom 10. Juli 1615 übereinstimmt.[324] Ganz unmißverständlich ist hier belegt, daß die Hebammen offensichtlich bewußt uneheliche Geburten verheimlichten, anstatt sie der geistlichen Obrigkeit zu melden. Zudem scheinen sie auch eigenmächtig und heimlich die Bestattung ungetauft verstorbener Kinder durchgeführt zu haben:

„Nachdemahl sich bißhero vielfaeltig befunden/ daß die Hebammen oder Wehemuetter so viel vnehliche Kinder/ so sie gewinnen helffen/ der geistlichen Obrigkeit nicht der Gebuer anzeigen/ sondern boeßlich verdutschen (sic!) helffen/ Als auch viel vngetauffte Kindtlein/ so vnzeittig dahin sterben/ ohne Vorwissen vnnd Willen der Pfarrer/ ihrem eygenen Belieben nach zu Grab verschaffen/ Als wissen wir solche Unordnung fuerbaß keineswegs zugestatten/ sondern wollen vnnd Befehlen ernstlich/ daß obgedachte Ammen oder Wehemuetter schuldig seyn sollen nicht allein Alte [sic!] vnd Jede mit ihrer Huelff zur Welt geborne vnehliche Kinder alsbald vnsern geistlichen Vicarijs, Commissarijs, Sieglern/ oder Pfarrern nach Gelegenheit jedes Orts anzuzeigen vnd namhafft zu machen/ sondern auch ohne ersucht jetztgedachter vnserer Pfarrer vnnd Seelsorger kein getaufft oder ohngetaufft Kindlein vor sich selbsten zur Erden bestatten/ gestalt dann solchen desto fester vnd vnverbruechlich zugeleben/ mehrgedachte Hebammen vnd Wehmuetter entweder in den Staetten / bey vnsern Vicariat, vnd Commissariat Aempter/ in sonderbahre Eydspflichten/ vnnd Geluebden/ oder zum wenigsten vff dem Landt in beywesen der Pfarrern vnnd Seelsorgern hierueber beaydigt/ vnd darbey zugleich informirt werden sollen/ was es mit diesem heyligen Sacrament deß Tauffs quoad Materiam & formam fuer eine Gelegenheit habe/ auch in was Faellen ihnen zu tauffen oder nicht zu tauffen erlaubt."[325]

---

324 „Churfürstliche Maeyntzische Ordnung/ wie es durch den Ertz=Stifft Maeyntz in Staetten vnnd auff dem Landt/ in Flecken vnnd Dörffernn/ bey dem heyligen Gottesdienst in außspendung der Hochwuerdigen Sacramenten/ erhaltung Kirchen und Schulen/ vnd sonsten bey andren Geistlichen ubungs= und verrichtungen von Geist= und Weltlichen Personen gehalten werden soll", StAMz unter LVO 1615 Juli 10.

325 ebd.

Kurz zusammengefaßt findet man diese Belange auch als letzten Unterpunkt bezüglich Hebammen in der Kirchenordnung von 1670.[326] Eine wichtige Änderung hat sich seit 1648 dennoch insofern ergeben, als nach den Vorstellungen der weltlichen Regierung die Anzeige überhaupt nicht mehr an die geistliche Obrigkeit gerichtet werden soll.[327] Im weltlichen Ammeneid von 1654 taucht die Pflicht zur Anzeige der Illegitimität noch nicht auf, sondern erst im Eidestext von 1749. Doch am 27. November 1663 erging folgender Befehl an die kurfürstlich weltlichen Räte:

„[...] Wann nun die bestraffung dießer oder dergleichen Criminal fällen so Wenig alß deren Cognitio nit vor mehrgedachtem Vicariat, sondern Vor hießige Churfürstliche Cantzley Undt Weltlichen Räthen Crafft deren Von Ihrer Churfürstlichen Gnaden dießfals ertheilten Undt mehr mahls reiterirten gnädigsten befelchen alleinig gehörig ist. Alß hette der Herr Undt Ihr mehrbemelte sambtliche hießige Ammen Vorzuforderen, Undt ihnen da dergleichen fälle sich zutragen Würden, solches nit obgemeltem Vicariat, sonderen dem Herren Undt Euch, Umb deßwegen gehöriger orthen gebührende relation zu thun, alßobald zue hinderbringen, alles ernstes Undt bey einer arbitrari straff anzubefehlen, [...].“[328]

Die Beweggründe für diese Entscheidung kann man einem an den Vicedom gerichteten kurfürstlichen Befehl vom 9. Oktober 1664 entnehmen:

„Nach deme nun ein geraume Zeithero bey dieser Churfürstl. Cantzley wahrgenohmen worden, wan zwischen einigen dießem Ertzstifft Maintz ahnverwandten ledigen Personen einige Ungebührliche fleischliche Vermischung oder andere dergleichen straffbahre laster Vorgangen, daß zue hiesiger Churfürstl. Cantzley einiger behöriger bericht nicht erstattet werdte, sondern Uber dergleichen delicta die geistliche Commissarien, Kurialdechanten und andere Pfarrer sich einiger Cognition ahngemaßet, die Delinquenten vor sich gefordert, auch nachgestalt der Sachen abgestraffet, und die straffgelder zue merckhlichem nachtheil hiesiger Churfürstl. ZechenCamer aigenwillig Verwendet haben, dieses aber Ihrer Churfürstl. gndl. Vorlangst, Und noch jüngst widerholt, gnedigste Verordnung gantz zuwider ist.

Alß ist unser ernstlicher Befelch, der Herr hette hierin ein sonderliches Einsehen zue haben, und uber dergleichen fleischliche delicta den geistlichen Commissarijs,

[326] StAMz, 27/350 [1670]

[327] Daß die Kirche diese Machtbeschränkung nicht völlig akzeptierte, zeigt die Forderung in der Kirchenordnung, die Hebammen sollten uneheliche Kinder „jedes Orts Pfarrherrn und der weltlichen Obrigkeit anzeigen“ (wobei die Reihenfolge der Instanzen zu beachten ist!).

[328] StAMz, 27/350, [1663 27/11]

Kurialdechanten und Pfarrern zue cognosciren, und solche abzuestraffen, ferners nicht zugestatten, auch zue solchem End den Hebammen so von dergleichen Sachen Wissenschafft erlangen werdten, den geistlichen darvon einige ahnzeig nicht zuethun , sondern eines ieden orths ahngesetzten weltlichen Beampten ahnzueprinhgen, mit bedrohwung einer Willkührlichen bestraffung ahnzuebefehlen, Und denn noch zu dieser Churfürstl Cantzley umb gemessenen befelch umbstendig zuberichten [...]". Datum Maintz den 9. Oktob. anno 1664."[329]

Es ist sicherlich berechtigt, hinter dem Versuch einer strengen Überwachung und Ahndung der Illegitimität vorwiegend finanzielle Interessen zu vermuten.

Tatsächlich ist in den Ratsprotokollen ein Eintrag aus dem Jahre 1668 zu finden, der als Erfolg der strengen obrigkeitlichen Reglementierung und Strafandrohung gewertet werden kann:

„Dato den 25. May zeigte die Hebamme Faistin bey H. Vicedom und gewaltsbotten ahn daß weiland Hanß Hermans .... tochter Eines Kindts zwar geneßen, daselbe aber auß Angst und weilen sie Allein geweßen, und solches mit Ihrer laibliche Schwester Mann Erzeugt, Versteckhet, und aber im Haus zwischen etliche Betth versteckhet gehabt, daß man es ahnfangs nit finden konnen, und es fast darüber gestorben."[330]

Auch im folgenden Jahr erhielt die Obrigkeit - von wem, ist unbekannt - Nachricht über ein uneheliches Kind. Hier erfährt man am Beispiel der Magdalena Ansteinin von Leutesdorf das Strafmaß für nicht in Mainz ansässige ledige Mütter in der kurzen Amtsnotiz „wird aus der Stadt geschaßt", also vertrieben.[331] Unter Anselm Franz von Ingelheim wird 1681 erneut daran erinnert, uneheliche Kinder der weltlichen Obrigkeit anzuzeigen, besonders wenn eventuell ein Kindsmord zu erwarten ist.[332]
In der zweiten Hälfte des 18. Jahrhunderts mehren sich die Verordnungen zur Anzeigepflicht der Illegitimität deutlich: Im Hebammeneid aus den Jah-

---

329 StAMz, 27/350, [1664 9/10]
330 StAMz, 1/17, fol. 200v. (S. 400)
331 StAMz, 1/17, fol. 248v (S. 496)
332 StAMz, 1/19, fol. 265r (S. 527): „Denen 4 geschworenen Hebamm ist dato Ernstlich uferlegt, und uf befelch der Weltlichen H. Räthen bedeutet, hinführo alle UnEheliche Kinder sonderlich wan Etwa prasumptioner violenta mortis vorhanden gleichsobalden bey H. Vicedombs ... und H. Gewaltsbotten der fernern Verordnung und besichtigung halben ahn Zu Zeigen." (9. Mai 1681)

ren 1749-1788[333] wie auch in der entsprechenden „Instruction und Obliegenheit für eine Hebamme“[334] ist nun nicht mehr nur vom unzulässigen Verheimlichen unehelicher Schwangerschaften die Rede, sondern das Verbot geht insofern weiter, als „dergleichen schwangere Personen von Ihr nicht geflieẞentlich angelocket werden sollen.“[335] Wahrscheinlich ist der Hintergrund dafür, daß in der Bevölkerung bekannt geworden war, bei welcher Hebamme man als unehelich Schwangere entbinden konnte, ohne der Obrigkeit angezeigt zu werden. Vielleicht waren sogar ledige Schwangere aus anderen Orten davon „angelockt“ worden.
Zum ersten Mal wird hier auch die als „Geniessverhör“ schon eingangs beschriebene Methode zur Feststellung des Kindsvaters angedeutet. Die Hebamme soll unehelich Schwangere „in währendem Schaffen auch zuvor um des Kinds Vater“ befragen und dies dem Kurfürstlichen Vicedomamt anzeigen.[336]

Ein Dekret vom 3. September 1764 nimmt, den Interessen der Aufklärer entsprechend, Bezug auf den Kindsmord und verurteilt dabei die Hebammen scharf, die uneheliche Schwangerschaften nicht anzeigen und es damit unmöglich machen, einer Kindstötung vorzubeugen. Der Befehl lautet daher,

„[...] die Churfürstl. Beamte haetten samtliche Orts Hebammen auf die von denenselben bereits geleistete Pflichten nochmahlen, und zwar insvesondere dahin nachdrucksamst anzuweisen, daß dieselbe bey Vermeydung scharfer Geld= auch, beschaffenen Umstaenden nach, Leibs= Strafe, die bey ohnverheuratheten Personen wahrnehmende Schwangerschaften bey Obrigkeit jedesmahlen in Zeiten gebuehrend anzeigen, und manifestiren sollen [...]“.[337]

Ebenfalls ganz im Zeichen der - in der Einführung zu diesem Kapitel beschriebenen - Gedankengänge und Reformbestrebungen der Aufklärer steht eine Verordnung vom 8. April 1783, die „zu jedermanns Nachricht oeffent-

[333] StAMz, 27/350 [1757-1788; die auf der Rückseite aufgezählten Daten der Vereidigung von Hebammen beginnen aber nicht 1757, sondern schon 1749]. Siehe Anhang
[334] StAMz, 27/350 [undatiert], siehe Anhang
[335] ebd.
[336] StAMz, 27/350 [1757-1788]
[337] StAMz, 27/350 [1764 3/9]

lich [verkündigt], und gehoerigen Orts [angeschlagen] wurde."[338] Sehr auffällig ist, daß die Obrigkeit nun besonders die freiwillige Selbstanzeige der unehelich Schwangeren favorisiert und in diesem Falle Strafmilderung vorsieht. Dagegen wird eine heimliche Geburt „mit einer sechswoechentlichen Zuchthausstrafe, alle Woche einigemal bey Wasser und Brot, auch nach Befinden (besonders, wenn die Niederkunft ohne Beyhilfe einer Hebamme erfolgt ist) mit noch haerterer koerperlicher Zuechtigung bestraft."[339] Für den Fall zu großer Schamhaftigkeit der Schwangeren soll diese selbst eine Hebamme oder eine andere ehrbare Frau mit der Anzeige beauftragen. Jeder Person, die ihre Kenntnis einer unehelichen Schwangerschaft vor der Obrigkeit verschweigt oder sogar eine heimliche Geburt duldet, drohen harte Strafen. Diese Verordnung ist außerdem die einzige, in der die Gutachterfunktion der Hebamme vor der Obrigkeit angedeutet wird. Nach erfolgter Anzeige einer unehelichen Schwangerschaft hat der Beamte mit aller

„sich demnach behutsamen Bescheidenheit um alle Umstaende in der Stille und zuverlaessig zu erkundigen, damit er berechtiget sey, bey einem gegruendeten Verdacht eine solche angeschuldigte Person ueber die geschehene Anzeige zur Rede zu stellen, und nach befundenen Umstaenden, oder Zuverlaessigkeit des Argwohns durch geschworne Hebammen, oder sonsten ehrbare Weiber in Augenschein nehmen zu lassen."[340]

Ganz besonderes Interesse gilt den unehelich Schwangeren seit der Gründung der Hebammenlehranstalt 1784:

„Zum Behuf dieses Instituts ist nun nothwendig,

I.) daß alle und jede unehelich schwangere Personen in der Stadt Mainz, und in dem Vicedomamte ausser der Stadt, in dem Vicedomamte Rheingau, und in dem Oberamte Hoechst sich von Zeit zu Zeit bey erwähntem Professor [Johann Peter Weidmann] in baldem anmelden, um der Ordnung nach aufgenommen zu werden; die einschlagenden kurfuerstlichen Aemter haben daher dieses ungesaeumt mit dem Bedeuten bekannt zu machen, daß die sich von selbst Anmeldenden, wenn der Impraegnator nichts zu zahlen im Stande sey, ganz frey verpfleget, und nach vollbrachtem Wochenbette, nur mit einer willkuehrlichen Zuchthausstrafe wuerden belegt werden, es seye dann, daß letztere sich mit obrigkeitlicher Erlaubnis davon remidiret haetten; daher dann die Hebammen in der Stadt, und auf dem Lande

---

[338] StAMz, 4/22

[339] ebd.

[340] ebd.

ausdruecklich zu befehligen sind, die ihnen bekannt werdenen unehelich Schwangere in das Accouchementhaus zu verweisen."[341]

Die bisherige Meldepflicht der Hebammen war damit um eine Einweisungspflicht erweitert worden.

Eine detaillierte Beschreibung der Pläne zur Unterbringung und Versorgung lediger Schwangerer in der Entbindungsanstalt gibt eine Verordnung vom 7. September 1784. Hier ist ebenfalls zu finden, welche Maßnahmen dabei zur Besserung der „geschwächten" Frauen und zum „reumuethigen Erkenntnisse ihres Fehltrittes" sowie zur Wiedereingliederung armer lediger Mütter in die Gesellschaft ergriffen werden sollen. Außerdem wird auch der Kindsvater nun stärker zur Verantwortung gezogen.[342]

Wieder einmal fühlt die Obrigkeit sich veranlaßt, die Hebammen an ihre Pflichten zu erinnern:

„Da es sich bisher bestaetiget, daß die Hebammen bey den mit Verheimlichung niedergekommener ledigen Weibspersonen, die geschehene Niederkunft nicht sogleich bey den Ortsvorgesetzten, wie es sich gebuehret haette, angezeigt haben: So ist hiemit Unser Befehl, daß anitzo saemmtlichen dermaligen, wie auch jenen hinfuero neu aufzustellenden Hebammen ernstgemessenst aufzugeben seye, bey jeder Niederkunft der ausser der ehe gebaehrenden Personen, jedoch ohne Aufenthalt der Geburtshuelfe die Anzeige bey dem Amte, oder wenigstens dem Ortsvorstande ungesaeumt zu machen."[343]

Das Mainzer Aktenmaterial zur Illegitimität bestätigt also eindeutig, daß sich Hebammen oft nicht an die ihnen von der Obrigkeit auferlegte Pflicht zur Anzeige unehelicher Geburten hielten.[344] Wahrscheinlich handelten sie dabei einerseits aus Mitleid, andererseits aber sicher auch aus einem Verantwortungsgefühl gegenüber den sich ihnen anvertrauenden Frauen, da kurze Zeit

341 StAMz, LVO 1784 Juni

342 StAMz, LVO 1784 September 7

343 StAMz, LVO 1784 April 15

344 Auch darin könnte man eine Ursache für die niedrige Illegitimitätsrate in Mainz sehen. Man muß aber davon ausgehen, daß in anderen Städten mit höheren Illegitimitätsquoten die Hebammen genauso wenig zur Anzeige unehelich Schwangerer bereit waren.

nach einer Geburt sämtliche von der Obrigkeit vorgesehenen Strafmaßnahmen für sie schädlich waren.

Fallschilderungen zur gutachterlichen Tätigkeit der Hebammen

Nachdem ausführlich die obrigkeitlichen Ziele bezüglich der Erfassung unehelicher Schwangerschaften und Geburten mit Hilfe der Hebammen beschrieben worden sind, soll nun die Gutachterfunktion der Hebammen vor Gericht anhand von drei besonders eindrücklichen Fällen exemplarisch vorgestellt und damit eine realitätsnähere Betrachtung ermöglicht werden.

a.) Im Jahre 1708 wurde die uneheliche Schwangerschaft der 20jährigen Maria Elisabeth Hansin vor Gericht untersucht. Als Vater hatte die in Oppenheim geborene Magd ihren Dienstherrn, den 36jährigen Johann Vollheimer, „Ankerwirt" zu Kostheim, angegeben. Als Zeugen wurden bei der Verhandlung unter anderen die beiden Kostheimer Hebammen vernommen:

„ 1ª Hebamm Margaretha Jasperin deponirte admonita de dicenda veritate, daß sie von H. Oberschultheiss dahier bestellt worden, der Elisabetha Hasin in doloribus partus beyzuwohnen u. Ihr ambt fleissig zu verrichten, und als Sie dahin kommen, hätte sie die Zeit biß zur höchsten extremität u. größten Geburth hierzu abgewarttet, u. alß Sie auch sich geweigert Ihr ambt zuthun es sey dan daß sie vor alle Dingen des Kinds Vatter offenbahren würde, hätte Sie Hasin, wie wohlen Sie anfänglich mit der farb nicht recht heraußgewolt, auff den Anckerwirth zum 2.ten mahl bekennet, daß dieser nemblich kein andrer Vatter zu Ihrem Kind seyn hieruff wolte sie leben u. sterben."[345]

Die zweite Hebamme sagte nur aus, „daß sie zwar anfänglich darbey geweßen wäre, aber biß zur gebehrung nicht dort geblieben."[346] Außerdem waren noch zwei Nachbarinnen bei der Geburt anwesend:

„Elisabetha Rauschin, welche gleichfalls bey der Hasin gebuhrt gewessen, deponirte daß Sie nebst der Hebamm assistiret, u. von Ihr Hasin in Ihrer noth selber gehört, daß sie niemand anderst alß den Ancker Wirth zum Vatter Ihres Kinds angezeiget, Anna Maria Wilhelmin conformirte sich der Rauschin, daß die Hasin ... den Ancker Wirth damahls vor einen Vatter ihres Kinds angezeigt."[347]

---

[345] StAMz, 4/21 [1708, S. 10]
[346] ebd.
[347] StAMz, 4/21 [1708, S. 11]

Dieser Bericht vermittelt einen sehr guten Einblick, in welchem Rahmen Geburtshilfe geleistet wurde: Die vereidigte Hebamme wurde von anderen Frauen assistiert, hier waren es Nachbarinnen, in anderen Fällen auch Verwandte. Eine zweite vereidigte Hebamme wurde nicht gebraucht, wenn die Geburt komplikationslos verlief.
Die dramatisch ausgeschmückte Darstellung der Hebamme, wie gewissenhaft sie das „Geniessverhör“ ganz im Sinne der Obrigkeit ausgeführt habe, scheint sich aber größtenteils an den in sie gesetzten Erwartungen zu orientieren: Wie aus der Prozeßakte hervorgeht, hatte die Schwangere nie den Versuch gemacht, den Vater zu verschweigen, sondern von Anfang an freiwillig den Ankerwirt angegeben - eine intensive Befragung durch die Hebamme war deshalb gar nicht vonnöten gewesen.

b.) Im Fakultätsprotokoll ist die Verhandlung vom 28. April 1730 über den Kindsmord der Maria Magdalena Francisca Mayerin wiedergegeben. Die Fakultät äußert deutlich ihre Unzufriedenheit, da „der zu solcher Beßichtigung adhibirte Chirurgus die pulmones nicht exenterirt, undt deren bekantliche prob tentiret, wie auch, daß dieser, und die Hebamme nicht daß mündeste melden von der geweßenen beschaffenheit der vena umbilicalis, so noch ins grösseres licht hätte geben können [...].“ Trotzdem reichten die vorhandenen Beweise den Doctores aus, um die Mutter schuldig zu sprechen.[348] Der Hebamme fiel demnach gemeinsam mit dem Chirurgen die Aufgabe zu, das tote Kind zu untersuchen und ihre Ergebnisse der Fakultät mitzuteilen; sie wurde nicht nur von Gerichten als Sachverständige herangezogen, sondern auch von der Medizinischen Fakultät als einer Art „Medizinalbehörde“ und damit von den Vertretern der akademischen Medizin.

c.) 1777 wurde die 27jährige verwitwete Apollonia Liebmannin von Rüdesheim als „liederliche Weibsperson“ festgenommen und gefangengesetzt. Die genaueren Umstände gehen nicht klar aus dem (Gerichts-) Protokoll in der Polizeiakte hervor. Ein Jahr zuvor war sie „nach Anzeige des Wachtmeister Leutenant Dahls bei der steinern Bruck als schwanger verjaget worden.“[349] Auf die Frage, „ob sie gegenwärtig schwanger seye“, antwortet sie, „sie habe

[348] StAMz, 18/161, S. 381
[349] StAMz, 4/21 [1777 22/1]

ihre Menstruam verloren, weiter wisse sie nichts."[350] Außerdem berichtet sie auf die Frage, „mit wem sie seit dem sie aus dem Zuchthaus gekommen, zu thun gehabt habe", „sie habe zu franckenthal [Kurpfalz] in der Fabrick gesponnen, alwo ein Kerl ihr versprochen sie zu ehligen, und habe sich von demselben einmal beschlafen lassen."[351] Aufklärung soll daher eine gynäkologische Untersuchung bringen: „Die dahiesige geschworene Hebamme Sibilla Müllerin, nachdeme sie anbefohlener maßen die Inquisitin visitiret, sagte pflichtmäßig aus, daß es ohnmöglich seye, wie diese Persohn vor 8 Wochen ein Kind könne gehabt haben noch würcklich schwanger seyn könne."[352] Nach weiterer Befragung der Beklagten und einer zweiten „aufgegriffenen Weibsperson" wird festgestellt, „daß sie zeithero ein liederliches Leben geführet, als wurden dieselbe nach einer Tracht Schläge, und schwerster Verwarnung sich in hiesiger Gegend nicht mehr sehen zu lassen zum Thor hinausgeführet."[353]

Ergebnis

Zusammenfassend läßt sich sagen, daß in Mainz ein großes obrigkeitliches Interesse an Minimierung der Unzuchtsdelikte mit einer im Vergleich zu anderen Städten niedrigen Illegitimitätsrate einhergeht. Im hier interessierenden Zeitraum ergeben sich vor allem zwei Phasen der intensiven Bekämpfung der Illegitimität, die Amtszeit des Johann-Philipp von Schönborn (1647-1673) und die Zeit der Gründung der Hebammenlehranstalt 1784. Während anfangs die Meldung der „Delicta Carnis" an die geistliche Obrigkeit erfolgen sollte, wurde den Hebammen ab 1663 die alleinige Meldung an die weltliche Obrigkeit befohlen, was - im Zusammenhang mit dem Recht zur Bestrafung - auf finanziellen Interessen beruht haben dürfte, aber auch einen schwindenden Einfluß der Kirche erkennnen läßt. Die zahlreichen Verordnungen zur Pflicht der Hebammen, uneheliche Schwangerschaften und Geburten anzuzeigen, lassen den Schluß zu, daß sie dieser Forderung in der Regel nicht genügten: Nur ein einziger Hinweis auf die Anzeige einer unehelichen Geburt konnte gefunden werden.

---

[350] ebd., Pkt. 10

[351] ebd., Pkt. 11

[352] ebd., (Continuatum den 22ten Januar 1777)

[353] ebd.

Den Reformgedanken im Zeitalter der Aufklärung entsprechend wird im ausgehenden 18. Jahrhundert - zumindest auf dem Papier - ein von mehr Verständnis getragener Umgang mit den „geschwächten ledigen Weibspersonen"[354] propagiert: Die Anzeige und Untersuchung des Falles sollen unter strenger Geheimhaltung zum Schutz der Schwangeren vor Gerede und Diffamierung erfolgen; in der Gebäranstalt soll u.a. ein Geistlicher bessernd auf die unehelichen Schwangeren und Mütter einwirken; nach ihrer Entlassung aus der Anstalt sollen arme Mütter sogar eine kleine Beihilfe erhalten, damit sie „einige Zeit gewinnen, sich um Arbeit, und einen ehrbaren Verdienst wieder bewerben zu können."[355] Nicht zu vergessen ist aber dabei, daß die Hebammenlehranstalt offenbar auf unehelich Schwangere angewiesen war. So versuchen die Aufklärer, die „freiwillige" Anzeige und Meldung der Schwangeren zu erreichen, weshalb sie ihnen dafür Strafmilderung versprechen, widrigenfalls aber mit den härtesten Strafen drohen. Außerdem spricht aus diesen Verordnungen, wie einleitend beschrieben, auch das Bemühen um eine Verhinderung des Kindsmordes.
Anhand der Fallschilderungen läßt sich der unmittelbar gerichtliche Aufgabenbereich der Hebammen nachvollziehen: In den Quellen ist die Durchführung des „Geniessverhörs" von einer Hebamme beschrieben, außerdem belegt sind die Gutachterfunktion der Hebamme vor der Medizinischen Fakultät im Falle eines Kindsmordes und vor Gericht zur Feststellung einer Schwangerschaft oder einer noch nicht lange zurückliegenden Niederkunft.

Abschließend sollte man sich vor Augen führen, welche Machtposition die Hebammen durch ihren nichtmedizinischen Aufgabenbereich innehatten: Zum einen verliehen diese obrigkeitlichen Befugnisse und Pflichten den Hebammen eine einflußreiche Stellung in der Bevölkerung, da sie jederzeit als Vertreterinnen der Regierung tätig werden konnten. Zum anderen sind aber die immer wiederkehrenden Klagen der Obrigkeit umgekehrt als Ausdruck ihrer Abhängigkeit von den Hebammen aufzufassen. Als einzige Möglichkeit für einem unmittelbaren Zugriff auf einen Lebensbereich, der sich bisher weitgehend dem männlichen Einfluß entzog, hatte man die Hebammen zu Vertreterinnen obrigkeitlicher Interessen erklärt. Doch diese erwiesen sich dafür in vielen Bereichen, wie hier bei der Anzeige unehelicher

[354] StAMz, 4/22, Ordnung vom 8. April 1783
[355] StAMz, LVO 1784 September 7

Schwangerschaften oder zuvor bei der Durchführung der Nottaufe beschrieben, als wenig kooperativ. Im Ernstfall fühlten sie sich mehr mit den Schwangeren solidarisch als der Obrigkeit verpflichtet. Betrachtet man nämlich die Vorwürfe der Obrigkeit differenzierter, so fällt auf, daß sie genau die Bereiche treffen, in denen die Hebamme in eine Konfliktsituation gerät: Es sind stets - weltliche oder kirchliche - obrigkeitliche Forderungen, die sich nicht mit den Interessen der Schwangeren decken. Man kann davon ausgehen, daß die Hebammen als einfache Frauen - diplomatisch unklug - das aus ihrer Sicht- und Denkweise Nächstliegende taten und in erster Linie das Wohl und die Gesundheit der Schwangeren in den Vordergrund ihres Handelns stellten. Schließlich waren die schwangeren Frauen den Hebammen oft seit langem schon vom städtischen oder dörflichen Zusammenleben her persönlich bekannt, standen ihnen vielleicht sogar nahe, so daß sie in der Regel nicht als fremde Amtspersonen auftreten konnten und dies auch sicherlich - schon aus Berufsinteresse! - nicht wollten. Höchstens in zweiter Linie werden sich die Hebammen den ihnen sicherlich schwer verständlichen obrigkeitlich-politischen Anforderungen gewidmet haben.

5. Obrigkeitliche Reglementierung der Hebammentätigkeit in Mainz

5.1. Weltliche Hebammenordnungen und Hebammeneide

Im Kapitel zur Nottaufe wurde bereits ausführlich beschrieben, daß die den Hebammen von der Geistlichkeit übertragenen Verpflichtungen in einer Instructio obstetricum sowie in einem eigenen Abschnitt in der Kirchenordnung des Johann-Philipp von Schönborn aus dem Jahre 1670 aufgeführt sind. Entsprechend formulierte auch die weltliche Obrigkeit ihre Erwartungen an eine Hebamme - meist als Aneinanderreihung von Ge- und Verboten - im Rahmen einer Hebammenordnung. Die einprägsamere Kurzform dazu, der Hebammeneid, wurde einer Mainzer Hebamme bei ihrer Annahme wahrscheinlich vorgelesen. Ihre Bereitschaft, diesen Verpflichtungen nachzukommen, mußte sie durch eine Handgebärde deutlich machen.[356]
Die ersten deutschsprachigen Hebammeneide und -ordnungen sowie deren Inhalte wurden schon im Rahmen des allgemeinen Überblicks zur Geschichte der Hebamme erwähnt, so daß an dieser Stelle nicht mehr näher darauf eingegangen werden muß.

Die Vereidigung von Hebammen ist in Mainz ab 1550 in den Ratsprotokollen dokumentiert.[357] Obwohl sich hier in der Regel die Notiz „[...] hat den gewenlich Ammen Aidt gelaißtet“[358] findet, ist der Eid selbst nicht überliefert. Doch aus Bittschreiben und Bewerbungen von Hebammen, die aus der zweiten Hälfte des 16. Jahrhunderts stammen, kann man schließen, daß der Mainzer Hebammeneid sich nicht wesentlich von den zu dieser Zeit ge-

356 StAMz, 1/9, S. 266f.

357 StAMz, 1/5, S. 66. Auf die Vereidigung und den Annahmemodus zur geschworenen Hebamme wird später näher eingegangen.

358 hier StAMz, 1/11, S. 138; außerdem z.B. in 1/11, S. 402; 1/12, S. 158; 1/13, S. 127

bräuchlichen Eidesformeln, die aus anderen Städten bekannt sind, unterschieden haben dürfte: 1587 wiesen die vier geschworenen Stadthebammen bei ihrer Bitte um ein „Gnadengeld" darauf hin, daß sie „[...] nit allein hohen sondern auch Niedrigen Reich vund Armen Stannts Personen dieser Churfürstlichen Stadt Mainz zu Tag vund nacht" in Kindsnöten beigestanden hätten und dabei niemals begründete Klage gegen sie erhoben worden sei.[359] Ebenso versprach 1588 Elisabetha Dauthin in ihrem Bewerbungsschreiben „den Reichen so schuldig, alß den Armen williglichen [...] nach eußerstem [...] Vermögen, Zu tag und nacht getreuerlich" ihrem Amt nachkommen zu wollen.[360] Die in beiden Texten vorkommenden Formeln, „Reich und Arm" „Tag und Nacht" bereitwillig zur Verfügung zu stehen, entstammen mit größter Wahrscheinlichkeit dem nicht überlieferten Hebammeneid und wurden von den Hebammen wohl gezielt eingesetzt, um ihre Gewissenhaftigkeit bei der Erfüllung ihrer Amtspflichten hervorzuheben.

Im Ratsprotokoll des Jahres 1654 ist erstmals ein Hebammeneid festgehalten.[361] Eventuell kann als Anlaß zu dieser schriftlichen Festlegung der Pflichten einer Hebamme das intensive Bemühen des Kurfürsten Johann-Philipp von Schönborn um Anhebung der nach dem 30jährigen Krieg stark verminderten Bevölkerungszahl angesehen werden.[362]
Der Hebammeneid von 1654 beginnt mit einer ausführlichen Ermahnung bezüglich der moralischen Verpflichtungen der Hebammen: Sie werden aufgefordert, nach ihren „bösten sinnen und vernunfften" ihr Amt zu versehen, „armen und reichen frawen, einer ieden zu gelegener Zeit gute wartung zuthun, zum bösten undt trewligsten zu verhelffen, undt darin niemandt [zu] versaumen noch [zu] verwarlosen." Vor allem sollen sie unbeeinflußbar sein durch „Armuth, Neidt, Haß, schenck oder gab". Diesem

359 StAMz, 27/350 [undatiert]. Die Datierung läßt sich aber anhand des Ratsprotokolls 1/11 vornehmen, in dem am 23. 10. 1587 vermerkt ist, daß die geschworenen Hebammen eine Supplikation „umb Beßerung Ihrer Besoldung" abgegeben hätten. StAMz, 1/11, S. 112

360 StAMz, 27/350 [1688 9/2]. Die wohl später vorgenommene Datierung auf 1688 ist falsch und läßt sich berichtigen durch einen Vergleich mit dem Ratsprotokoll 1/11, S. 127. Demzufolge bewarb sich Elisabetha Daut(h)in am 9. 2. 1588.

361 StAMz, 1/15, S. 13f.; siehe Anhang

362 zu den allgemeinen Maßnahmen J.-P. von Schönborns zur Anhebung der Bevölkerungszahl siehe W.G. Rödel, S. 41f.

allgemeinen Teil zum Verhalten der Hebammen folgen abschließend drei sehr konkrete Anweisungen: 1. Die Hebamme darf eine Gebärende nicht verlassen, um einer anderen Geburtshilfe zu leisten, welche ihr vielleicht eine höhere Entlohnung anbietet. 2. Die Nottaufe muß mit für die Umstehenden verständlichen Worten vollzogen werden. 3. Ohne Erlaubnis des Vicedoms soll eine Hebamme die Stadt nicht verlassen.

Vermutlich besaß diese Eidesformel für fast 100 Jahre in Mainz Gültigkeit, denn erst aus der Mitte des 18. Jahrhunderts stammt der nächste uns überlieferte Eid. Zu finden ist er in handschriftlicher Form im Faszikel „Hebammen" des Mainzer Stadtarchivs.[363] Anhand der im Anschluß an den Originaltext aufgelisteten Daten der Vereidigung von Hebammen kann mit Sicherheit gesagt werden, daß dieser Eid zwischen 1749 (Vereidigung der Hebammen Maria Elisabetha Seitz und Dorothea Rudolphin am 18. 12. 1749) und 1788 (Vereidigung der Philippina Nicolain am 2. Juli 1788) gebräuchlich war. Ein in sämtlichen Punkten identisches und fast wortgetreues, ebenfalls handschriftliches Pendant zu diesem Eid findet man in der „Instruction und Obliegenheit für eine Hebamme", die am 31. Oktober 1782 der Hebamme Margaretha Hochin ausgestellt wurde.[364] Aufgrund der absoluten Parallelität von Inhalt und Form dieser Hebammenordnung mit dem Eid kann auch sie auf die Zeit zwischen 1749-1788 datiert werden.

Beim Vergleich der beiden überlieferten Eide von 1654 und 1749 zeigt sich, daß der frühere Text eindeutig die Vorlage für den Eid des 18. Jahrhunderts lieferte. Dieser ist insgesamt ausführlicher und um einige Inhalte erweitert, orientiert sich aber in der Reihenfolge völlig an der Fassung von 1654. Neu eingefügt in den Kanon der moralischen Pflichten wurde die Ermahnung, die Gebärende nicht zu „übereilen". Darunter verstand man, die Schwangere nicht verfrüht zur Mitarbeit anzuhalten, sondern sorgfältig den richtigen Zeitpunkt dazu abzuwarten, um eine Erschöpfung durch ineffektive Anstrengungen zu vermeiden. An die Stelle des letzten Abschnittes des Hebammeneides von 1654, die Stadt nicht ohne Erlaubnis zu verlassen, sind 1749 folgende Verpflichtungen getreten: 1. Die Anzeige unehelicher Kinder

[363] StAMz, 27/350 [1757-88]. Der Eid besaß jedoch schon ab 1749 Gültigkeit, siehe Text und Anhang

[364] StAMz, 27/350 [undatiert] und [1782 31/10], siehe Anhang

und die Ermittlung des Vaters.[365] 2. Mäßigkeit „im Essen, hauptsächlich im Trinken“ zu halten.

Schließlich existiert für Mainz noch eine gedruckte, aber dennoch undatierte „Instruction, Und Obliegenheit einer Hebamme dahier und auf dem Land.“[366] Aufgrund ihres Inhalts und der Notiz eines Archivars, die zeigt, daß diese Ordnung ehemals den Akten unter „accouchement“ zugewiesen worden war, ist anzunehmen, daß sie nach der Gründung der Mainzer Hebammenlehranstalt 1784 eingeführt wurde. Da der Hebammeneid von 1749 nachweislich bis 1788 Gültigkeit besaß, dürfte diese Ordnung also in dessen Folge entstanden sein. Für eine zeitliche Einordnung in die zweite Hälfte des 18. Jahrhunderts spricht, daß hier erstmals die Hebammen auf dem Land berücksichtigt sind, die in der Regel erst im Zeitalter der Aufklärung zum Gegenstand obrigkeitlichen Interesses wurden.

Auch diese letzte Hebammenordnung des Mainzer Kurstaates enthält, wenn auch in leicht abgeänderter Reihenfolge, weitgehend die gleichen Inhalte wie ihre Vorläufer. Der 1749 weggefallene Punkt über die Erlaubnis zum Verlassen der Stadt ist allerdings wieder enthalten. Stärker als in den anderen Ordnungen werden die Tugenden der Hebamme betont, v.a. ein „christlicher ruehmlicher (Lebens-)Wandel“ (Pkt. 1), Bescheidenheit, verantwortungsvolles, gewissenhaftes und sorgfältiges Handeln (Pkt. 12). Neu sind in dieser Ordnung die Einführung der Schweigepflicht (Pkt. 6) und die Verpflichtung zur Hinzuziehung anderer examinierter Hebammen, Barbiere oder gelehrter Ärzte (Pkt. 5). Außerdem erstmals in einer weltlichen Mainzer Ordnung erwähnt ist das Verbot „von Gebrauchung alles aberglaubigen Weesens“ (Pkt. 10).

Zuletzt soll noch eine undatierte Hebammenordnung erwähnt werden, die Hermann Terhalle im Staatsarchiv Würzburg in einem Band der „Mainzer Bücher verschiedenen Inhalts“ gefunden und in seiner Dissertation stichpunktartig wiedergegeben hat.[367] Aus der schlecht erhaltenen Inschrift auf

---

[365] Wie oben im Kapitel zur Reglementierung unehelicher Schwangerschaften gezeigt wurde, war die Pflicht zur Anzeige der Illegitimität zunächst in kirchlichen Ordnungen verankert (erstmals 1648). 1663/64 wurde beschlossen, daß die Meldung nicht mehr an die kirchliche, sondern an die weltliche Obrigkeit erfolgen sollte.

[366] StAMz, 27/350 [undatiert], siehe Anhang

[367] H. Terhalle, S. 86; StaAWü, Mzr. Bücher versch. Inhalts, Bd. 56, S. 128-131

dem Buchdeckel geht hervor, daß es sich bei dem Inhalt des Bandes um eine 1760 erstellte Abschrift ehemaliger Binger Akten handelt, weshalb Terhalle die Ordnung der Stadt Bingen, die zum Erzstift Mainz gehörte, zuordnet. Seiner Ansicht zufolge handelt es sich um eine „zeitlich frühe Hebammenordnung", die sich inhaltlich kaum von dem Mainzer Hebammeneid des Jahres 1654 unterscheide.[368] Die Übereinstimmungen zwischen dem Mainzer Hebammeneid und der „Binger" Hebammenordnung betreffen allerdings nur die Ermahnung, arme und reiche Gebärende gleich zu behandeln und nicht von einer Gebärenden weg zu einer anderen Niederkunft zu gehen, sowie das Verbot, unerlaubt die Stadt zu verlassen. Darüber hinaus kommen in der „Binger" Ordnung drei weitere Punkte vor, die nicht im Mainzer Eid von 1654 enthalten sind: Erstens die Ermahnung, während einer Entbindung keinen Alkohol zu trinken; in Mainz ist dies erst ab 1749 erwähnt. Der zweite Punkt, der so in keiner Mainzer Ordnung zu finden ist, betrifft die Pflicht der Hinzuziehung einer zweiten Hebamme bei schweren Fällen; lehnt eine Hebamme dies ab, wird sie bestraft, wenn Mutter oder Kind dadurch zu Schaden kommen. Schließlich enthält die „Binger" Hebammenordnung die Verpflichtung zur Kindbettfürsorge in einem Zeitraum von mindestens acht Tagen nach der Geburt, was sie grundsätzlich von allen Mainzer Eiden und Ordnungen unterscheidet. Damit zeigt die „Binger" Hebammenordnung wohl einige Parallelitäten zu den Mainzer Verordnungen, was durch die benachbarte Lage der Städte nicht verwundert. Sie fügt sich aber keineswegs in die Folge der Mainzer Ordnungen ein und ist daher eher als eigenständiges und für die Gegebenheiten der Stadt Bingen charakteristisches Dokument zu werten, wenn sie überhaupt in Bingen verwendet worden ist, was nicht belegt ist.

Bei der Datierung orientierte sich Hermann Terhalle an der - der Abschrift der „Binger" Hebammenordnung vorangestellten - Kopie der Ordnung Bertholds von Henneberg für die Stadt Bingen von 1488.[369] Im entsprechenden Original im Stadtarchiv Bingen findet sich jedoch kein Hinweis auf eine Hebammenordnung, so daß angenommen werden muß, daß zwischen beiden Dokumenten keinerlei Zusammenhang besteht, sondern daß die Aufeinanderfolge rein zufällig durch die 1760 erstellte Abschrift zustande kam. Man kann daher definitiv nur aussagen, daß die Ordnung in der Zeit

[368] H. Terhalle, S. 86f.

[369] H. Terhalle, S. 86, Anm. 6

zwischen 1488 und 1760 entstanden sein muß. Dabei machen die relativ detaillierten Vorschriften v.a. in den drei genannten, für die „Binger“ Ordnung charakteristischen Punkten eine sehr frühe Entstehung vor dem 16. Jahrhundert höchst unwahrscheinlich.
Für eine genauere Datierung der Binger Hebammenordnung müßte man nach weiteren Quellen zu Hebammen in Bingen suchen und eine Einordnung in die Geschichte des Medizinalwesens der Stadt vornehmen. Da davon aber keine nennenswerte Bereicherung des allgemeinen Kenntnisstandes um die Hebammen im Kurstaat Mainz zu erwarten ist, kann auf eine solche Untersuchung im Rahmen dieser Arbeit verzichtet werden.

Anhand der hier beschriebenen Mainzer Quellen kann man gut nachvollziehen, daß Hebammeneide und -ordnungen einem Entwicklungsprozeß unterworfen waren: Die frühen Eide stellten meist nur kurze Formeln dar. Diese wurden später je nach Erfordernis um neu hinzukommende Themen erweitert oder ergänzt. So kann man davon ausgehen, daß die zahlreichen ausführlichen Eide des 18. Jahrhunderts meist auf der Grundlage von älteren Texten aus früheren Jahrhunderten entstanden sind.

Durch die Kenntnis von verschiedenen Inhalten, die nicht von Anfang an in Hebammenordnungen und -eiden enthalten waren, sondern erst ab einem bestimmten Zeitpunkt für die Hebammen relevant wurden, lassen sich undatierte Texte zeitlich besser eingrenzen. Zum Beispiel wurde bereits ausführlich dargestellt, daß die Anzeige der Illegitimität erst ab dem 16. Jahrhundert Aufgabe der Hebamme wurde.[370] Weiterhin gibt die Erwähnung männlicher Geburtshelfer wertvolle Hinweise, wobei allerdings immer die jeweiligen lokalen Gegebenheiten berücksichtigt werden müssen.[371] Hebammenordnungen, die sich auch auf die Verhältnisse auf dem Land beziehen, stammen, wie oben schon erwähnt, im allgemeinen erst aus dem Zeitalter der Aufklärung.

---

370 siehe Kapitel zur Reglementierung unehelicher Schwangerschaften

371 Näheres siehe unten im Kapitel „Männliches Heilpersonal und Geburtshilfe“

5.2. Der Werdegang zur „geschworenen" Hebamme: Ausbildung, Examinierung und Vereidigung

Wie bereits in den vorangegangenen Kapiteln ausgeführt wurde, standen die Hebammen zugleich im Dienste der geistlichen und der weltlichen Obrigkeit. Deshalb mußten sie sowohl in ihre kirchlichen als auch in ihre medizinischen und sozialen Aufgaben eingeführt und vor ihrer Annahme zur geschworenen Hebamme auf diese Pflichten vereidigt werden.

Die Ausbildung der Hebammen, ihre Examinierung und Vereidigung hingen sehr stark von den lokalen Gegebenheiten ab, so daß eine für den deutschsprachigen Raum insgesamt gültige Darstellung nicht möglich ist. Allgemein kann man nur die generelle Entwicklungstendenz folgendermaßen beschreiben:
Die frühesten Hinweise auf eine Vereidigung von Hebammen sind seit der Mitte des 14. Jahrhunderts überliefert. Wie schon eingangs erwähnt, läßt sich damit der Übergang von solidarisch geleisteter Geburtshilfe zum Hebammenamt genauer kennzeichnen.[372]

Die Unterrichtung und Prüfung des kirchlichen Aufgabenbereichs um die Nottaufe durch den Pfarrer stand im 15. und 16. Jahrhundert noch stark im Vordergrund, während in der Folgezeit mit dem allmählichen Machtzuwachs der männlichen Medizinalpersonen und im Zuge der Säkularisierung die medizinischen Kenntnisse zunehmend für wichtiger befunden wurden.[373] In vielen Städten war ursprünglich die geburtshilfliche Unterrichtung und Prüfung der Kandidatinnen alleinige Aufgabe der älteren vereidigten Hebammen oder der „Obersten" bzw. „Ehrbaren Frauen", doch wurde dies vom Ende des 15. bis ins 18. Jahrhundert nach und nach von männlichem Heilpersonal übernommen. Beispielsweise wurden in Ulm die Hebammen schon sehr früh durch den seit 1486 als Stadtarzt tätigen Wundarzt Johann Stocker unterrichtet. 1554 wurde in Zürich der gelehrte Arzt Konrad Geßner ebenfalls bei seiner Anstellung als Stadtarzt verpflichtet, er solle „die

[372] siehe oben, Kapitel zur allgemeinen Geschichte der Hebamme

[373] z.B. prüfte in Nördlingen Anfang des 16. Jahrhunderts nur der Pfarrer, erst ab 1558 sollten außerdem auch Doktoren an der Prüfung teilnehmen. Ob auch eine oder mehrere Hebammen an der Prüfung beteiligt waren, ist nicht bekannt. S. Gabler, S. 31

Hebammen zu allen Fronfasten behören, examiniren und underrichten nach seinem besten vermögen.“[374] In der Mehrzahl der Städte wird der Beginn einer Unterrichtung durch männliches Heilpersonal aber eher im 17. und 18. Jahrhundert anzusiedeln sein.

Um die Konflikte näher zu beleuchten, die zwischen der weiblichen empirischen und der männlichen wissenschaftlichen Geburtshilfe entstanden und die weitgehend an der Diffamierung der Hebammentätigkeit beteiligt waren, ist es unerläßlich, sich die so verschiedenartigen Unterrichtsmethoden zu vergegenwärtigen: Hebammen gaben ihre durch Erfahrung am eigenen Körper wie bei der Hilfeleistung bei anderen Frauen gewonnenen Kenntnisse an ihre Schülerinnen weiter, ohne genaueres anatomisches und physiologisches Wissen zu besitzen. Männliches Heilpersonal dagegen betrachtete die Geburtshilfe eher vom wissenschaftlichen theoretischen Standpunkt aus und orientierte daran auch den Hebammenunterricht.

Wie bereits beschrieben, geht die Zeit des Hebammenamtes und des Typs der Hebamme empirischer Prägung und mindestens mittleren Alters mit der Gründung der Hebammenlehranstalten im 18. Jahrhundert zu Ende. In diesen erwarben junge, lernfähige, lernwillige und unabhängige Frauen ein offizielles, von Ärzten gelehrtes medizinisches Wissen. Dieser neue Typ Hebamme, der nun einen traditionalen Beruf ausübte, diente damit zusätzlich der Verbreitung der wissenschaftlichen Geburtshilfe: Einer jungen Frau, die aus dem Dorf kam und von der dortigen Bevölkerung ausgewählt zur Unterrichtung in die Hebammenschule geschickt wurde, mißtraute man weniger als einer fremden Person.[375]

5.2.1. Die Unterweisung der Hebammen in ihrem kirchlichen Aufgabenbereich

Die den Hebammen von der geistlichen Obrigkeit übertragenen Aufgaben zur Sicherung des Seelenheils der ungeborenen und neugeborenen Kinder wurden ausführlich dargestellt im Kapitel zur Nottaufe und Sectio in mortua. Hier soll kurz noch einmal daran erinnert werden, daß seit 1551 aus-

374 siehe E. Haberling, S. 46f und S. 101
375 J. Gélis (Sages-femmes), S. 934 und S. 951

drücklich die Unterrichtung von Hebammen durch Kleriker in der Form und Anwendung der Nottaufe überliefert ist, schon seit 1233 allgemein die Unterrichtung von Laien. Die Mainzer „Ernewerte vund mehrerklärte Reformation vund Ordnung" vom 10. Juni 1615[376] berichtet erstmals über eine Examinierung; noch etwas ausführlicher gibt die „Churfürstliche Maeyntzische Ordnung" von 1648 im Kapitel „Von der Tauff und Gevatterschaften" Auskunft:

„[...] vnd ist den Hebammen vnd anderen Weibspersonen (Insonderheit/ wofern bescheidene Manspersonen zuerlangen) ohne grosse noth/ vnnd gefahr zu tauffen/ keineswegs zu verstatten/ welche dann auch mit fleiß zuerfragen/ ob sie ritum, & formam Baptismi wissen.

[...] mehrgedachte Hebammen vnd Wehmuetter entweder in den Staetten/ bey vnsern Vicariat, vnd Commissariat Aempter/ in sonderbahre Eydspflichten/ vnnd Geluebden/ oder zum wenigsten vff dem Landt in beywesen der Pfarrern vnnd Seelsorgern hierueber beaydigt/ vnd darbey zugleich informirt werden sollen/ was es mit diesem heyligen Sacrament deß Tauffs quoad Materiam & formam fuer eine Gelegenheit habe/ auch in was Faellen ihnen zu tauffen oder nicht zu tauffen erlaubt."[377]

In der Kirchenordnung von 1669/70 schließt der Abschnitt über Hebammen mit der Anweisung: „Letztlichen/ solle sie dem Pfarrherrn ahn Eydestatt Handgeluebdnuß vnd Versprechen thun/ denen fürgehaltenen Puncten fleissigst nachzukommen."[378] Dieses Handgelöbnis war in Mainz offenbar gebräuchlich, denn es begegnet des öfteren in den Quellen. In den „Ordinationes pro Vicariatu Moguntino et Ecclesiis Ruralibus [...]" von 1729 findet man unter den Aufgaben des erzbischöflichen Sieglers unter anderem aufgeführt, daß er den Hebammen einen Eid abnehmen soll, wofür diese einen Gulden zahlen müssen.[379]

---

[376] StAMz, LVO 1615 Juni 10. Text im Kapitel zur Nottaufe, Anm. 221

[377] StAMz (unter LVO 1615 Juni 10 einsortiert), Caput V, § 1

[378] StAMz, LVO 1669 September 18

[379] StAMz, LVO 1729 Oktober 11, fol. B, Titulus VI „De Sigillifero", §10 [„Ludi Magistros Moguntiae examinet, ab Obstetricibus Juramentum recipiat, ptaesentatorum (sic!) Candidatorum ad parochias conciones pro certamine seu proba factas audiat, ut de eorum capacitate referat, antequam commenda expediatur."] und fol. C2, Tit. XVIII „De Taxa" [„Obstetrices dent Sigillifero pro Receptione ab iis soliti Juramenti -- 1fl."]

Bis um 1739 ist diese Vereidigung vor dem Vicariat in den Quellen regelmäßig dokumentiert, danach läßt sie sich nicht mehr lückenlos nachvollziehen. Im Jahre 1772 beschwerte sich das Vicariat,

> „daß sich keine von denen dahier befindlichen Heebammen bey dem Ertzbischöflichen Sieglern ad Examen Sistiret haben. Nachdem nun solches in der Kirchenordnung so wohl, als in Verschiedenen Ertzbischöflichen Spezial=Verordnungen ausdrucklich befohlen, auch wegen Verschiedenen Vorkommenden Tauff= und sonstigen Handlungen allerdings nothwendig sein wolle; als ersuche man eine hochlöbl. Regierung, sambtliche sich würklich hier befindende nicht weniger, als die künfftighin anzustellende Heebammen an den Ertzbischöflichen Sieglern durch die behörde ad Examen Sistiren Zu lassen.“[380]

Während die frühen Quellen zur Nottaufe eindeutig gezeigt haben, daß man das Seelenheil des Kindes für wichtiger als dessen körperliche Unversehrtheit hielt und deshalb bis ins 17. Jahrhundert die genaue Unterrichtung der Hebamme über ihre Pflichten, damit kein Kind ungetauft verstarb, fast alle Verordnungen und Instruktionen durchzog, kann man die Beschwerde von 1772 als Zeichen für den langsam schwindenden Einfluß der kirchlichen Obrigkeit im 18. Jahrhundert werten. Anders läßt sich die Tatsache, daß sämtliche 1772 tätigen Mainzer Stadthebammen nicht über die Form und Anwendung der Nottaufe instruiert worden waren, nicht deuten. Trotzdem wurde der Forderung der Kirche sofort nachgekommen: 1773 mußte die neu angenommene Hebamme Juliana Miltenbergerin vor dem Siegler erscheinen, um „Handtreue“ abzugeben, d.h. sie wurde über die Nottaufe examiniert und anschließend vereidigt.[381]

---

[380] StaAWü, MzPolAkt 1280 I
[381] StAMz, 27/350 [1773 17/8]

5.2.2. Die medizinisch-geburtshilfliche Ausbildung und Examinierung in Mainz und die Annahme zur vereidigten Stadthebamme

Die Veränderungen in der Ausbildung und Examinierung von Hebammen lassen sich in fünf Schritte gliedern, die nachfolgend im einzelnen erläutert werden:

1550-1656

Erstmals dokumentiert ist die Annahme von zwei Mainzer Hebammen durch den Rat der Stadt im Jahr 1550; es wird erwähnt, daß sie „den Eydt gelopt und geschworen" haben.[382] 1581 wurden vier „Ammen mit Glübden vnd pflichten [...] beladen" und vor dem Rat „mit allem ernst underrichtet vnd angemand". Mit Handgebärden „an eines geschworenen Aidts statt" gelobten sie, ihren Pflichten als Hebamme nachzukommen.[383] Ihr geburtshilfliches Wissen erwarben diese Frauen, indem sie sich „ein Zeit lang darin gepraucht und geübt"[384], also „etliche Kinderlein mit Göttlicher Hülff und [ihrem] gelaisten Beystand gewunnen"[385] hatten.
1588 wird auf das Gesuch der Elisabeth Dauthin des weiteren erwähnt, daß „sich die Supplicandin denen examini wie prauchlich submittieren" soll. Zur vereidigten Hebamme soll sie angenommen werden, wenn sie beim Examen für tüchtig erachtet wird.[386] Fast drei Wochen später findet man im Ratsprotokoll vermerkt, daß diese Bewerberin „den gewenlich Ammen Aidt gelaißtet hat."[387] Es ist möglich, daß das Examen bereits von Doktoren der Medizinischen Fakultät abgenommen wurde, denn es existiert ein Hinweis, daß dies schon vor der Mitte des 17. Jahrhunderts in Mainz der Fall war. In der Liste der Akten und Gegenstände, die Ludwig von Hörnigk 1656 bei seinem Amtsantritt als Dekan von seinem Vorgänger Johann Martin Hohenstatt erhalten hatte, sind unter Punkt 28 „Hebammen Examina und an-

---

382 StaMz, 1/5, S. 66
383 StaMz, 1/9, S. 266f.
384 StaMz, 1/5, S. 66
385 StaMz, 27/350 [1688 9/2, falsch datiert: im Vergleich mit dem Ratsprotokoll StaMz, 1/11, S. 127 und S. 138 kann man die Bewerbung der Elisabetha Dauthin auf den 9. 2. 1588 datieren!]
386 StaMz, 1/11, S. 127
387 StaMz, 1/11, S. 138

dere Sachen" aufgeführt. Helmut Mathy zufolge sind diese Quellen heute jedoch nicht mehr vorhanden.[388]

1656-1744

a) *1656-1665*: Das Examen der Hebammen orientierte sich ab 1656 am 15. Titel der „Politia medica" Ludwig von Hörnigks, der „Von den Hebammen oder Wehemüttern" handelte.[389] Dies ist dem in lateinischer Sprache verfaßten Examenszeugnis der Maria Kobald zu entnehmen, das von der Medizinischen Fakultät am 23. Februar 1656 ausgestellt worden war: „Examinata porro fuit ejus cum scientia tum experientia, secundum ea quae habentur in Titulo decimo quinto politiae medicae Doct. Ludovici von Hörnigk [...]."[390]

Diesem Kapitel aus Hörnigks Buch entsprechend gestaltete sich das Examen folgendermaßen: Zunächst wurden der Lebenswandel der Hebamme sowie ihr Körperbau, Gesicht und Hände, begutachtet - ganz in der Tradition des Soran:

„Den Wandel/ Leib vnnd Tugende betreffend/ soll diejenige/ welche zu einer Ammen auffgenommen wird/ eine Ehrbare/ Gottsfoerchtige Fraw/ auch eines ehrlichen Lebens/ guter Sitten vnd Geberden/ Nuechtern/ erbarer Gestalt von Angesicht/ gliedmaessiges Leibs vnd gerader Gelencker Haende (ohne Ring an den Fingern) seyn/ damit sie fertig vnd geschicklich mit der Mutter vnnd Geburt vmbgehen moege. Derohalben dann nicht Haessig/ Neydisch/ Zaenckisch/ Frech/ Hoffertig/ Trutzig/ Bollerisch oder Murrisch in Worten/ sondern Freundlich/ Sanfftmuethig/ auch vnvergessen/ gehertze vnd kurtzweiliges Gespraechs seyn/ dz (sic!) sie den verzagten vnd kleinmuettigen nach Nothturfft zureden/ sie lustig vnd gehertzt zur Arbeit machen/ vnnd im fall der Noth troesten moege."

Darauf wird ihre bisher erhaltene Ausbildung erfragt, wobei außerdem im Gegensatz zu Soran, aber unter Hinweis auf Platon erwartet wird, daß sie selbst verheiratet ist und schon Kinder geboren hat:

„Ferner/ soll sie auch selbst in der Ehe gewesen od noch seyn/ Kinder geboren/ (wie Plato in seinen Statuten vnd Gesetzen recht vnd wohl gewolt) ein zeitlang zu andern Ammen sich gehalten haben/ damit sie in allen Zufaellen so sich bey den

[388] H. Mathy (Archivalien...), S. 137 und S. 142f., sowie StAMz, 18/161, S. 40
[389] siehe auch Kapitel „Hebammenlehrbücher in Mainz"
[390] StAMz, 27/350 [1656 23/2] und 18/161, S. 37

Gebaehrenden zutragen moegen/ guten bericht vnd Erfahrung habe vnnd in gefaehrlichen Faellen schnellen Rath zugeben wisse. [...].“ [391]

„Durch welche Amme sie unterrichtet worden sey? Wie lang? Ob sie schon Kinder in Kindes Noethen von Mutterleib bringen helffen? Wieviel? Wo? Wieviel todte darunter gewesen?“[392]

Erst danach geht man zum medizinisch-geburtshilflichen Teil des Examens über. Wie Merry E. Wiesner betont, ist bei der Einschätzung dieses schon recht detailliert erscheinenden medizinischen Fragenkataloges zu berücksichtigen, daß gelehrte Ärzte, deren Wissen zum Großteil auf dem Studium antiker Schriften beruhte und die allenfalls einmal an der Sektion einer verstorbenen Schwangeren teilgenommen hatten, für kompetent gehalten wurden, die Fähigkeiten von Frauen zu bewerten, die meist ein sehr umfangreiches praktisches Wissen besaßen.[393]
Die gestellten Fragen behandelten folgende Themen:

1. Schwangerschaftszeichen
2. Lage und Wachstum des Kindes
3. Verlauf der Wehen und Möglichkeiten, diese zu „stillen“ oder zu „erwecken“
4. Erkennen des richtigen Geburtszeitpunktes
5. Lagerung der Gebärenden
6. Richtige Handlungsweisen bei einer Geburt und Verteilung der anfallenden Aufgaben an die anwesenden Frauen
7. Ablauf einer normalen Geburt
8. Versorgung des Neugeborenen, Nabelpflege, Verhalten bei schwachen und anpassungsgestörten Kindern
9. Die Nachgeburtsperiode
10. Verhalten bei nicht regelrechter Lage des Kindes, Wendungen, Zwillingsgeburten, Stillstand der Geburt bei geburtsunmöglichen Lagen

---

391 L. v. Hörnigk, S. 153f., § 2

392 ebd., S. 154, § 3

393 M.E. Wiesner [The midwives...], S. 82: „Though the questions appear sensible, it is important to remember that the physicians holding the examination had received all their training through the reading of classical medical texts and perhaps observing a single autopsy on a female cadaver; they were thus testing the skills of women who may have observed or assisted in as many as a hundred deliveries, while they had never even witnessed the birth of a live child.“

11. Kennzeichen einer toten Frucht
12. Anwendung des Gebärstuhles oder des Gebärbettes
13. Verhalten bei Mißgeburten und unehelichen Kindern
14. Verhalten bei Embryotomie oder Sectio in mortua [394]

Daß ein derartiger Ablauf des Examens wie auch der Fragenkatalog vom 16.-18. Jahrhundert in Süddeutschland, abgesehen von geringfügigen Variationen, recht verbreitet waren, zeigt eine Gegenüberstellung von Hebammenexamina in den Städten Frankfurt (1573), Memmingen (1578), Passau (1595), Nördlingen (1674) und Aschaffenburg (1720) bei G. Bernhard.[395] Sehr interessant ist dabei, daß der älteste Fragenkatalog des Frankfurter Arztes Lonitzer fast vollständig als Grundlage in Hörnigks Kompilation einging und damit im 17. Jahrhundert nach Mainz kam.[396] Es verwundert also nicht, daß in Aschaffenburg, das Teil des Mainzer Kurstaates war, noch 1720 diesem Schema entsprechend Hebammenexamina abgehalten wurden.[397]

Entsprechend enthalten die Examenszeugnisse der Mainzer Medizinischen Fakultät bis ins 18. Jahrhundert hinein vorwiegend Aussagen über die Person der Hebamme sowie über ihre Ausbildung und Erfahrung:

„Dicta ea est Maria Kubald a viri seu mariti sui cognomine qui sulcarchiae Metternichianae Locumtenens fuit nunc, ut vocant, reformatus; ipsa praeterea Trevirensis, aetatis annorum 53 quinque liberorum mater quorum tres adhuc superstites. Ab hinc quindecim annis incepit in defectu obstetricum ex Misericordia parturientibus assistere & obstetriciam collocare operam. In bello de militia, prout narravit, cum foeminis infantes habuit viginti octo, in Hederheim sexaginta unum interque eos foetus iam mortuos quatuor."[398]

Der Eintrag im Fakultätsprotokoll führt darüberhinaus an: „[...] sed ne illautis manubus, adeoque indigna ad id accederet [...]."[399]

---

394 ebd., S. 154f., § 3

395 G. Bernhard, S. 78a und b

396 siehe unten, Kapitel „Hebammenlehrbücher in Mainz"

397 Siehe dazu das „Protokoll einer zu Aschaffenburg am 8. Juli 1720 abgehaltenen Hebammenprüfung" bei Georg Burckhard: Einige Dokumente aus dem Anfang des 18. Jahrhunderts zur Hebammenfrage. In: Arch. f. Gesch. d. Med. 4 (1911), S. 129-137, hier S. 134-137.

398 StAMz, 27/350 [1656 23/2]

399 StAMz, 18/161, S. 37

Die Antworten der Hebammen auf den geburtshilflichen Teil ihres Examens sind nicht überliefert.

Bis 1772 war der Annahmemodus einer Hebamme folgender:
Nachdem eine Frau eine gewisse Zeitlang einer erfahrenen Hebamme assistiert und dabei geburtshilfliche Kenntnisse erworben hatte, richtete sie eine Supplikation an die weltliche Obrigkeit, um als vereidigte Stadthebamme angenommen zu werden. In der Regel bewarben sich die Mainzer Geburtshelferinnen immer konkret um die nach dem Tod einer Stadthebamme vakante Stelle. Zeigte sich die Obrigkeit zu einer Annahme der betreffenden Frau bereit, wurde diese an die Medizinische Fakultät verwiesen, um sich dort prüfen zu lassen. In der Zwischenzeit holte man Erkundigungen über den Lebenswandel und Ruf der Kandidatin ein. Nach bestandenem Examen erfolgte die offizielle Annahme in Form der Vereidigung bei „öffentlichen rathsess“.[400] Danach wurde die Hebamme beim Vicariat über ihren kirchlichen Aufgabenbereich unterrichtet, examiniert und vereidigt.
Diese Formalien sind sehr gut zusammengefaßt in einem Schein, der am 13. 3. 1659 der neu angenommenen Hebamme Barbara Müllerin für ihre Unterrichtung und Examinierung beim Vicariat ausgestellt wurde:

„Bey Ihrer gnaden Hern Vicedom und Zwölffern deß rathß Churfürstlicher Haubt- und residentz statt Maintz, hatt VorZeigerin dieseß barbara, Hanß Müllerß bürgerß und schröderß alhier eheliche Haußfraue umb Hebammenstell gebührend angehalten, auch erhalten, daß dieselbe dem Herkommen gemeß durch medizin facultet und Barbirer Meister alhier behörig examinirt worden, weiln nun gedachte barbara vermög vorgezeigten scheinß bey solcher examination also bestanden, daß Zue solchem ambt vähig erkant und befunden wordten, auch man so viel sich erkundiget, daß dieselbe eineß erlichen Nahmenß, lebenß, undt wandelß seye, alß ist dieselbe hierZue angenohmen worden und hatt anheut dato bey offentlichem rathsess behörigen Hebammen aydt, der gebühr abgeschworen, wurdt derohalben dem löblichen vicariat alhier Zue dem end Zuegewießen daß wegen der Jehetauffung und andtern geistlichen functionen so bey solchem ambt vorZuegehen pflegen und ublich sindt, gleichmesig examiniret werdte, daselbsten völlige information und underricht ein holen [...] möge.“[401]

[400] StAMz, 1/15, S. 170
[401] ebd., S. 345

Zwischen 1656 und 1665 prüften die Doktoren der Medizinischen Fakultät gemeinsam mit dem ältesten geschworenen Barbiermeister und Chirurgen Paulus Grabius.[402] Die Bewertungen der Kandidatinnen reichen von völliger Ablehnung bis zu größter Zufriedenheit mit deren Kenntnissen, wie drei Zeugnisse aus dem Jahre 1663 verdeutlichen:
Anna Maria Fuhrmannin wurde „abgeschlag weilen sie hierzu nicht tauglich erkannt worden."[403] Über Magdalena Aetzumb urteilten die Prüfer, daß „sie zwar in Hebammensachen noch zur Zeit wenig erfahrung erlangt und mit anderen Hebammen nit viel umbgangen, sonsten aber quoad theorica dergestalt verständiglich und iudiciose geantwortet" habe, daß einer Anstellung nichts im Weg stehe, wenn den übrigen Stadthebammen befohlen werde, sie noch in der Praxis zu unterweisen.[404] Dieses Beispiel zeigt, wie viel wichtiger den gelehrten Ärzten die Theorie als die Praxis erschien. Anlaß zu größter Zufriedenheit dagegen gab die seit mindestens 18 Jahren in Weisenau tätige Hebamme Maria Försterin (Fürsten), die sich um eine Anstellung als Mainzer Stadthebamme bewarb, um sich beruflich zu verbessern. Vermutlich konnten die akademischen Mediziner einiges dazulernen, wie von S. Gabler vermutet,[405] als sie sie „von allerley wissenschafft und practic, so den Hebammen zue erlernen gebühret, weitläufig befragt, examiniret und ihre antwort fleißig notiret" hatten.[406]

b) *1665-1715:* Nach 1665 fand das Hebammenexamen nur noch vor den Doktoren der Fakultät statt, ein Chirurg wurde nicht mehr hinzugezogen. Entsprechend nahm die Bedeutung des theoretischen Wissens weiter zu: So sollte sich Barbara Catharina Schmidtin nach ihrer Annahme im Jahr 1673 noch „in Theoricis etwas fleisiger belesen, undt mitt den Doctoribus Medicis in schweren Zufällen sich zu Underreden befleisen."[407] Genauso urteilte man über die Hebamme aus Eltville, Anna Catharina Kretzingerin, die sich zwei Jahre später in Mainz niederlassen wollte:

---

[402] StAMz, 18/161, S. 37, S. 39f., S. 56, S. 127 und 27/350 [1665 9/12]
[403] StAMz, 27/350 [1663 19/9]
[404] StAMz, 18/161, S. 127
[405] siehe oben, Kapitel zur allgemeinen Geschichte der Hebamme
[406] StAMz, 27/350 [1663 17/11. Interessant ist auch das sehr gute „Verhaltniß Zeugniß" für diese Hebamme aus Weisenau, siehe ebd. [1663 13/11].
[407] ebd. [1673 4/6]

„Aus deren Antwort wir dan so viel befunden das sie in praxi undt handtgriff zu genügen undt besser als in Wissenschaft deren bei schweren zu fällen gebräuchlichen Mitteln geschickt und erfahren seye: dannen hero sie bey harten gebuhrten gelehrter entweder hebammen oder nach beschaffenheit der Sachen auch eines oder anderen H. Doctoris Medici hilff und Rath zu pflegen von nöthen hatt.“[408]

Anna Elisabeth Bauerin wurde sogar erst ein Jahr nach ihrer Bewerbung um eine Hebammenstelle angenommen, da die Fakultät es für besser hielt, daß „Sie anderen geschworenen HebAmmen annoch eine Zeit lang an die Hand ginge, umb sich ihrer künfftigen function besser zu perfectioniren.“[409]

Aus diesen Quellen spricht deutlich eine zunehmende Einflußnahme der gelehrten Ärzte, die sich selbst nun als Ratgeber anboten, wenn auch erfahrene Hebammen immer noch an erster Stelle genannt werden. Wahrscheinlich fühlten sich die Doctores zunächst auch nur für solche Fälle zuständig, in denen durch Gabe innerer Arzneien die Geburt vorangebracht werden konnte. Diesen Aspekten soll aber erst im Kapitel über die männliche Geburtshilfe genauer nachgegangen werden.
Insgesamt wird aus den Hebammenexamina des 17. Jahrhunderts deutlich erkennbar, daß man bemüht war, sehr strenge Auswahlkriterien anzulegen, um gute Geburtshelferinnen einzustellen. Im Jahre 1699 war es sogar nötig, aus fünf Bewerberinnen die geeignetste für das Hebammenamt herauszufinden.[410] Für einen Mangel an Hebammen fehlen im gesamten Zeitraum dieser Untersuchung in Mainz jegliche Hinweise. Dies sich zu vergegenwärtigen, ist wichtig, besonders wenn man die Schriften von Ärzten späterer Zeit liest, die - begeistert von den Neuerungen in der Medizin - immer wieder die „finsteren“ Zeiten der Geburtshilfe in schwärzesten Farben ausmalen.

In manchen Fällen bevorzugte die Obrigkeit bei der Annahme die Töchter von als bewährt bekannten Stadthebammen. Z.B. hatte Anna Elisabeth Bauerin sich gleich nach dem Tod der Anna Maria Kobald 1678 um die nun unbesetzte Stelle beworben, jedoch wurde deren Tochter vorgezogen. Sie selbst war darauf vertröstet worden, „daß so balt Eine von den Vier geschworenen Ammen mit Todt abgehen, [sie] alß dan Vor anderen solte

408 ebd. [1674 18/7]
409 ebd. [1680 15/5], [1681 24/4]
410 StAMz, 27/350 [1699 22/9], siehe Anhang

angenohmen werden,"[411] was auch tatsächlich im April 1681 geschah. Die Vereidigung der Hebammen erfolgte seit 1701 öffentlich auf „der Müntz".[412]

c) *1715-1744:* Ab 1715 werden die Eintragungen im Fakultätsprotokoll zu den Hebammenexamina noch ausführlicher:

„Cum hactenus in Facultate Medica receptum esset, ut Examen Pharmacopoe, et Obstetricium fieret per Decanum & duos Seniores huic mori inhaerens, hodiernum concilium, consistens ex tribus modo nominatis, in eum finem convocavi, ut praesens obstetrix per Examen consuetum exploretur, an pro illa arte, quam profiteri post-hac intendit, capax sit judicanda, nec ne [...].[413]

Geprüft wurde 1715 Anna Magdalena Altgräberin (Algräberin), geb. Sattlerin,

„nata in Steinbockenheim prope Crucenacum, 24. Augusto 1667, ab Anno vero 1685 nupta dem Johannis Algräber, bürger und Sackträger alhier, ex quo septem liberos peperit. tyrocinium artis obstetriciae sub Anna Winklerin coqua, et approbata obstetrice sumsit, dum per annos 8. una cum illa mulieres parturientes accessit, et suam operam collocavit, atque suis manibus ad 50 iam infantes feliciter in lucem suscepisse se dicit.
Ante Examen, solvit jura Examinis in florem 12 quorum tres fisco Facultatis cedunt, reliqui inter D.D. Examinantes divisi fuerunt.
Inspecta fuerunt illius manus, quae, licet ipsa esset corpore satis procero et robusto, videbantur tamen ad hoc opus non ineptae.
Tunc sedere jussa, et per aliquot horas circa plurimas quaestiones arduas illam artem concernentes examinata, cum satis apte respondisse videretur, sobrietatis admonita, fuit iterum dimissa."[414]

Die ihr daraufhin ausgestellte Bescheinigung lautete:

„ Demnach auf vorhergangene Requisition von Seiner Hochfreiherrlichen Gnaden Herrn Vicedom, sodan [...] Herrn Gewaltsbotten, und [...] Stadtrath allhier an hießige Medicinische Facultät, die Anna Magdalena Algräberin, welche sich für eine Hebamm offerirte, altem gebrauch und Herkommen gemäß von Decano und Zweyen Senioribus erstbesagter Facultät, 2. biß 3. Stunden lang auf das genaueste ist examinirt worden; alß hat dießelbe in ihrem examine die meiste und vornehmste

411 StAMz, 27/350 [1680 14/5] u. 1/19, S. 523
412 ebd., [1701 5/3]
413 StAMz, 18/161, S. 259-262
414 ebd.

fragen solchergestalten beantwortet, daß wir darob ein sattsames Vergnügen gehabt, auch deßhalben gedachte Annam Magdalenam für tauglich achten, eine geschworene Heb Amm abzugeben. [...]"[415]

Im Anschluß daran wurde sie „auf alhiesig Stadtrathshauß mit gewöhnlich Aydspflichten belegt"[416] und an das Vicariat überwiesen.[417]

Der Inhalt und Aufbau des Examens entspricht also noch genau der 1656 eingeführten Form, wobei mittlerweile aber verschiedene Details besser dokumentiert oder hinzugekommen sind: Bisher nicht erwähnt worden war die Dauer des Examens von immerhin 2-3 Stunden, die auf ein sehr gewissenhaftes Vorgehen und ernsthaftes Interesse der Prüfer schließen läßt. Ebenfalls erstmalig aufgeführt sind die Examensgebühren, die eine Hebamme zu zahlen hatte: Gemessen an ihrem (nur zu schätzenden) Verdienst war eine Summe von 12 Gulden eine sehr hohe Forderung.

1744-1772

Im Jahre 1744 lautete die Instruktion für den Stadtphysicus, beim Examen der Hebammen (zu dem er nach dem Willen der Obrigkeit seit 1701 hinzugezogen werden mußte)[418] solle er darauf „hauptsächlich sehen, damit denenselben solche fragen gestelt werden, welche zu deren wissenschafft eigentlich gehören mithien auf diese arth die tauglichste [...] Verpflichtet werden können."[419] Die Notwendigkeit einer derartigen Ermahnung läßt darauf schließen, daß die Inhalte der Hebammenexamina immer mehr in den theoretisch-wissenschaftlichen Bereich gerückt waren. Als Praktikerin-

---

415 ebd. und 27/350 [1715 8/10]

416 StAMz, 27/350 [1715 10/10]

417 ebd. [undatiert]: „Einige attestata, welche sowohl die med. fac. als auch durch Erzbischöffliche Vicariat pto deren geistlich ordinationen als E: G: weg des gehetaufens und anderen Christ-Catholisch gebräuch verschiedenen dahier angenohmenen Hebammen mitgetheilt alß in anno 1701 1715 1729 und mehreren."

418 Vergl. H. Terhalle, S. 65 zu den Streitigkeiten zwischen der Medizinischen Fakultät und dem Stadtphysicus wegen des Rechts zur Durchführung der Hebammenexamina. Im 18. Jahrhundert war allerdings der Stadtphysicus häufig gleichzeitig auch Fakultätsmitglied, so daß er in jedem Fall an den Examina teilnahm.

419 StAMz, 27/305 [1744 23/6]: „Instruction für den zeitlichen Phisicum in Mayntz"

nen waren die Hebammen diesen Ansprüchen nicht gewachsen, womit die zunehmende Unzufriedenheit der Ärzte, die sich mittlerweile ein viel besseres und realitätsnäheres geburtshilfliches Wissen angeignet hatten, erklärbar ist.
Magdalena Schmansin, Schwester der seit 1749 vereidigten Mainzer Stadthebamme Maria Elisabetha Seitz, gab an, selbst über 800 Kinder „zum Welt Licht glücklich beförderet" zu haben.[420] Von der Medizinischen Fakultät war sie 1759 und 1764 abgelehnt worden, „da sie nicht allein unwissend in allen stucken, sondern auch ohnvernünftig, einfältig, und ungeschickt"[421] sei, somit „pericula futura" zu befürchten seien.[422] Nachdem sie die Examenskosten nicht bezahlen konnte, hatte man ihr diese zwar erlassen, sie jedoch „vor allezeit verworfen, und von fernerem examen ausgeschlossen."[423] 1769 versuchte sie trotzdem erneut in einer Bittschrift an den Stadtrat, zu einem dritten Examen zugelassen zu werden, und erklärte, daß „die Viele in Praxi vor [sich] habende Proben ein Theoretisches Examen um ein merkliches übersteigen" würden.[424] Doch damit irrte sie: Mitte des 18. Jahrhunderts genügte eine ausschließlich praktische Befähigung in Mainz nicht mehr. Obwohl sie sogar vier Atteste von zufriedenen Vätern vorlegen konnte, wurde sie nie zur vereidigten Hebamme angenommen.

Seit 1746 unternahm man verstärkt Bemühungen zur Verbesserung der Ausbildung der Hebammen. In diesem Jahr wurde nicht nur befohlen, daß „sowohl die Dorffschafften als auch Flecken und Städte mit tuechtigen und genugsamen erfahrenen auch des Ends vorhin examinirt- und approbirten Hebammen versehen" werden sollten,[425] sondern es wurden auch Vorschläge zur Einführung eines Hebammenlehrbuches gemacht, das 1748 gedruckt wurde. Bei der Diskussion um dieses Lehrbuch wurde außerdem die Hinzuziehung einer „wohlverständigen Hebamme" zu jedem Examen gefordert.[426] Die Gründe dafür dürften ebenfalls in der noch immer mangelnden Praxisbezogenheit der studierten Ärzte liegen.

---

420 StAMz, 27/350 [1769 31/8]
421 StAMz, 27/350, [1769 8/8]
422 StAMz, 18/162, S. 159
423 StAMz, 27/350 [1769 8/8]
424 StAMz, 27/350 [1769 31/8]
425 StAMz, LVO 1746 Januar 19
426 StaAWü, MzPolAkt 1280 I

Obwohl die Hebammenausbildung noch immer vorwiegend praktisch orientiert war und bei erfahrenen Hebammen erfolgte, war das Angebot mittlerweile reichhaltiger.

Theresia Flachin, mit der die Fakultät bei der Prüfung ebenfalls unzufrieden war, da sie nicht einmal alltägliche Vorkommnisse gut beantworten konnte, sollte sich vor einem weiteren Examen „durch frequentierung der Anatomie oder Zergliederung deren weiblichen geburtsgliedern oder theilen, fleisiger lesung guter Hebammenbücher und Anleitung durch erfahrene Hebammen" weiterbilden. Nach ihrem zweiten Examen 1765 wurde sie angenommen mit der Bewertung, ihre Antworten seien

„die Anatomie und Theorie betreffend, theils schlecht, theils mittelmäßig. Weilen sie aber in denen Practicis, die Handgriff selbsten belangend, besser geantwordtet hatt, so könte sie unter die Zahl der geschworenen Hebammen auff und angenommen werden, dergestalten jedoch, das sie bey ablegung Ihres pflicht-Eydes gantz besonders angeloben mus, in auserordentlichen Ihr etwa vorkommenden, ihre geschicklichkeit und begriff übertreffenden schweren fällen bey zeiten Einen accoucheur, oder in dessen ermangelung Einen geschickten, in dem accouchement erfahrenen Chirurgen kommen zu lassen, um sich bei dem selben Rath zu erhohlen."[427]

1772-1784

Ab 1772 erfolgte der Hebammenunterricht durch den Accoucheur Dupuis. Nachdem dieser eine Hebamme drei Monate lang unterrichtet hatte, stellte er ihr darüber einen Schein aus:

„Auf geschehenen Befehl von Ihro Excelentz H. Hoffrath habe die frau Sibila Millerin 3 mohnath (sic!) in der Hebamen Kunst unter wießen, dieselbe hat auf währenter Zeit hindurch sich fleißig bezeiget, daß sie nun mehro Zum Examen zugelassen werden kan."[428]

---

427 StAMz, 27/350 [1765 6/5]; außerdem geht aus dem Fakultätsprotokoll hervor, daß sie wenig des Lesens kundig sei („literarum legendarum parum gnara"), StAMz, 18/162, S. 166f. Eine andere Hebamme schreibt in ihrem Bewerbungsschreiben 1786, die Theresia Flachin habe „sich durch ihr Tadtelhafftes Betragen das gänzliche Zu Trauen des Puplikums entzogen [...]." StAMz, 27/350 [Concl. 1786 5/2]

428 ebd., [1772 17/7]

Die Examenszeugnisse zwischen 1773 und 1783 wurden vom Stadtphysicus und Accoucheur ausgestellt[429], obwohl 1776 in der „Instruction für einen zeitlichen Stadtphysicum primarium“ festgesetzt war, daß dieser „bey etwaiger Auf- und Annahme einer oder anderer Hebamme unter Praesidio eines zeitlichen Senioris der medizinischen Facultät dem Examini“ wie auch dem Chirurgenexamen beizuwohnen habe.[430]

Die Zeit nach 1784

Mit der Gründung der Hebammenlehranstalt 1784 wurde Johann Peter Weidmann mit der Ausbildung und Examinierung der Hebammen beauftragt. Die Umstände der Gründung dieser Hebammenschule und ihre wechselhafte Geschichte während der „Franzosenzeit“ in Mainz wurden bereits dargestellt in der Dissertation von Barbara Weber „Johann Peter Weidmann (1751-1819) und das Mainzer Accouchement“,[431] so daß ich hierauf nicht näher eingehen möchte.

***

Die Annahme und Vereidigung von Hebammen in Mainz ist ab 1550 dokumentiert. Öffentlich gelobten die Hebammen dabei mit Handgebärden, ihren Pflichten in diesem Amt nachzukommen. Bei der Examinierung orientierte sich die Medizinische Fakultät in Mainz seit 1656 an Ludwig von Hörnigks „Politia medica“, die ein eigenes Kapitel über Hebammen enthält. Eine bedeutende Stellung nahmen darin der Lebenswandel und die Anforderungen an die Persönlichkeit der Hebamme ein, was eindeutig noch in der Tradition des Soran steht.

Die Ausbildung erfolgte vor 1772 nur bei älteren Hebammen, (obwohl z.B. 1765 auch schon „frequentierung der Anatomie“ gefordert worden war). Als besonders charakterisch für die frühere Zeit können die folgenden zwei Zitate aus Bewerbungsschreiben von Hebammen gelten:

---

429 StAMz, 27/350 [1773 3/2], [1782 18/10], [1783 23/4]

430 StAMz, 27/305 [1776 18/6]

431 Weber, Barbara: Johann Peter Weidmann (1751-1819) und das Mainzer Accouchement. Med. Diss. Mainz 1985

Anna Margareta Feistin, deren „Mutter, Ahn und Uhrahn frau, selige, zwar ohne geziemende rum zu melden der gleichen auch alhiesiger bürgerschafft bedient bewesen", bewarb sich 1665:

> „[...] und ich biß dahero so wollen von gedachter meiner schwester seligen [...] dißfalß Instruirt, und von dem allmechtiger got ich selbsten mit 11 Kindern gesegnet worden also das mit der Hilf gottes Ein oder andere geberenden, in der noth bey Zu springen, Und nach allem Vermögen Zu dienen verhoffe, masen auch von Ehrlibenden Matronen selbsten mir ahnleidung hirzu gegeben worden."[432]

1720 bat die geschworene Hebamme Anna Wendlerin den Rat,

> „ihro zu gestatten, daß sie ihre tochter, hiesig Bürgers und Krähmers Johann Peter Hammells Ehefrau, so selber 13 Kinder gebohren, Zu der Hebammenfunction anführen und pflichtmäßig unterweisen [...]" dürfe und man diese nach dem Examen ebenfalls zur Hebamme annehmen möge.[433]

Insgesamt entsteht bei der Durchsicht der Bewerbungsschreiben der Eindruck, daß die vier vereidigten Stadthebammen stets mit mindestens einer „Schülerin" zusammenarbeiteten. Diese meist etwas jüngeren Frauen assistierten der Hebamme bei schwierigen Geburten und wurden von ihr über einen längeren Zeitraum in die Entbindungskunst eingeweiht. Dabei leisteten sie - v.a. wahrscheinlich bei unkompliziert verlaufenden Geburten oder wenn die Hebamme schon bei einer anderen Geburt anwesend sein mußte - eigenständig Geburtshilfe. So konnten sie sich, beaufsichtigt und unterstützt von der vereidigten Hebamme, ein umfangreiches praktisches geburtshilfliches Wissen aneignen und dabei gleichzeitig das Vertrauen der weiblichen Bevölkerung gewinnen. Da diese jüngeren Frauen, die oft selbst Töchter von Hebammen waren, noch intensiv in ihrer eigenen Familie gebraucht wurden und in erster Linie für den Ehemann und die eigenen, meist zahlreichen Kinder dasein mußten, vielleicht auch selbst noch weitere Kinder zur Welt brachten und aus all diesen Gründen nicht unabhängig genug waren, um bei „Tag und Nacht" für Gebärende erreichbar zu sein, unterstützten sie lediglich die ältere vereidigte Hebamme. Nach dem Tod ihrer „Lehrmeisterin" baten in der Regel diese Frauen darum, deren Stelle übernehmen zu dürfen. Meist waren bis dahin die Kinder selbständig und sie selbst genötigt, Geld dazuzuverdienen, da der Ehemann nicht mehr arbeitsfähig war, wenn

---

432 StAMz, 27/350 [1665 4/11]

433 StAMz, 1/25 I, S. 229f.

sie nicht sogar schon verwitwet waren. Mittlerweile aber waren sie den von ihrer Vorgängerin betreuten Frauen schon bestens vertraut.
Dies erklärt auch, warum die Frauen bei ihrer Annahme zur Hebamme schon teilweise eine erstaunlich hohe Anzahl an selbständig geleiteten Geburten und eine geburtshilfliche Tätigkeit von etlichen Jahren vorweisen konnten, obwohl sie bisher offiziell keine vereidigten Hebammen gewesen waren. Es muß also in Mainz von einer bestimmten Anzahl an vereidigten Hebammen - bis zu Beginn des 18. Jahrhunderts waren es vier, danach stieg die Zahl auf sieben Amtshebammen um 1730 an - ausgegangen werden, mit denen, je nach Bedarf, verschiedene noch nicht vereidigte jüngere Frauen zusammenarbeiteten und dabei von ihnen Kenntnisse erwerben und sich auf eine spätere Tätigkeit als vereidigte Hebamme vorbereiten konnten.

In den 12 Jahren zwischen 1772 und 1784 fand in Mainz die Hebammenausbildung durch in Geburtshilfe ausgebildete Chirurgen statt. Ab 1784 trat mit der Einrichtung der Hebammenlehranstalt ein grundlegender Wandel ein, da die Hebammenschülerinnen, die idealerweise junge Frauen sein sollten, nun in vergleichsweise kurzer Zeit ausgebildet wurden. Die Mainzer Stadthebammen, die bei Weidmann ausgebildet worden waren, hatten oft nur 1½ bis 2 Jahre an geburtshilflicher Unterrichtung in der Hebammenschule genossen.[434] Sie waren dadurch weniger gewohnt, in schwierigen geburtshilflichen Situationen alleine zurecht zu kommen. Es war auch nicht mehr vorgesehen, dann eine ihnen vertraute ältere Hebamme um Rat zu fragen, sondern an deren Stelle traten nun die männlichen Geburtshelfer, die im Fall einer schwierigen Geburt hinzugezogen werden sollten.

Wie es scheint, hatten die Hebammen ihre Ausbildung und Unterrichtung schon früh - in Mainz bereits vor der Gründung der Hebammenlehranstalt - bereitwillig den Ärzten und Chirurgen überlassen.[435] Wahrscheinlich fühlten sich Hebammen, deren Tätigkeit und Wissen weitgehend auf praktischer Erfahrung basierten, allgemein wenig berufen, ihren Nachfolgerinnen den nun mehr und mehr geforderten theoretischen Unterricht zu erteilen. Da die Ärzte und Chirurgen darauf bestanden, bessere anatomische und theoretische Kenntnisse vom Geburtsablauf zu haben und zumindest die „neuen“

[434] StAMz, 27/350 [1786 5/2], siehe Anhang und ebd. [1787 28/12 u. 1788 10/1]
[435] Siehe auch S. Sander, S. 61 für Württemberg

jungen Hebammen dies auch akzeptierten, fühlten sich die alten Empirikerinnen wohl überfordert und waren vielleicht sogar erleichtert, einen solchen zusätzlichen, für sie neuen und schwierigen Unterricht nicht abhalten zu müssen.

Nach einem Exkurs über unvereidigte Hebammen sollen im folgenden das komplexe Beziehungsgeflecht zwischen Hebammen und männlichen Geburtshelfern sowie die Veränderungen, die daraus für die Geburtshilfe resultierten, untersucht werden.

5.3. Unvereidigte Hebammen

Aus vielen Städten gibt es Hinweise, daß neben den examinierten und vom Stadtrat vereidigten, meist mit einem Gehalt oder anderen speziellen Vergünstigungen versehenen Geburtshelferinnen auch unvereidigte Hebammen tätig waren.[436] Dabei können zwei Gruppen unterschieden werden: Auf der einen Seite stehen die mit Einverständnis des Stadtrates geburtshilflich tätigen Frauen, die die vereidigten Stadthebammen unterstützten und dabei - wie oben schon beschrieben - sich zusätzliche Kenntnisse aneignen und Erfahrungen sammeln konnten. Häufig war es eine dieser Frauen, die nach dem Tod einer vereidigten Hebamme deren Amt übernehmen konnte.[437] Gut charakterisiert ist die Beziehung dieser unvereidigten Helferinnen zu den geschworenen Hebammen durch den Namen „Beifrauen“;[438] in Mainz wurden sie üblicherweise als „Caplaninnen“ bezeichnet.[439] Im Gegensatz dazu steht eine zweite Gruppe von unvereidigten Hebammen, auf die die Bezeichnung „freie Hebammen“ anwendbar ist. Sie waren von der Obrigkeit nicht legitimierte Hebammen, die als Konkurrentinnen der Stadthebammen auftraten. War eine solche „freie Hebamme“ bei der Bevölkerung beliebt und erfolgreich, so stellte sie eine erhebliche materielle Bedrohung für die geschworenen Hebammen dar. Aus Bittschreiben, in denen die vereidigten Hebammen die Obrigkeit ersuchen, der unvereidigten Hebamme die Tätigkeit zu untersagen, gehen die Streitigkeiten zwischen beiden Gruppen hervor. Ein klassisches Beispiel dafür findet man in Nördlingen, wo die Quellen über einen zwischen 1563 und 1565 bestehenden Konflikt zwischen den Stadthebammen und der frei tätigen Hebamme Barbara Fingerhut Auskunft geben.[440]

Auch die Mainzer Akten berichten über derartige Streitigkeiten, die von 1657 bis 1681 andauerten. Erstmals erwähnt das Ratsprotokoll vom 17. Mai 1657, daß sich die Stadthebammen an die Obrigkeit gewandt hätten mit der Bitte, zwei unvereidigten Hebammen die geburtshilfliche Tätigkeit zu ver-

---

436 E. Haberling, S. 34, M. Degginger, S. 23f. und Bömcke, Gustav: Das badische Hebammenwesen. Med. Diss. Wiesenburg (Mark) 1936, S. 33

437 M. Degginger, S. 23f.

438 G. Bömcke, S. 33

439 StAMz, 27/350 [1782 30/4], siehe Anhang

440 S. Gabler, S. 75-77b

bieten: „Geschworne Hebammen hielten ahn, weilen eine Soldatenfrau in der Schlossergaß, und dann eine andtere [...] auf dem Stephanßberg, sich ohnbeaydtigt dieser Function gebraucht, ihnen solches zue inhibiren." Daraufhin wurde dem Stadtknecht befohlen, „beydten beklagten ohnbeaidigte Personen anzuedeuten wo fern sich inß kunftig darüber betretten lassen würdten, daß derentwegen in schimpf undt straff gesetzt werdten sollen."[441] Vom 3. Oktober 1662 überliefert ist eine Supplikation „der sämptlichen HebAmmen in Meintz" Margaretha Kreberin, Agnes Kromsin (=Anthonin) und Anna Maria Kobald. Gemeinsam bitten sie die Obrigkeit, der „Soldaten amb genand Anna" die Betätigung als Hebamme bei den Mainzer Bürgerinnen zu untersagen und den Pfarrherren der Stadt zu gebieten, „Von diesem Weib kein Kind mehr zur Hl. Tauff an[zu]nehmen":

„[...] Weylen ihr schon etlichmahl gebotten, nie mehrmahl nit ohne gesetzte straff hoch verbotten, sie solle sich mit nichten bey den burgerin und inwohnerin der statt gebrauchen sondern auff der schantzen bey den soltaten weibern behülfflich befinden lassen, Jetz und aber sie es also hefftig Ubertrettet, und gleichsam ihro gebietenden obrigkeit spottend verachtet und sich an allen orten der statt Uns zu trutz und höchsten schaden last gebrauchen. Mihr aber [gemeint ist Agnes Anthonin], leyder gott, so grossen schaden thut dan sie ist wohnhafft in Meiner pfarr alß Sti Ignaty: daß sie mir mein nahrung aus den henden, Mein glück Von Meiner Seyt, wi gleichsam das brot aus mein Mund schendtlich entziehet, welche ich doch die grosse Krigs beschwernissen habe ertragen müssen, Werden doch alle drey dieser frauen nachgestelltet [...]."[442]

Eine weitere Bittschrift der Agnes Anthonin, die zwar undatiert ist, aber ebenfalls zwischen 1657 und 1663 verfaßt sein muß, gibt die Haltung der Soldatenamme wieder:

„[...] Aber wider verhoffen laßt sich die Soltaten frau hören, Sie liese ir solches nit wehren sie schicke keinem kein botten, warumb man es nit den Bürgeren (zu ir Zu komen) verbiete, die Ander Stattamen weren Nichts Nutz. Es gefiel ir sehr wohl, daß sie mehr hierin zu thun hab, Als die Stattamen [...]."

Agnes Anthonin behauptet, daß die Soldatenamme, „wo sie in Unserer St. Ignatien pfarr schwangere weiber weiß dieselben entweder selbst anredet, oder durch Ander weiber, die sie mit geschenck hierzu zu bewegt, Anreden

441 StAMz, 1/15, S. 225

442 StAMz, 27/350 [1662 3/10]. Auch im Fakultätsprotokoll 18/161, S. 141, findet man eine entsprechende Anmerkung vom 18. 10. 1663.

leßt, welches sich gar von Niemant gebührt, hirauß kombt, daß sie fast mehr Zu thun hat Als Andre Hebamen [...].“ Außerdem beklagt die geschworene Hebamme wiederum, daß „hier durch keiner Amen mehr eintrag und schaden“ geschehe als ihr selbst: „Weil dan ich nun in 5 wohen hiern gar nichts zu thun gehabt diese Aber hiermit fast weder tag noch nacht ruhe hat, und Also das Jenig was uns oder mir gebührt, unrechtmäsiger weis an sich zieht.“[443]

Am 28. November 1663 erließ der Gewaltbote folgendes Dekret:

„Demnach so wohlen Vorlengst alß noch Jünsthin bey ersetzung der vacirend geweßener Vierten Hebammen Stelle Verschiedene Clagen Einkomen, Welcher gestalt die auf alhießiger Schweickhardtsburg, sich befindende Ammen, denen alhießig Verordneten geschworn Undt examinirten HebAmmen Eintrag zuthun, Und sich bey denen in der Stadt wohnenden burgers Weiberen einzufinden understehen thete, da doch dieselbe noch Zur Zeit keines Wegs hierzu ahngenohmen: oder approbirt: Wenigers aber in gefährlichen Zuständen deß geprauchs gehöriger so geist: alß andern natürliche mittelen informirt seye damit dan Ein od anderen hierauß entstehendten gefahr Undt Angelehenheit Umb so mit mehr gesteret werden, die dem Herkomen gemeß Undt von obrigkeit wegen bereits Verordnete 4 geschworene Undt approbirte HebAmmen auch alß welche so tags alß nachts in bereitschafft sein, Ihrem Ampt desto beßer Abwarten Undt ihre nahrung davon haben mögen, Alß wird denen gesampten Zünfften hirmit ernstlich ahngefohlen, Zu Verhuetung ihres selbst eigenen schadens sich hinführo gedachter soldaten HebAmen gentzlich zu müßigen oder aber Willkührlicher obrigkeitlicher straff deß ienigen burgers welcher dieselbe in sein hauß beruffen oder halten wird gewärtig zu sein wornach sie sich zu richten.“[444]

Doch trotz dieser Strafandrohung finden sich weitere Hinweise dafür, daß der Streit noch lange nicht beendet war: Darauf deutet ein Eintrag im Ratsprotokoll von 1664[445] hin, ebenso der Versuch der drei geschworenen Hebammen, 1671 die Annahme der Elisabetha Bredinin zur vierten Hebamme zu verhindern, da die „[...] Soldaten Ame allenthalben deßwegen eintrag tuet, und daß Brodt unß vorm maul hinweg schneidet [...].“[446]

[443] StAMz, 27/350 [undatiert]
[444] StAMz, 27/350 [1663 28/11]
[445] StAMz, 1/17, S. 58
[446] StAMz, 27/350 [1671 3/12]

Erst 1681 beendete die Obrigkeit nach über 20 Jahren die Auseinandersetzung um die unvereidigte Soldatenamme endgültig, indem sie diese aufforderte, sich examinieren und anschließend vereidigen zu lassen. Als Begründung führte man an, die Hebamme müsse in den Dienst der Obrigkeit gestellt werden, da auf der Schweickhardsburg besonders viele Fälle von Ehebruch und Unzucht vorkämen, über die der Stadtrat von ihr informiert werden müsse. Am 10. Februar 1681 erging folgender Befehl an den Kommandanten der Schweickhardsburg:

„Nachdem Wir ohnlängst die Ernstliche Verordnung dahien ergehen laßen, daß auff alle sich ereignende adulteria undt fornicationes fleißige obacht gehalten, und solche Unserem Vitzdhomb alhier JederZeit angezeigt werden sollen, Wir aber benebens vernemmen, daß auff Unßerer Schweickhardsburg sich eine Hebamme befinde, welche wed zue solchem Ende angenommen, noch beEydigt, gleichwohl sich in solchen fällen gebrauchen laße; Alß ist Unser Ernstlicher befelch, die gemelte Hebammen Zue Unserem Vicedhomb Ambt alhier Sistiren lassen wollest, damit selbige alda wie herkommens, gebührendt examinirt undt beEydigt, auch dahien angewiesen werde, die sich begebende adulterien, undt fornicationsfäll, davon sie Wissenschafft hat, daselbst in Zeiten ahnZubringen, [...].“[447]

Sehr geschickt diente diese Erklärung dazu, vor den vereidigten Stadthebammen die Annahme ihrer langjährigen Widersacherin zu begründen, der von keiner Seite fachliche Mängel vorgeworfen wurden. Gleichzeitig eröffnete die reguläre Anstellung der Soldatenamme eine weitere Möglichkeit zur Kontrolle der Unzuchtsdelikte auf der Schweickhardsburg.

[447] StAMz, 27/350 [1681 10/2]

6. Die Akademisierung der Geburtshilfe

6.1. Hebammenlehrbücher

6.1.1. Die ersten Hebammenlehrbücher

Unter dem gängigen Oberbegriff der „Hebammenlehrbücher" verbirgt sich eine sehr heterogene Gruppe von geburtshilflichen Schriften, die seit dem 16. Jahrhundert zunehmend Verbreitung fanden. Nicht nur die Autoren entstammten völlig verschiedenen Klassen des Medizinalpersonals, sondern auch der Leserkreis war nicht einheitlich - längst nicht nur Hebammen waren damit angesprochen. Verschiedene neuere Studien aus dem angloamerikanischen Sprachraum über den Inhalt und die Intention der Hebammenlehrbücher sowie über deren Stellung in der Hebammenausbildung relativieren die Bedeutung dieser bisher oft als neue Errungenschaft hingestellten Schriften erheblich. Helen King faßt die Ergebnisse wie folgt zusammen:

„However, examination of the contents reveals a surprising absence of useful information for midwives in those books ostensibly aimed at them, together with the presence of themes already found in the late antique and medieval texts."[448]

„'Midwives' books' could thus be described as a combination of antiquarism, irrelevance, salaciousness and the blindingly obvious. There is very little on midwifery itself."[449]

Wenn diese Beschreibung vielleicht auch etwas zu abwertend geraten ist, so zeigen die Untersuchungen doch deutlich, daß geburtshilfliche Texte, die in der Landessprache statt in Latein verfaßt waren, dennoch eher im Sinne eines Ratgebers an gebildete männliche und weibliche Leser aus höheren Schichten gerichtet waren als an Hebammen.[450]

---

448 King, Helen: 'As if None Understood the Art that Cannot Understand Greek': The Education of Midwives in Seventeenth-Century England. In: Clio Medica 30 (1995), S. 184-198, hier S. 187

449 H. King, S. 189

450 H. King, S. 186 und S. 193

Diese neuen Erkenntnisse sollten vorausgeschickt werden, bevor nun exemplarisch drei, vor allem für den deutschen Sprachraum bedeutende Werke kurz vorgestellt werden. Einen ausführlicheren Überblick zu den Hebammenlehrbüchern findet man bei K. Wille, E. Haberling oder H. Fasbender.[451]

Das erste und wegen seiner schon erwähnten Verbreitung bis ins 18. Jahrhundert bedeutendste Hebammenlehrbuch ist der 1513 erschienene „Der Swangern Frawen vnd hebammen Rosegarten" des in Worms und Frankfurt am Main tätigen gelehrten Arztes Eucharius Roesslin.[452] Diese Schrift faßt kompilatorisch die geburtshilflichen Kenntnisse der Ärzte seit Hippokrates zusammen, wobei besonders Soran als Vorlage diente. Wenn damit auch keine neuen geburtshilflichen Erkenntnisse vermittelt werden, so ist doch bemerkenswert, daß erstmals seit Soran wieder die Gynäkologie und Geburtshilfe als eigenes Fach und nicht als Teil der Chirurgie betrachtet wurde.[453] Dies läßt ein zunehmendes Interesse von männlichen Medizinalpersonen an Geburtshilfe vermuten. Außerdem machte dieses Buch das antik-mittelalterliche geburtshilfliche Wissen einem breiteren Leserkreis zugänglich, da es nicht in der lateinischen Fachsprache, sondern in Deutsch verfaßt war.

Ein weiteres Lehrbuch, 1554 von dem Zürcher Steinschneider Jacob Rueff veröffentlicht, erschien ebenfalls in deutscher Sprache als „Ein schön lustig Trostbüchle von den empfengknussen und geburten der menschen", aber gleichzeitig auch in lateinischer Fassung unter dem Titel „De conceptu et generatione hominis libri IV."[454] Im Unterschied zu Rößlin hatte Rueff als handwerklich ausgebildeter Stein- und Bruchschneider, der selbst auch Hebammen unterrichtete, für die damalige Zeit gute geburtshilfliche Kenntnis-

[451] Wille, Karl: Frühe Hebammenlehrbücher. In: Archiv für Gynäkologie 176 (1948), S. 100-108; E. Haberling, S. 98-106; H. Fasbender, passim.

[452] Rößlin, Eucharius: Der Swangern Frauwen und hebammen Rosegarten. Straßburg 1513, Faksimile-Ausgabe München 1910; Keil, Gundolf: Rößlin, Eucharius, d. Ä. In: Die deutsche Literatur des Mittelalters. Verfasserlexikon. 2. Aufl. Bd. 8. Berlin/ New York 1992, Sp. 244-248

[453] H. Fasbender, S. 116

[454] Wyß, G. v.: Ruf, Jacob R. (Ruff; Ruof; Rueff). In: Allgemeine Deutsche Biographie, Bd. 29. München 1889, Nachdruck Berlin 1970, S. 591-593

se.[455] Rueff legte großen Wert auf eine gute Darstellung der Anatomie, wobei er sich an Andreas Vesal orientierte.[456] Die Lehrbücher Rößlins und Rueffs bilden laut Haberling die Grundlage aller im 16. Jahrhundert über Geburtshilfe erschienenen Werke.[457]

Nachdem in Frankreich 1609 Louise Bourgeois und 1677 Marguerite du Tertre, beide Hebammen, erstmals auf eigenen Erfahrungen basierende Lehrbücher veröffentlicht hatten,[458] wurde 1690 auch in Deutschland ein solches von Justina Siegemund herausgegeben. Daß diese Frauen aufgrund ihrer höheren gesellschaftlichen Stellung und der damit verbundenen Bildung nicht zu verallgemeinernde Ausnahmen darstellen, versteht sich von selbst. Gerichtet ist das Buch der Siegemundin in erster Linie an Hebammen, aber auch an die Gelehrten.[459] Seine Bedeutung und Stellung in der Geschichte der Geburtshilfe wurde eingehend untersucht von Waltraud Pulz.

Im 18. Jahrhundert entstand im Zuge der allgemeinen Bemühungen um eine Verbesserung der Hebammenausbildung, besonders seit der Gründung der Hebammenlehranstalten, eine größere Nachfrage nach Unterrichtsmaterialien, woraus eine wachsende Anzahl von Lehrbüchern aus dieser Zeit resultiert.[460] Wenn auch ein Überblick dazu bislang noch fehlt, so vermittelt doch der Ausstellungsführer der Freien Universität Berlin unter dem Titel „Die Hebamme im Spiegel der Hebammenlehrbücher“ einen ersten Einblick in diese Vielfalt.[461]

[455] E. Haberling, S. 101
[456] H. Fasbender, S. 123
[457] E. Haberling, S. 103
[458] P.F.C. Wille, S. 104f.
[459] Pulz, Waltraud: „Nicht alles nach der Gelahrten Sinn geschrieben“- Das Hebammenanleitungsbuch der Justina Siegemund. [...]. München 1994, S. 64
[460] P.F.C. Wille, S. 107
[461] Die Hebamme im Spiegel der Hebammenlehrbücher. Bücher, Bilder, Dokumente. (Ausstellungsführer der Universitäts-Bibliothek der Freien Universität Berlin, 13) Berlin 1985

6.1.2. Hebammenlehrbücher in Mainz

I. Für das 16. und 17. Jahrhundert ist in Mainz kein Hebammenlehrbuch nachweisbar. Doch Ludwig von Hörnigk (1600-1667), der seit 1653 Mitglied der Mainzer Medizinischen Fakultät war und ihr von 1654-1665 fast ununterbrochen als Dekan vorstand, hatte 1638 in seinem Amt als Frankfurter Stadtphysicus ein Buch herausgegeben, in dem ein eigenes Kapitel den Hebammen gewidmet ist. Der vollständige Titel des meist kurz als „Politia medica" bezeichneten Werkes von Hörnigks lautet:

„Politia medica oder Beschreibung dessen was die Medici, sowohl ins gemein als auch verordnete Hof- Statt- Hospital- und Pest-Medici, Apotheker, Materialisten, Wundärzt, Barbierer, Feldtscherer, Oculisten, Bruch- und Steinschneider, Zuckerbecker, Krämer und Bader, Dessgleichen Die obriste geschwohrne Frawen, Hebammen, Unterfrawen und Krankenpflegern, Wie nicht weniger Allerhandt unbefugte betriegliche und angemaste Aerzte, darunter *A*lte Weiber, *B*eutelschneider, *C*rystallenseher, *D*orffgeistliche, *E*insiedler, *F*allimentirer, *G*auckler, *H*arnpropheten, *J*uden, *K*älberärzt, *L*andstreicher, *M*arckschreyer, *N*achrichter, *O*fenschwärmer, *P*seudo-Paracelsisten, *Q*uacksalber, *R*attenfänger, *S*egenssprecher, *T*eufelsbander, *U*nholden, *W*altheinzen, Ziegeuner etc. So dann endlichen: Die Patienten oder Krancke selbsten zu thun, und was allerseits hierunter in Obacht zu nehmen, Allen Herrn-Höfen, Republicken, und Gemeinden zu sonderbahrem Nutzen und guten Auss Geist- und Weltlichen Rechten, Polizey-Ordnungen und andern bewehrten Schriften zusammen getragen, Durch Dr. L. v. H."[462]

Die bewegte Biographie dieses recht streitbaren gelehrten Arztes ist nachzulesen bei M. Mäder oder W. Stricker.[463] Hervorgehoben werden soll hier nur, daß Hörnigk sich als Mainzer Dekan intensiv um Verbesserungen im Medizinalwesen bemühte, wobei es ihm allerdings eindeutig vorrangig erschien, das Apothekenwesen neu zu ordnen.[464] Doch zeugt eine Vielzahl

462 Ludwig von Hörnigk, Politia medica [...], Frankfurt am Main 1638. Laut Mäder, Markus: Ludwig von Hoernigk. Arzt, Jurist und Bücherkommissar im 17. Jahrhundert. (Auszug aus der Diss. Med. Bern 1982). Bern 1984, S. 24 wurde 1645 eine neue unveränderte Ausgabe unter anderem Titel herausgegeben.

463 Stricker, Wilhelm: Ludwig von Hörnigk. Ein Charakterbild aus der Geschichte der Medicin. In: Archiv für Frankfurts Geschichte und Kunst 4 (1869), S. 237-246; siehe auch Schrohe, Heinrich: Professor Ludwig v. Hörnigk und die Mainzer Medizinische Fakultät (1653-1667). In: Volk und Scholle 6 (1928), S. 92-97

464 M. Mäder, S. 31

von Verordnungen für Hebammen auch von Hörnigks Interesse an einer besseren Überwachung des gesamten Medizinalpersonals.
Aus dem Examenszeugnis der Maria Kobald des Jahres 1656 geht hervor, daß das Kapitel 15 der „Politia medica" „Von den Hebammen oder Wehemüttern" in Mainz als Prüfungsvorlage genutzt wurde.[465] Das vorangehende 14. Kapitel „Von den Obristen Matronen/ geschworenen Weibern oder Beeydigten Frawen"[466] wird dagegen nicht erwähnt und besaß für Mainz wahrscheinlich keinerlei Bedeutung, da im Unterschied zu Frankfurt hier den Hebammen niemals Ehrbare Frauen übergeordnet waren. Ebenso stimmen die §§ 32-38 zur Nottaufe aus dem 15. Kapitel der „Politia medica" nicht mit den Anforderungen im katholischen Mainz überein.
Über Hörnigks Schriften urteilt sein Biograph Stricker: „Hörnigk scheint uns für die Medicin des siebzehnten Jahrhunderts von typischer Bedeutung zu sein. [...]. Alles, was er vorbringt, belegt er durch berühmte Scribenten. [...]."[467] In bezug auf das geburtshilfliche Wissen orientiert sich Hörnigk vorwiegend an der vom Frankfurter Stadtarzt Adam Lonitzer 1573 verfaßten Hebammenordnung und dem im 16. Jahrhundert recht verbreiteten „Newen Frawen Zimmer" des David Herlicius.[468] Neben einigen weiteren Autoren zitiert Hörnigk außerdem die Speyerer und die Kurmainzer Apothekerordnung.[469]
Hörnigks Hebammenkapitel stellt eine reine Kompilation ohne eigenes Gedankengut dar, was darauf schließen läßt, daß er selbst über keinerlei praktische geburtshilfliche Kenntnisse verfügte. Die durch Hörnigk nach

465 StAMz, 27/350 [1656 23/2]. Eine ausführliche Darstellung findet man oben im Kapitel zum Werdegang einer Hebamme. Kapitel 15 der „Politia medica" ist im Anhang dieser Untersuchung abgedruckt.

466 L. v. Hörnigk, S. 152

467 W. Stricker, S. 244f.

468 L. v. Hörnigk, S. 153. Die Frankfurter Hebammenordnung von A. Lonicerus (Lonitzer) findet man bei Burckhard, S. 178-217. Von David Herlicius (Herlitz) benutzte Hörnigk eine Auflage des Buches „De cura gravidarum, puerperarum & infantum. Newe Frawen Zimmer, oder Gruendtliche Unterrichtung, von den Schwangern unnd Kindelbetterinnen, was ihnen vor, in, und nach der Geburt zu wissen von noethen sey, Auch von vielen kranckheiten der Jungen Kinder [...]". Von dieser Schrift existieren mehrere Auflagen zwischen 1597 und 1628 mit jeweils leicht verändertem Titel.

469 L. v. Hörnigk, S. 159

Mainz gebrachten Examensfragen, die er der Frankfurter Hebammenordnung des Adam Lonitzer entnommen hat, beruhen völlig auf Rößlins Hebammenlehrbuch.[470] Damit bildete „Der Swangern Frawen und hebammen Rosegarten" - wenn auch indirekt - in der zweiten Hälfte des 17. Jahrhunderts die Grundlage des von Mainzer Hebammen beim Examen erwarteten geburtshilflichen Wissens. Daraus läßt sich ableiten, daß die gelehrten Mediziner in Mainz zu diesem Zeitpunkt noch keine Fortschritte gegenüber dem antiken und mittelalterlichen Wissen in Geburtshilfe gemacht hatten. Dies näher zu untersuchen soll jedoch Aufgabe des Kapitels über männliche Geburtshelfer sein.

II. Mitte des 18. Jahrhunderts wurde in Mainz sämtlichen Hebammen, Chirurgen und Badern des Kurstaates die Anschaffung eines Hebammenlehrbuchs in einer Landesherrlichen Verordnung vom 23. März 1748 befohlen:

„Nachdemahlen die Erfahrnuß vielfaeltig begeben, daß theils durch Unerfahrenheit, theils Ungeschicklichkeit deren Hebammen hin- und wieder die gebaehrende Weiber, oder Kindbetterinnen nicht nur oeffters gar uebel zugerichtet, sondern von jenen mit diesen auch also umgangen worden, daß solche gebaehrende Weiber manchmahl samt deren genesenden Leibs-Frucht eins mit dem andern gar das Leben haben einbuessen muessen, man sofort Sich bewogen gesehen hat zu Bevorkommung so vielen bisherigen Unheils zu deren Hebammen noethigen Unterricht und Anweisung mit Ihro Churfuerstl. Gnaden Unsers gnaedigsten Herrn besonderer gnaedigsten Genehmung in allhiesigem Armenhaus ein Buch zum Druck befoerdern zu lassen, wie man einer mit Leibs-Frucht gesegneten Frauen in der Geburt recht beystehen solle: Gleichwie nun dieses heilsame Werck zu nichts anders als zur Wohlfahrt des Publici lediglich gereichet, wie dann jedem insbesonder daran hoechlich gelegen, in solchen Umstaenden sich ausser sonst bevorstehenden Leibs- und Lebens- Gefahr desto ehender gerettet und gewahret zu seyn; Als ist hiemit Unser ernstlicher Befehl, Ihr haettet von dem obgedachten Hebammen-Buch so viele Exemplaria von allhiesigem Armen-Haus zu nehmen, daß an jedem Orth oder Dorff eins zum erforderlichen Unterricht deren Hebammen vorhanden seyn moege, desgleichen dann auch denen in allen anvertrauten Orten befindlichen Chyrurgis, Baderen und Hebammen auffzugeben haettet, daß ein jeder derenselben sich ebenmaeßig ein Exemplar davon, gegen die ohnehin geringe Zahlung und leidentlichen Preiß, nehmlichen in Albis 4. Batzen, eingebundener 5. Batzen, ohnfehlbar anschaffen solle, sofort auch zu solchem End die Zahl deren in denen anvertrauten

[470] E. Haberling, S. 100

Orten sich befindenden Chyrurgorum, Baderen und Hebammen fordersamst anhero einzuschicken haettet, damit man mit Zuschickung deren dißfalls erforderlichen Exemplarien sich darnach richten koenne. [...]."[471]

Ein in den Mainzer Polizeiakten enthaltener Rückblick aus dem Jahr 1772 über die Entwicklungen im Kurmainzer „Hebammenwesen" in den letzten drei Jahrzehnten läßt erkennen, daß seit 1746 darüber beratschlagt wurde, ein „in Frag und andtworth bestehendes Von dem H. leibmedico gischet Zum gebrauch deren Heebammen Verfaßtes Büchlein" einzuführen.[472] Dementsprechend suchte schon Hermann Terhalle für seine Abhandlung über „Das Kurmainzer Medizinalwesen vom Spätmittelalter bis zum Ende des 18. Jahrhunderts" erfolglos nach einem „Lehrbuch von Gischet."[473] Nachdem sämtliche Versuche des Nachweises einer derartigen schriftstellerischen Tätigkeit des in Mainz als Leib- und Domkapitelarzt tätigen Franz Anton Gischet (auch Gitsched/Gescheid) ergebnislos blieben, brachte eine Durchsicht der Mainzer Drucke aus dem Hospital und Armenhaus St. Rochus des fraglichen Jahres die erhoffte Lösung: Tatsächlich wurde hier, wie in der LVO angekündigt, 1748 das sehr verbreitete Hebammenlehrbuch des schwedischen gelehrten Arztes und Geburtshelfers Johann van Hoorn (1662-1724)[474] in vierter Auflage gedruckt, mit dem Titel:

„Die zwey um ihrer Gottesfurcht und Treue willen von GOtt wohl belohnte Weh=Muetter Sephora und Phua, Welche in Frag und Antwort treulich unterweisen: Wie man einer mit Leibes=Frucht geseegneten Frauen in der Geburt recht beystehen, denen schweren Zufaellen bey Zeiten vorkommen, und wann dieses versaeumet ist, sie hernach mit geschickter Hand aus der Noth und Lebens=Gefahr helffen solle. Denen Hebammen zum Dienste, meistentheils aus eigener Erfahrung verfasset, und mit dreyßig außerlesenen Historischen Anmerckungen bekraeffiget [...]."[475]

Aus den Quellen des Jahres 1746 geht schließlich noch hervor, daß „nach dero leibMedici gischet Meinung" der genannte Traktat für Mainz geeignet

---

[471] StAMz, LVO 1748 März 23

[472] StaAWü, MzPolAkt 1280 I [11. April 1772]

[473] H. Terhalle, S. 87

[474] Für weitere Informationen zum Lebenslauf van Hoorns siehe Biographisches Lexikon der hervorragenden Ärzte [...], 2. Aufl., Bd. III, 1931, S. 292

[475] Johann von Hoorn: Die zwey [...]. Mainz 1748

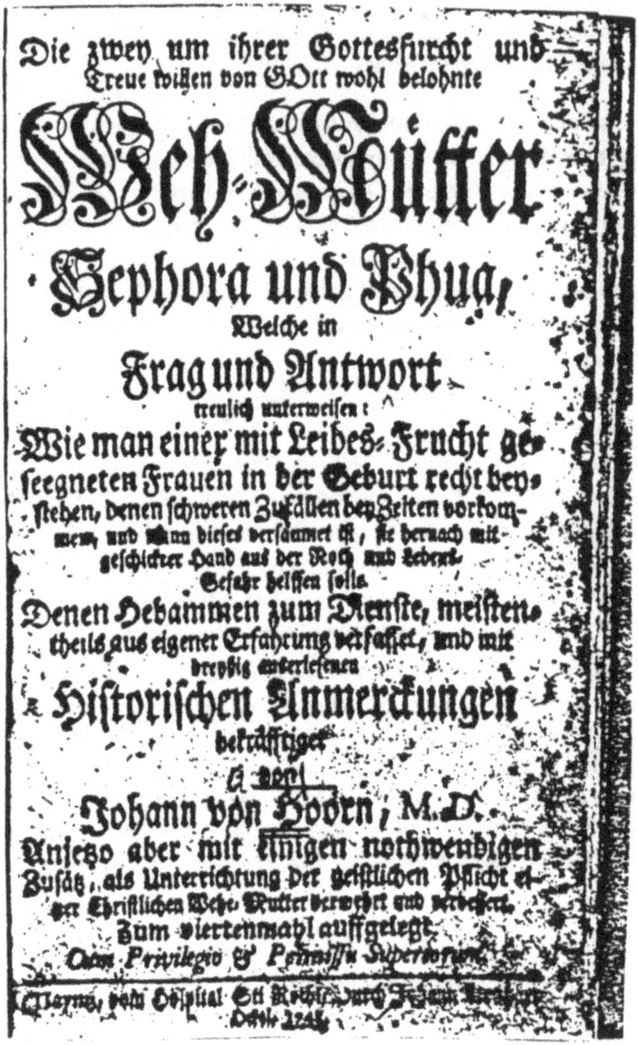

Abb. 4: Titelblatt der vierten, 1748 im Mainzer Rochusspital gedruckten Auflage des Hebammenlehrbuchs von Johann van Hoorn

sei.[476] Damit ist der Zusammenhang zwischen van Hoorns Hebammenlehrbuch und dem Leibmedicus Gischet, der in der erwähnten späteren Quelle selbst als der Lehrbuchautor bezeichnet wird, geklärt: Gischet hatte also lediglich den Vorschlag zur Einführung des Buches unterbreitet.

Das 1715 erstmals in schwedischer Sprache erschienene Hebammenlehrbuch des Johann van Hoorn wurde vom Autor selbst ins Deutsche übersetzt und 1726 in erster deutscher Auflage gedruckt.[477] Bis 1771 erschienen noch fünf weitere Auflagen.[478] Wie der Titel schon besagt, enthält das Buch viele eigene Ideen und Fallschilderungen aus der geburtshilflichen Praxis van Hoorns, auch wenn er sich teilweise an Hendrik van Deventer und Paul Portal orientiert[479] - ein deutlicher Unterschied zu dem etwa ein Jahrhundert zuvor erschienenen Hebammenkapitel Hörnigks.
Aus der „Vorrede des Authoris" erfährt der Leser dessen Beweggründe zur Veröffentlichung eines Hebammenlehrbuches. Van Hoorn betont, er „Habe das Werck so einfaeltig als immer moeglich gewesen, und desfalls catechetice, durch Frag und Antwort verfasset, mehr auf die Sachen, um dieselbe klar und deutlich zu machen, als auf die Worte [...] acht gebend."[480] Hebammenlehrbücher wurden, in Anlehnung an Sorans Hebammenkatechismus, häufig im Frage- und Antwort- Stil verfaßt, und dieser Tradition folgte also auch van Hoorn. Auch der Aufbau des Werkes kann mit den Worten des Verfassers wiedergegeben werden:

„Zu groesserer Bequemlichkeit ist das Wercklein in zwey Theile eingetheilet: in dem ersten wird von der natuerlichen Geburt, worinnen auch die schwangere Frau vor der Geburt betrachtet wird. In dem andern aber wird von der kuenstlichen und

---

476 StaAWü, MzPolAkt 1280 I [April 1746] und [18. Mai 1746]

477 Titel der ersten deutschen Auflage, Stockholm und Leipzig 1726: Die zwo Um ihrer Gottesfurcht und Treue willen von GOtt wohlbelohnte Weh=Muetter, Siphra und Pua. Welche in Frag und Antwort treulich unterwiesen Wie man einer mit Leibesfrucht gesegneten Frauen in der Geburth recht beystehen, denen schweren Zufaellen bey Zeiten vorkommen, und wann dieses versaeumet ist, sie hernacher mit geschickter Hand aus der Noth und Lebens=Gefahr helffen solle; Denen Hebammen zum Dienste, meistentheils aus eigner Erfahrung verfasset, Und mit dreyßig auserlesenen Historischen Anmerckungen bekraeftiget [...].

478 siehe unten Anm. 489

479 H. Fasbender, S. 217f.

480 J. v. Hoorn (1748), „Vorrede des Authoris", nicht paginiert

unnatuerlichen Entbindung gehandelt, damit die Wehmutter erstlich lernen moege, was taeglich bey einer Geburt vorfaellt; Und hernacher auch dasjenige, was nicht alle Tage vorkommt, und also in allen Faellen zu helffen wisse, und fuer eine vollkommene Wehmutter moege gehalten werden."[481]

Im Anschluß an die beiden Hauptteile folgen 30 „historische Anmerckungen", „zu mehrer Erlaeuterung" jeweils mit einem „Zusatz oder Erinnerung" versehen, „woraus erhellt werden kan, was aus jedweder Historie in acht zu nehmen und zu lernen ist."[482]
Schließlich erklärt van Hoorn die Namensgebung seines Werkes:

„Was den Nahmen dieses Buechleins betrifft, so habe ich, weil es gleichsam eine Unterredung zweyer Personen ist, es nach den zwo Gottesfuerchtigen und in ihrem Amte getreuen Wehmuettern, von welchen Moses (Exod. Cap. I.) redet, genennet: Ihnen 1.) zum wohl verdienten Andencken. 2.) Die Wehmuetter damit zu erinnern, daß sie nach ihren Exempeln GOTT mehr, dann die Menschen fuerchten, und sich befleißigen sollen, dieses ihr Amt mit grosser Treue zu verrichten, daß sie allezeit ein gut Gewissen behalten moegen; Nichts achtende, was man auch von ihnen sagen moechte: denn es kan doch kein in der Kunst unerfahner Mensch, sondern GOTT alleine urtheilen und entscheiden, ob sie uebel oder wohl thun? weil dasjenige oeffters sehr unbarmhertzig und gewaltsam zu seyn scheinet, was sie vornehmen. Die Noth aber zwinget und treibet sie darzu, auf daß sie denen das Leben retten moegen, so ihrer Hut anvertrauet sind, und welcher wegen sie dermahleinst dem allwissenden Richter Rechenschafft geben sollen. Anbey drittens darzuthun, was sie fuer einen Lohn von GOTT zu erwarten haben, wann sie ihr Amt fleißig und getreulich verwalten; nehmlich, er thut ihnen Gutes und bauet ihnen Haeuser: das ist, er segnet sie hier mit zeitlichen Guetern, Haus und Hoff, und schencket ihnen dorten die himmlischen Wohnungen."[483]

Vielleicht waren es gerade dieser Titel und die darüber geäußerten Gedanken des Autors, die den Leibmedicus Gischet veranlaßten, aus der Vielzahl der im 18. Jahrhundert verfaßten Hebammenlehrbücher dieses als für Mainz geeignet auszuwählen.

Allerdings war es nicht unproblematisch, im katholischen Mainz das Werk eines Protestanten einzuführen. Es wurde bemängelt, daß „in sothanem Büchlein verschiedene der Religion [...] nach denen gemeinern Theologi-

481 J. v. Hoorn (1748), „Vorrede des Authoris", nicht paginiert
482 ebd.
483 ebd.

schen Principyis zuwider lauffende Stellen enthalten" seien.[484] Außerdem hielt man „die auf die Accoucheurs und deren Instrumenta gerichtete Vorrede und Anmerkungen" für gefährlich, da „der Gebrauch deren überall in diesem Büchlein [...] angeführten instrumenten zu veranlaßen dazumahlen die Land=Chirurgi, wann dieselbe auch beruffen würden, in der application mehr Schaden alß Nutzen bringen mögten."[485]

Es wurde daher geraten, das Buch vor seiner Einführung durch die Theologische und Medizinische Fakultät untersuchen zu lassen und es anschließend in zwei unterschiedlichen Ausgaben herauszubringen, so daß es „ohne Gefahr mehr auch unerfahrene Hebammen in die Hand gegeben; für gelehrte Medicos und Chirurgos hingegen gleichwohl in seinem gantzen Zusammenhang stehen bleiben könte."[486] Dieser Plan wurde jedoch nicht verwirklicht.

Die vierte, 1748 in Mainz gedruckte und dem Katholizismus angeglichene Auflage des Hebammenlehrbuchs van Hoorns präsentiert sich „Anjetzo aber mit einigen nothwendigen Zusätz, als Unterrichtung der geistlichen Pflicht einer Christlichen Wehemutter vermehrt und verbessert. Zum viertenmahl auffgelegt. Cum Privilegio & Permissu Superiorum."[487] Dementsprechend ist dem Buch ein „Privilegium" des Mainzer Erzbischofs Johann-Friedrich Karl von Ostein vorangestellt,[488] in dem die alleinigen Druckrechte an diesem umgeschriebenen Werk dem Mainzer St. Rochus-Hospital zugesprochen werden. Hier wird auch erwähnt, daß die 1743 in Stockholm und Leipzig gedruckte (dritte) Auflage des Hebammenlehrbuches als Vorlage diente.[489]

Auf dieses „Privilegium" folgt zunächst die schon beschriebene „Vorrede des Authoris" aus dem Originaltext, die trotz der darin enthaltenen Rechtfertigung des Einsatzes von geburtshilflichen Instrumenten (die die oben

---

484 StaAWü, MzPolAkt 1280 I [18. Mai 1746]

485 ebd.

486 ebd.

487 J. v. Hoorn (1748), Titelblatt

488 ebd., S. 1f.

489 H. Fasbender, S. 217 und das Biographische Lexikon der hervorragenden Ärzte aller Zeiten und Völker, 2. Aufl. Bd. III, Berlin/Wien 1931, nennen folgende Ausgaben: 1726 (1. Aufl., Stockholm), 1737 (2. Aufl., Stockholm), 1743 (3. Aufl., Stockholm), 1754 (5. Aufl.), 1771 (6. Aufl., Leipzig) und 1786 (8. Aufl., Leipzig). Diese Liste muß nun durch die bisher wohl noch unbekannte vierte Auflage, die in Mainz gedruckt wurde, ergänzt werden.

erwähnte Diskussion um die damit verbundenen Gefahren auslöste) wörtlich der Ausgabe von 1743 entspricht. Danach ist Hoorns Buch erweitert durch eine „Vorlaeuffige Kurtze Unterrichtung Der Geistlichen Pflicht einer Wehe=Mutter."[490] An die äußere Form des im Frage- und Antwort- Stil verfaßten van Hoornschen Lehrbuchs angepaßt, wird inhaltlich der Abschnitt über Hebammen aus der Kurmainzer Kirchenordnung von 1670 aufgeführt. Allerdings werden die Inhalte in veränderter Reihenfolge wiedergegeben, wie für einen Text aus dem 18. Jahrhundert zu erwarten: An erster Stelle steht nun die medizinische Tätigkeit der Hebamme (die Gebärenden zu Geduld und Mitarbeit anhalten, keine „abergläubischen Künste" oder unzulässigen Mittel zur Erleichterung der Schmerzen oder Beschleunigung der Geburt anwenden), danach werden ihre Verpflichtungen bezüglich der Taufe benannt. Als Abschluß dieses Kapitels folgen noch eine kurze Ermahnung, daß nur examinierte Frauen das Hebammenamt ausüben dürfen, und der Hebammeneid mit folgendem Wortlaut:

> „Daß sie ihr Ambt in Erloesung der gebaehrenden Frauen will getreulich, so viel ihr moeglich, und so offt es billig von ihr gefordert wird, verrichten; neben dem auch durch Unachtsamkeit die Kinder keines wegs in Gefahr lassen kommen, sondern andere, welche darum besseren Verstand haben, in dieser Sach gern nachfragen, auch keines wegs gebrauchen solle einige unerlaubte Mittel, welche einigen Gebott Gottes zu wider seynd, und daß sie alles aufs treulichste verrichten wolle, ohne Haß, Neid oder Nachredt, sondern in allen Ehren, wie das fuer GOTT und denen Menschen zu verantworten gebuehren wird, zu Befoerderung geistlicher und leiblicher Gesundheit sowohl der Mutter als des Kindes."[491]

Entsprechend der Lehre der Katholischen Kirche, der zufolge die Sorge für das (ewige) Leben des Kindes Vorrang vor dem Leben der (bereits getauften) Mutter hatte,[492] wurden in der Mainzer Ausgabe sämtliche Textstellen eliminiert, die – der protestantischen Position gemäß - die Tötung des Kindes zur Rettung des mütterlichen Lebens beschrieben und legitimierten. Dem ersten Teil des Buches „Von der natuerlichen Geburt"[493] wurde ledig-

[490] fol. A2-A4/S. 1-5
[491] J. v. Hoorn (1748), fol. A4/S. 4f.
[492] zu den Hintergründen siehe Kapitel über die Nottaufe
[493] J. v. Hoorn (1748), S. 6-75

lich eine Frage hinzugefügt, die die Position der Katholiken aber eindeutig kennzeichnet:

„Fr. Ist es dann erlaubt, daß wann der Kreisenden Mutter anderst nicht zu helffen scheinet, das Kind auf ein oder andere weiß in Mutter=Leib umzubringen oder zu toedten?

Antw. Nein, weilen solches in goettlichen und menschlichen Rechten verbotten ist, und zwar aus unterschiedlichen Ursachen. 1. Daß man niemahl versichert seyn koenne, daß bey gefaehrlichen Geburten die Mutter gewiß bey Toedtung oder Zerschneidung des Kinds in Mutter=Leib salvirt oder errettet werden koenne. 2. Weilen die Natur oeffters, wie es viele Exempla gibt, sich dergestallten in gefaehrlichen Geburten erhohlet, und gegen Menschen Meynung und Verhoffen die Geburt lebendig und gluecklich zur Welt gebohren wird. 3. So ist es ein allgemeiner Satz und Fundament, daß niemahl erlaubet seye etwas boeses und suendliches zu unternehmen, damit ein vermeintes und hoffendes Gutes daraus entstehe, oder abgewartet werde. Ist also in solchen zweiffelhafftigen Faellen zwar alles Mensch-moegliche anzuwenden, das uebrige aber der grossen Guete und Barmhertzigkeit Gottes zu ueberlassen.“[494]

Ansonsten wurde Teil I des Buches von den Mainzer Gelehrten in bezug auf theologische Prinzipien offenbar nicht beanstandet, er unterscheidet sich nicht weiter von der Vorlage. Abgeändert wurde vorwiegend Teil II, der „Von denen schweren und unnatuerlichen Geburten“ handelt.[495] Sämtliche Textstellen, die darauf zielen, das lebende Kind zu zerstückeln, um „die Mutter zu retten, welche sonsten das Leben unstreitig zugleich einbuesset“[496], wurden ganz weggelassen oder umgeschrieben. Immer wieder wird empfohlen, in derartigen Notsituationen „Gott und der Natur alles anheim [zu] stellen, und mit Gedult die Geburth ab[zu]warten.“[497] In der Mainzer Ausgabe wird einer Kindszerstückelung ausdrücklich nur für den Fall zugestimmt, „wann man versichert, daß das Kind todt seye.“[498] Besonders die 30. Anmerkung des Originals, welche ein Fallbeispiel für die instrumentelle Extraktion eines Kindes durch den Accoucheur enthält, wobei

---

[494] ebd., S. 33

[495] ebd., S. 76-168

[496] ebd., S. 160

[497] ebd., S. 108. Weitere abgeänderte Textstellen findet man auf S. 152 und S. 163

[498] ebd., hier S. 159, weitere Textstellen zur Zerstückelung toter Kinder S. 124, S. 161 und S. 254

der Autor den Einsatz von geburtshilflichen Instrumenten durch den männlichen Geburtshelfer als in manchen Fällen unumgänglich darstellt, hielt man in Mainz für bedenklich, weil daraus „ratione Sancti Baptismatis gefährliche Folgen entstehen könten."[499] Die entsprechende „Nuetzliche Erinnerung" im Anschluß an die Fallschilderung wurde daher teilweise abgeändert, indem man ein sicher totes Kind zur Voraussetzung machte.[500] Dagegen besagt die Originalausgabe sehr deutlich, daß im äußersten Fall das lebende Kind mit Instrumenten geholt werden soll, um „die Mutter wenigstens zu retten."[501] Van Hoorn brachte dies auf die kurze Formel: „Noth hat kein Geboth. Und dann ists besser ein unsicheres Leben zu wagen, als beyde zu versäumen."[502]

Die medizinischen Gutachter sahen sich - im Gegensatz zu den zahlreichen, von der Kirche geforderten Veränderungen - nicht veranlaßt, ebenfalls den Originaltext umarbeiten zu lassen. Lediglich drei zusätzliche Inhaltspunkte wurden eingefügt, die man in Mainz wohl als so wichtig erachtete, daß man nicht auf sie zu verzichten mochte. Weder in der ersten noch in der dritten Ausgabe des van Hoornschen Hebammenlehrbuches enthalten und damit eindeutig Mainzer Ergänzungen sind folgende Punkte:

1. Eine Frage zur anatomischen Unterscheidung des weiblichen vom männlichen Becken:

„Fr. Ist dann auch in einem Bein-Geripp, oder Sceleton etwas zu distinguiren, welches uns zeiget, ob es von einer Manns oder Weibs Person seye?

Antw. Ja, da bey Weibs-Personen das so genannte Becken (Pelvis) jederzeit weiter als bey Manns-Personen, damit sie deshalben bey denen Geburthen tauglich und geschickter seyn moegen, welches die vorsichtige Natur also angeordnet."[503]

2. Eine Frage zur Sectio in mortua, die allerdings wahrscheinlich eher von den theologischen als den medizinischen Gutachtern hinzugefügt worden ist:

[499] StaAWü, MzPolAkt 1280 I [18. Mai 1746]
[500] J. v. Hoorn (1748), S. 282-286
[501] J. v. Hoorn (1748), S. 314
[502] J. v. Hoorn (1726), S. 316
[503] J. v. Hoorn (1748), S. 78

„Fr. Was ist nun zu thun, wann die Gebaehrerin nach allen angewendeten Mueh und Mittelen dannoch versterben sollte, und von dem Kind noch kurtz vorhero das Leben verspuehret worden, mithin kein gewisse Zeichen da seynd, daß solches in Mutter-Leib verschieden?

Antw. Es soll bald nach dem Absterben der Gebaehrerin, selbe geoeffnet, und aus der Mutter das Kind heraus gebracht, und da solches noch lebendig, nach allen gemachten Anstalten, zum H. Tauff gebracht werden. Weilen ein lebendiges Kind in der verstorbenen Mutter-Leib wohl einige Taeg bey Leben bleiben kan, wie dann nicht wenige Historien melden, daß dergleichen Kinder in dem Grab sich noch von der Mutter loß gemacht, und aus der Mutter gebohren gefunden worden, mithin elendiglich verschmachten muessen.“[504]

3. Mehrere Fragen zu einem Ausschlag oder „Friesel“[505] im Kindbett:

„Fr. Was hatt dann auch eine Weh-Mutter, Wartß-frau, oder umstehende Weiber zuthun, wann sie aus Umstaenden mercken, das die Kindbetterin ein Außschlag oder Friesel, welches jetziger Zeit mehr und oeffters als vor diesem geschicht, bekommen sollte?

Antw. Man soll ohne Anstand einen Medicum beruffen, weilen kein ordentliche Cur gegen solchen Zustand bey allerhand vorfallenden Umstaenden leichtlich kan vorgeschrieben werden. Sollte nun aber auf dem Land oder sonsten kein Medicus zu haben seyn, so sollen die Umstehende (wie sie nicht viel helffen koennen, also auch zu besorgen, das wenigstens nicht schaden moechte) zuforderist daran bedacht seyn, daß keine Kaelt oder freye Lufft an die Patientin gehen moege, da hingegen auch solche im geringsten nicht zu warm zugedeckt, oder das Zimmer nicht zu viel eingehitzt werde, sondern alles, so wohl das aeusserliche als innerliche angehend, in mittelmaeßiger und gehoeriger Temperatur, als nicht zu kuehl und auch nicht zu warm gehalten werden soll. Mithin auch kein hitzige Medicamenten, als Tincturen, Essentzen und dergleichen eingegeben, und noch weniger die Patientin mit vielen Bettungen und Zustremmen ein Schweiß gezwungen, oder ausgepresset werden, wann es auch von einem ohnerfahrenen Medico solte anders verlangt, oder angeordnet werden, und zwar solches unter grosser so wohl vor Gott als den Menschen zu gewartenter Verantwortung und Ahndung,

[504] ebd., S. 164f.; vergl. auch Kapitel zur Nottaufe und Sectio in mortua

[505] Die Definition von „Friesel“ ist nach Höfler, Max: Deutsches Krankheitsnamen-Buch. München 1899, Reprint Hildesheim 1970, S. 169 folgende: „[...] jeder mit Fieberfrost [...] einhergehende, akute, meist rote (seltener weisse) hirsekornähnliche, diffuse Hautausschlag [...].“ Eine spezielle Untergruppe bildet der „Kindbett- (Kindbetterinnen)- Friesel = Febris miliaria puerperalis = Milchfriesel.“

Fr. Welches seynd dann die Zeichen und Umstaend, so ein zukommendes Friesel oder boesen Ausschlag bey Kindbetterinen zukommen zu koennen, anzeigen, oder besorgen machen?

Antw. Wann die Nachgeburt nicht leicht oder bald nach dem Kind erfolget und mehr oder weniger in der Mutter angehangen, angewachsen oder angeschlagen gewesen. Item wann die Kindbetterin besonders nach dem 4. Tag, extra Hitz, Kopff-Weh, Bangigkeiten, kurtzen Athem und dergleichen bekommet, wo sich zugleich das Nach-Gebluet zu stellen pfleget, so hat man billich ein Friesel zu gewarten, welches oeffters, wann es auf oben gemelten Methode, nemlich temperirt ohne hitzige Medicin und Einstremmen, tractirt wird, ohne Schaden der Kindbetterin vorbeygehet und ablauffet. Welches also wohl zu beobachten, weilen dardurch im widrigen Fall grosser Schaden, und der Tod selbsten denen Kindbetterinen im Friesel zugefuegt werden kan.

Fr. Seynd dann alle Außschlaeg bey Kindbetterinen sie moegen roth oder weiß seyn (wo von doch die Weiß allzeit bedencklicher) gefaehrlich und vor ein Friesel zu halten?

Antw. Nein. Weilen dergleichen Ausschlaeg bey bestaendigen Daempfung und Schweiß oeffters sich ohne Gefahr zeigen, und nur von einem scharffen oder scorbotischen Gebluet herruehren, mithin weder vor bedencklich oder gefaehrlich zu halten und von selbsten sich wieder verlieren, wann die oben angefuehrte Umstaenden, als grosse Hitz, Kopff-Weh, Bangigkeit ec. sich nicht dabey einfinden, welches alles, um die Kindbetterin und umstehende Anverwandte nicht in ohnnoethige Frucht, Aengsten und Schrecken zu setzen, wohl in obacht genommen werden muß.“

Eine genauere Analyse der aufgeführten Punkte 1 und 3 wäre reizvoll, um die zugrundeliegenden medizinischen Lehren und ihre mutmaßlichen Vertreter innerhalb der Mainzer Fakultät näher zu bestimmen, doch würde dies hier zu weit führen. Die medizinischen Besonderheiten der Mainzer Ausgabe des van Hoornschen Lehrbuches können daher nur als Anregung dienen, sie in Zukunft noch einer genaueren Betrachtung zu unterziehen.

Die vor der Einführung des van Hoornschen Lehrbuches geäußerten Beanstandungen und die dann letztendlich vorgenommenen Abwandlungen zeigen deutlich, wie abhängig das geburtshilfliche Handeln in Mainz auch noch Mitte des 18. Jahrhunderts von kirchlichen Wertmaßstäben war. Während das Hebammenlehrbuch des Johann van Hoorn vor seiner Einführung zum Katholizismus „konvertiert“ werden mußte, zeigte man sich trotz anfänglicher Bedenken bei den Textstellen zum Einsatz von Instrumenten mit dem medizinischen Inhalt des Werkes schließlich doch einverstanden und fügte nur einige als unverzichtbar betrachtete Ergänzungen hinzu. Dies bedeutet: Eventuell abweichende medizinische Ansichten konnte man akzeptieren, religiöse dagegen keinesfalls.

Noch 1772 wurde im Rahmen der Verbesserung der geburtshilflichen Versorgung der Bevölkerung durch Hebammen von Seiten der Obrigkeit bemerkt, das „[...] anno 1748 bestimmte büchlein" sei zur besseren Ausbildung der Hebammen nützlich.[506] Trotzdem erwog man, den Stadtphysicus Wentzel und den Accoucheur Dupuis mit der Abfassung eines neuen, kürzeren Hebammenlehrbuches zu beauftragen. Dieser Plan wurde jedoch nicht realisiert.[507]

Johann Peter Weidmann legte 1807 einen „Entwurf der Geburtshilfe für die Donnersberger Departementsschule"[508] vor. Die seit der Besetzung der Stadt Mainz durch die Franzosen für derartige Entscheidungen zuständigen Stellen, die Ecole de médecine und das Innenministerium in Paris, lehnten nach eingehender Prüfung das Buch als zu kompliziert und zu wenig praxisbezogen ab; es sei besser als Nachschlagewerk für akademische Geburtshelfer zu verwenden. Für den vorgesehenen Gebrauch durch Hebammen müsse Weidmann jedoch Änderungen zur besseren Verständlichkeit vornehmen, ansonsten solle die deutsche Übersetzung des Lehrbuchs Baudelocques[509] bevorzugt werden.[510]

---

506 Interessant ist die in diesem Zusammenhang gemachte Anmerkung: „[...] weilen aber auf dem land in manchem dorff dergleichen weiber öfters nicht lesen können, andere aber sich auf die bey denen nachbars weiber erworbene übung allein Verlassen, so wäre [...] obigem generali mit anzufügen, daß an jenem orth, wo diese leuthe des Lesens ohnerfahren, der schultheiß einstweilen das heebammen büchlein Zur bequemen stundt ihnen Vorlesen, und darmit in so lang Continuiren lassen solle, bis selbige sich die inhaltliche frag undt antworten so begrifflich gemacht, daß sie demnechst darauß examinirt werden, undt in Vorkommenden fällen sich darinnen raths erhohlen können." StaAWü MzPolAkt 1280 I [11. April 1772]

507 ebd.

508 Weidmann, Johann Peter: Entwurf der Geburtshilfe für die Donnersberger Departementsschule. Mainz 1807. Nähere Angaben zu diesem und dem nachfolgenden Werk bei B. Weber, S. 65-67 und ebd., Anm. 516.

509 In Frage kommen die Lehrbücher von Auguste César bzw. Jean-Louis Baudelocque: Anleitung zur Entbindungskunst, Bd. 1-2, Leipzig 1782-83, 2. Aufl.

1808 wurde in Aschaffenburg erneut über die Einführung eines Hebammenlehrbuchs - diesmal für den gesamten Kurstaat Mainz – beraten.[511] Aus einem Schreiben an die Badische Regierung geht hervor, daß nun u.a. folgende drei Bücher zur Diskussion standen: 1. Der in diesem Jahr neu herausgekommene „Entwurf der Geburtshilfe“ Johann Peter Weidmanns in zwei Teilen,[512] 2. der in Braunschweig 1802 gedruckte „Unterricht für Hebammen“ des Kieler Professors für Geburtshilfe, Christian Rudolph Wilhelm Wiedemann[513], und 3. das vom (seit 1789 angestellten) Aschaffenburger Accoucheur Lohrum seit langem schon zum Hebammenunterricht gebrauchte Lehrbuch von Matthias Saxtorph.[514]

Über eine Entscheidung für eines dieser Werke geben die Quellen keine Auskunft.[515] Wahrscheinlich kam es aber nicht mehr dazu, kurz vor dem Ende des Kurstaates noch allgemein ein Hebammenlehrbuch einzuführen.

1791-94, weitere Auflagen in den Jahren 1806 und 1818; Anfangsgründe der Geburts-Hülfe. Tübingen 1779, Colmar 1807, Straßburg 1810

510 B. Weber, S. 66

511 StaAWü, MzPolAkt 1280 II

512 Weidmann, Johann Peter: Entwurf der Geburtshilfe für seine Vorlesungen. Mainz 1808. Nach B. Weber, Anm. 516 ist dieser „Entwurf“ vom Inhalt und Aufbau her mit dem 1807 erschienenen identisch.

513 Wiedemann, Christian Rudolph Wilhelm: Unterricht für Hebammen. Braunschweig 1803

514 Saxtorph, Matthias: Umriß der Geburtshilfe für Wehmütter. Kopenhagen u. Leipzig 1783. Die zweite Auflage erschien unter dem Titel: Umriß der Entbindungswissenschaft für Wehmütter. Kopenhagen 1792, weitere Auflagen aus den Jahren 1801 und 1811 laut „Die Hebamme im Spiegel der Hebammenlehrbücher“, S. 102

515 Auch B. Weber konnte dazu keine Angaben in den Quellen finden. B. Weber, S. 71

6.2. Männliches Heilpersonal und Geburtshilfe

Studiert man die deutschsprachige Literatur zur Geschichte der Geburtshilfe, so fällt auf, daß diese wie selbstverständlich von „dem Geburtshelfer" oder dessen französischem Synonym „Accoucheur" spricht, ohne aber auch nur den mindesten Versuch einer Begriffserklärung zu unternehmen. Dagegen sind Definitionen der Bezeichnungen Hebamme, Wehemutter etc. zahlreich zu finden. Auf den ersten Blick und vom heutigen Standpunkt aus scheint der Name „Geburtshelfer" für sich selbst zu sprechen und viel zu eindeutig, um eine genauere Erklärung zu fordern. Bei detaillierter Betrachtung aber wird schnell die Problematik offensichtlich, die die Verwendung dieses Begriffes mit sich bringt, da sie nicht zwischen gelehrten und nichtakademischen Medizinalpersonen unterscheidet.
Vor allem die feministische Literatur reduziert den komplizierten und langwierigen Prozeß der Akademisierung der Geburtshilfe auf die einfache Formel: Die Männer verdrängten die Frauen aus ihrer bisherigen selbständigen Position in der Geburtshilfe und machten sie von sich abhängig. Vom Resultat her kann dies aus heutiger Sicht zwar nicht bestritten werden, doch aus der Perspektive der Forschung ist die Entwicklung zu unkritisch gesehen: Wir haben es nicht allein mit einer Konkurrenzsituation zwischen den beiden Geschlechtern zu tun, sondern tatsächlich sind an diesem Prozeß drei verschiedene Gruppen beteiligt: Die studierten Ärzte, die Handwerkschirurgen und die Hebammen. Der Frauen-„Beruf" Hebamme mußte zwar erhebliche Einschränkungen und Abwertungen hinnehmen, blieb jedoch bestehen, während die Berufsgruppe der Handwerkschirurgen schließlich völlig verdrängt wurde.

Im Rahmen dieser Arbeit kann ich für die Problematik um den Begriff des Geburtshelfers keine Lösung anbieten. Dennoch will ich kurz versuchen, Ansätze aufzuzeigen, um für den Unterschied zwischen der Beschäftigung von gelehrten Ärzten mit Geburtshilfe und der geburtshilflichen Tätigkeit von Chirurgen zu sensibilisieren.[516]

---

[516] Obwohl mittlerweile einige Darstellungen über Geburtshelfer erschienen sind, liegt mir keine Untersuchung vor, die näher auf diesen Aspekt eingeht. (Siehe die verschiedenen Untersuchungen von J. Gélis; J. Donnison; Benedek, Thomas G.: The Changing Relationship between Midwives and Physicians during the Renaissance; Wilson, Adrian: The Making of Man-Midwifery.) Allgemein geht man da-

6.2.1. Die Beschäftigung studierter Ärzte mit Geburtshilfe

In vielen Schriften gelehrter Ärzte seit dem Mittelalter sind theoretische Abhandlungen über Geburtshilfe - meist in einem Kapitel über Chirurgie - enthalten.[517] Nach E. Haberling beschränken sich diese Abschnitte sehr einheitlich auf drei Themenbereiche, die größtenteils an den Erfordernissen der Praxis vorbeizielen und ganz an antiken Autoritäten orientiert sind:

1. Theoretische Betrachtungen, die sich mit der Entstehung und den Möglichkeiten der Vorherbestimmung des Geschlechtes des Kindes beschäftigen
2. Diätetische Ratschläge und Anweisungen für Schwangere
3. Möglichkeiten der „internistischen" Therapie in der Geburtshilfe, d.h. geeigneter Medikamente zur Herbeiführung oder Verstärkung von Wehen.[518]

Mit der Übertragung der Kontrollfunktion über Chirurgen und Hebammen durch die Städte waren die gelehrten Ärzte genötigt, sich stärker mit Geburtshilfe auseinanderzusetzen, jedoch beschränkten sie sich in der Regel auf ihre Ratgeberfunktion bezüglich der Verabreichung innerer Arzneien, beispielsweise zur Austreibung einer toten Frucht.[519] Wie Susanne Gabler zeigen konnte, erwarben die Doctores auch bei den Hebammenexamina praxisnähere Kenntnisse.[520] Allgemein scheint aber vor dem 18. Jahrhundert

von aus, daß die überwiegende Mehrheit der Accoucheure Chirurgen waren. Doch finden sich auch schon früh immer wieder Fälle von studierten Ärzten, die praktisch geburtshilflich tätig waren. Einige Beispiele dazu (um die Wende vom 15. zum 16. Jahrhundert) bei B.-J. Kruse, S. 128-131. Auch als Verfasser von Hebammenlehrbüchern werden der akademische Arzt Rößlin (1513) und der Zürcher Steinschneider Rueff (1554) oft auf die gleiche Stufe gestellt, obwohl Rößlin - wie im vorangehenden Kapitel gezeigt wurde - eine praxisferne Kompilation vorwiegend antiken geburtshilflichen Wissens gibt, Rueffs Werk dagegen der Realität näher kommt, da er die Hebammen unterrichten, examinieren und ihnen Hilfe leisten sollte. Siehe Haberling, S. 98f. und S. 101.

[517] E. Haberling, S. 94f.

[518] E. Haberling, S. 95f.

[519] Scherzer, Ricarda: Hebammen: weise Frauen oder Technikerinnen? Zum Wandel eines Berufsbildes. Magisterarbeit Frankfurt 1988, S. 44f. und S. 180

[520] siehe oben im Kapitel zur allgemeinen Geschichte der Hebamme

bei ihnen kaum Interesse an einer praktischen geburtshilflichen Betätigung geherrscht zu haben.

6.2.2. Das Interesse der Chirurgen an Geburtshilfe

Ganz anders sieht dagegen die Einstellung der Handwerkschirurgen zur Geburtshilfe aus: Diese nahmen - da gelehrte Ärzte in wesentlich geringerer Zahl und fast nur in Städten vertreten waren – in der frühen Neuzeit die zentrale Stellung in der medizinischen Versorgung der Bevölkerung ein.[521] Dabei dehnten sie nicht selten ihren Tätigkeitsbereich auch auf den der gelehrten Ärzte, Apotheker und v.a. der Hebammen aus.[522] Als Gründe für die geringe Gegenwehr der Hebammen führt Sabine Sander an:

> das „fortgeschrittene Alter beim Antritt des Berufes, die sozial schwache Stellung, die daraus resultierende zusätzliche Arbeitsbelastung zum Zweck der Subsistenzsicherung, das infolgedessen wohl kaum vorhandene Interesse an Weiterbildung[523], die unzureichende Ausbildung, die vor allem im Unvermögen zu schreiben zutage trat, aber auch die grundsätzliche Benachteiligung der Frau in der Gesellschaft [...].“[524]

Jacques Gélis macht deutlich, daß die Chirurgen in der Geburtshilfe eine Möglichkeit gesehen hätten, das Prestige ihres Faches zu erhöhen, und daher schon lange vor dem 18. Jahrhundert ihre Ausbreitung auf die Geburtshilfe geplant und vorbereitet hätten.[525] Allgemein scheint Gélis zufolge der Accoucheur aus dem Norden zu kommen: In Holland und Flandern sind schon im 17. Jahrhundert bezahlte Geburtshelfer nachweisbar. Meist waren diese Protestanten und wurden auch von der reformierten Gesellschaft besser akzeptiert.[526]

Als Vater der französischen „chirurgiens-accoucheurs“ wird in der Regel Ambroise Paré (um 1510-1590) bezeichnet, gefolgt von seinem Schüler

---

521 S. Sander, S. 43 und S. 233

522 ebd., S. 233f.

523 Zum mangelnden Interesse am theoretischen Wissenserwerb siehe auch E. Haberling, S. 105

524 S. Sander, S. 49

525 Gélis, Jacques: Sages-femmes et accoucheurs: l'obstétrique populaire aux XVIIe et XVIIIe siècles. In: Annales E.S.C. 32 (1977), S. 927-957, hier S. 947

526 J. Gélis (Sages-femmes...), S. 949

Jacques Guillemeau (1550-1613).[527] Chirurgen, die Mitte des 17. Jahrhunderts danach strebten, eine Ausbildung in Geburtshilfe zu erhalten, wurden durch das Fehlen jeglichen klinischen Unterrichts weitgehend daran gehindert. Sie mußten sich meist auf die Theorie beschränken, und nur wenige konnten praktische Kenntnisse allenfalls bei kurzen Aufenthalten im Hôtel-

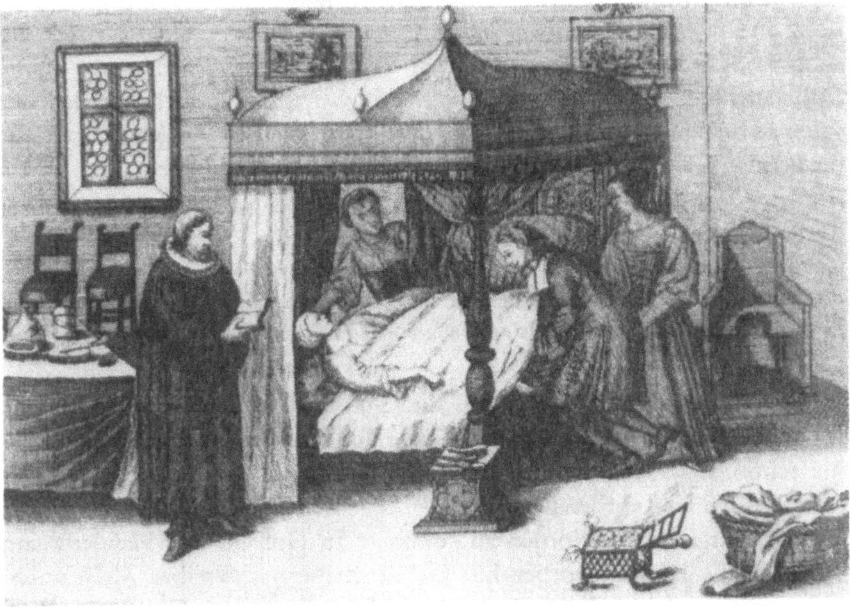

Abb. 5: Geburtshilfe durch einen chirurgischen Geburtshelfer im 17. Jahrhundert
Bei Christoph Völter (1617-1682, chirurgischer Geburtshelfer in Württemberg) ist das Hinzuziehen des männlichen Geburtshelfers bei einer schwierigen Geburt zu erkennen: Der Gebärstuhl steht ungenutzt in der Ecke, da die Kreißende zum Sitzen wohl schon zu geschwächt ist, und es ist bereits ein Priester herbeigerufen. Die Art der Darstellung wirft die Frage auf, ob der Geburtshelfer die Entbindung wirklich „blind" unter der Bettdecke vornahm oder ob es nur unschicklich war, sein tatsächliches Handeln auch abzubilden. (Christoph Völter: Neueröffnete Hebammen-Schul; [...] zum dritten Mal in Druck verfertiget. Stuttgart 1722)

527 Dumont, Martial und Morel, Pierre: Histoire de l'obstétrique et de la gynécologie. Lyon 1968, S. 41

Dieu de Paris oder durch Gespräche mit erfahrenen Hebammen erwerben.[528] Ein typisches Beispiel sowohl für das Streben nach Ausübung der Geburtshilfe als auch für die damit verbundenen Schwierigkeiten stellt die Biographie des Guillaume Mauquest de La Motte (1655-1737) dar, eines der ersten erfolgreichen französischen „chirurgiens-accoucheurs".[529] Trotzdem wird von der Geschichtsschreibung der französischen Chirurgie meist das Jahr 1663 genannt, um den Durchbruch des neuen „Berufes" zu markieren. Nachdem in diesem Jahr der König heimlich einen Accoucheur zur Geburt der Mademoiselle de La Vallière hinzugezogen hatte, übernahmen Adel wie die Oberschichten diese neue Praxis.[530]

Im Laufe des folgenden Jahrhunderts konnte sich der Chirurg als Geburtshelfer immer mehr durchsetzen. Zuhilfe kam ihm dabei sehr der aufklärerische Gedanke, demzufolge das Wissen über Unwissen und Leid triumphieren sollte. Der Accoucheur schien auf der Seite der Wissenschaft zu stehen und damit geeigneter als die Hebamme, um Schwierigkeiten bei der Geburtshilfe zu überwinden. Besonders mit Hilfe seiner Instrumente stellte er sich als ein neuer „Retter" dar.[531]

Eine breitere Ausbildung von Chirurgen und studierten Ärzten zu Geburtshelfern wurde erst im 18. Jahrhundert an den Hebammenschulen möglich.[532] Zusätzlich erlaubte die Tatsache, daß dabei männliche Geburtshelfer

528 J. Gélis (Sages-femmes...), S. 947

529 Gélis, Jacques: Accoucheur de Campagne sous le Roi-Soleil. Le traité des accouchements de G. Mauquest de La Motte. Paris 1989

530 J. Gélis (Sages-femmes...), S. 947

531 ebd., S. 950

532 H.W. Freund äußerte sich 1891 dazu enthusiastisch: „Die deutsche wissenschaftliche Geburtshülffe hat in der Strassburger Hebammenschule das Licht der Welt erblickt!" (S. 66); „Frieds grösstes Verdienst war neben der Vervollkommnung des Hebammenunterrichts die Heranbildung studierter Ärzte zu Geburtshelfern, ihm ist es zuzuschreiben, wenn dieser Zweig der Medizin bald, getrennt von der Chirurgie, auf allen Hochschulen gelehrt wurde." (S. 69). Freund, Hermann W.: Die Entwicklung der deutschen Geburtshilfe aus der Hebammenkunst. In: Klinisches Jahrbuch 3 (1891), S. 32-80. J. Gélis (Sages-femmes...) dagegen bezeichnet es als Paradoxon, daß Hebammenschulen zur besseren Ausbildung von Hebammen gegründet wurden, aber dabei den Chirurgen erlaubten, ihre Stellung als Geburtshelfer gegenüber den Hebammen zu festigen. (S. 947)

mit der Unterrichtung der Hebammenschülerinnen betraut wurden, ihre Überlegenheit zu bestätigen und zu verdeutlichen.[533]

Während es den Handwerkschirurgen im Laufe des 18. Jahrhunderts schließlich gelungen war, ihre Stellung als Geburtshelfer zu festigen, begannen nun die gelehrten Ärzte, ihrerseits Ansprüche auf die Ausübung der Geburtshilfe zu erheben, wobei sie den Handwerkschirurgen ihren ganzen Tätigkeitsbereich streitig machten.

„In der Auseinandersetzung um ihr Arbeitsgebiet erwiesen sich die Handwerkschirurgen dem Bündnis von akademischer Medizin und Staat schließlich als unterlegen. Den althergebrachten Bindungen ihres Handwerks verhaftet, erkannten sie in ihrer großen Mehrheit von Anfang an die veränderte Situation und die Gefahren nicht, die ihrem Berufsstand drohten. In der zweiten Hälfte des 19. Jahrhunderts fielen sie der naturwissenschaftlichen Umorientierung der Medizin, vor allem aber dem erfolgreichen Kampf der akademischen Ärzte für einen einheitlichen, an der Universität ausgebildeten Ärztestand zum Opfer."[534]

6.2.3. Grundzüge der Entwicklung in Deutschland

Für Süddeutschland kann bisher nur gesagt werden, daß ab etwa 1500 den akademischen Ärzten von den Stadtoberhäuptern eine gewisse Rolle bei der Aufnahme der Hebamme zugesprochen wurde.[535] Einige Verordnungen des 16. Jahrhunderts erwähnen, daß die Hebammen die Doctores um Rat fragen und diesen folgen sollten - z.B. die Württemberger Polizeiordnung von 1549, die Straßburger Hebammenordnung von 1556 oder die Frankfurter von 1573.[536] Aber abgesehen von der Konsultation in schwierigen Fällen

533 J. Gélis (Sages-femmes...), S. 951

534 Kümmel, Werner F. und Dumont, Franz: Chirurgie an der alten Mainzer Universität. In: Ärzteblatt Rheinland-Pfalz 45 (1992), S. 28-34, hier: S. 34

535 Wiesner, Merry E.: The midwives of south Germany and the public/private dichotomy. In: Marland, Hilary (Hrsg.): The art of midwifery. Early modern midwives in Europe. London, New York 1993, S. 77-94, hier S. 83

536 Zu Straßburg und Württemberg siehe G. Bernhard, S. 45f., die Ordnungen sind im Anhang abgedruckt; zu Frankfurt siehe R. Scherzer, S. 44f. Einen Einzelfall dürfte die Ulmer Hebammenordnung von 1491 darstellen, da sie von den Doctoren und Wundärzten der Stadt gemeinsam erstellt wurde. Der Wundarzt Johann Stocker bekam als Stadtarzt ab 1486 in Ulm auch die Aufgabe der Hebammenunterrichtung übertragen. Siehe G. Burckhard, S. 106 und Haberling,

waren die studierten Mediziner an der normalen Geburtshilfe nicht beteiligt. Merry E. Wiesner konnte bei ihren Nachforschungen in den süddeutschen Städten Nürnberg, Frankfurt, Stuttgart, Memmingen, Augsburg, München und Straßburg feststellen, daß hier vor der Mitte des 18. Jahrhunderts kein Mann die praktische Geburtshilfe ausübte.[537]

Eine genauere Analyse der hier kurz angeschnittenen Sachverhalte, die nicht nur einseitig vom Blickwinkel der Geschichte der Hebamme ausgeht, sondern auch Quellen wie z.B. die von Ärzten und Chirurgen verfaßten Schriften untersucht und damit eine umfassendere Betrachtung ermöglicht, wäre eine lohnende Aufgabe. Dann könnten einige der in dieser Zusammenfassung deutlich werdenden Unstimmigkeiten weiter geklärt werden.
Die hier vorläufig angestellten Überlegungen sollen zeigen, daß es ungenau ist, bei einer Schilderung der komplizierten Entwicklungsprozesse in der Geburtshilfe nur von „Geburtshelfern" zu sprechen, als ob es sich nur um eine, einheitliche Personengruppe handelte. Ein Blick in die Quellen zeigt, daß man damals sehr wohl zwischen „Doctores" und „(Wund)-Ärzten" oder „Chirurgi" unterschied.
Eine weitere Bestätigung dafür liefert eine Arbeit des Gynäkologen Hermann W. Freund über die „Entstehung der wissenschaftlichen Geburtshilfe aus der Hebammenkunst" von 1891, in der der Autor (natürlich nicht ohne Überheblichkeit) folgende Zusammenfassung gibt:

„Wir können in dem geschilderten Entwicklungsgange drei Perioden unterscheiden. In der ersten, kindlichen, sind die Hebammen lediglich normale Geburten zu einem guten Ende zu bringen im Stande; [...]. Ihr mangelnder Fortschritt führte dann die zweite Periode herbei: es musste zu schweren Fällen männliche Hülfe erbeten werden, und zwar von Leuten, die damals überhaupt Operationen auszuführen verstanden, den Chirurgen. Diese meist ungebildeten Helfer operierten in jedem Falle, zu dem sie beschieden wurden, nicht selten in roher, verderblicher Manier. Als dann in derselben Epoche gebildete Ärzte Geburtshilfe zu treiben anfingen, standen sie noch unter dem Einfluss der ebengenannten chirurgischen Auffassung ihrer Kunst und trennten sich nur spät und ungern von ihr. [...]. Mit Boër [Geburtshelfer in

S. 101. Die frühen Hebammenordnungen von Regensburg (1452) und Württemberg (um 1480) erwähnen die Hinzuziehungspflicht von Ärzten dagegen noch nicht. Siehe G. Bernhard, S. 45f.

[537] M.E. Wiesner, S. 83

Wien], der die chirurgische Praxis zurückdrängte und die sogenannte medizinische zu Ehren brachte, beginnt die dritte Periode, in der wir heute noch stehen."[538]

Vielleicht könnte man, sich am Vorbild des französischen „chirurgien-accoucheur"[539] oder der italienischen „chirurghi-ostetricanti"[540] orientierend, auch im Deutschen mit dem Zusatz „chirurgischer Geburtshelfer" Klarheit schaffen und diesen damit vom „akademischen Geburtshelfer" (der spätestens ab dem 18. Jahrhundert nicht nur als Berater, sondern auch als Praktiker in Erscheinung tritt und dessen Rolle - falls nicht nur vereinzelt vorkommend - in den Jahrhunderten zuvor noch genauer zu erforschen wäre) abgrenzen. Diese Unterscheidung wird erst ab der zweiten Hälfte des 19. Jahrhunderts überflüssig, nachdem die akademische Medizin die Handwerkschirurgie integriert hatte und beispielsweise in Preußen jeder Mediziner als „Arzt, Wundarzt und Geburtshelfer" approbiert wurde.[541] Der Begriff der Akademisierung[542] umfaßt zwar im engeren Sinne nur die akademischen Geburtshelfer, läßt sich aber im weiteren Sinne auch gut auf die chirurgischen Geburtshelfer anwenden, da vor allem sie von den auf wissenschaftlicher Basis gewonnenen Kenntnissen profitierten – zunächst auch in professionstaktischer Absicht - und sie in die praktische Geburtshilfe einbrachten.

6.2.4. Zur Ablehnung einer männlichen Geburtshilfe

Der Anspruch der Handwerkschirurgen wie der akademischen Ärzte auf die praktische Geburtshilfe darf nicht darüber hinwegtäuschen, daß anfangs in beiden Gruppen die Ablehnung einer männlichen Geburtshilfe überwog. Die Gründe dafür sind komplex. Sicherlich gab es - wie z.T. oben aufgeführt - auch früh schon der Geburtshilfe zugewandte Männer, doch diese

538 H.W. Freund, S. 74

539 J. Gélis (Sages-femmes...), S. 947: G. Mauquest de La Motte bezeichnete seine Profession selbst so.

540 Filippini, Nadia Maria: The Church, the State and childbirth: the midwife in Italy during the eighteenth century. In: Marland, Hilary (Hrsg.): The art of midwifery. Early modern midwives in Europe. London, New York 1993, S. 152-175, hier S. 153

541 W.F. Kümmel/F. Dumont, S. 34

542 Definition siehe Kapitel zur allgemeinen Geschichte der Hebamme

sind als Ausnahmefälle und keineswegs als repräsentativ zu betrachten. Einen entscheidenden Punkt stellt die Bekämpfung männlicher Geburtshilfe durch die katholische Kirche dar[543]; vor allem in Italien konnte sich der Accoucheur lange Zeit nicht durchsetzen.[544] Ann Oakley stellt die Bedeutung der durch die Geburt bedingten „Unreinheit" der Frau ausführlich heraus und vermutet sicher mit Recht, daß Männer nicht zuletzt dadurch vor Geburtshilfe zurückschreckten: „There was a strong tendency of the part of the male doctor to regard midwifery as an inferior, dirty, feminine, poor relation of 'proper' medicine"[545]. Innerhalb des gesamten Aufgabenbereichs der Hebammen stellte zudem die Geburt an sich nur ein Teilgebiet dar, mußte doch eine Hebamme besonders in ländlichen Gegenden auch Sorge für Haushalt und Familie der Gebärenden tragen, von Nottaufe oder Taufvorbereitungen ganz zu schweigen.[546] Alle diese Gegebenheiten sollte man berücksichtigen, um zu verstehen, daß erst mehrere Schwellen überwunden werden mußten, bevor Männer in größerem Umfang geburtshilflich tätig werden konnten.

Die Frage, ob es sich zieme, daß Männer überhaupt praktische Geburtshilfe leisten, war vor allem im 18. Jahrhundert heftig umstritten und weckte zahlreiche Widerstände: Beispielsweise wurde 1708 anonym die Schrift „De l'indécence aux hommes d'accoucher les femmes" veröffentlicht.[547] Einen genaueren Einblick in diese Diskussion findet man bei W. Pulz und H. Fasbender.[548] Auch die Schwangeren waren - unter anderem beunruhigt und verunsichert durch die Hebammen - häufig wenig begeistert von männli-

[543] E. Schlieben, S. 175: „Auch Geistliche eiferten gegen ärztliche Hilfe bei der Geburt und zogen die Lehren alter Kirchenväter heran, um zu beweisen, daß eine solche Neuerung gegen Sitte und Anstand verstoße."

[544] N.M. Filippini, S. 152-175.

[545] Oakley, Ann: Wisewoman and Medicine Man: Changes in the Management of Childbirth. In: J. Mitchell u. A. Oakley: The Rights and Wrongs of Woman. Harmondsworth 1976, S. 17-58, hier S. 31-34, Zitat S. 33.

[546] Labouvie, Eva: Selbstverwaltete Geburt. [...]. In: Geschichte und Gesellschaft 18 (1992), S. 477-506, hier S. 480

[547] Der Autor ist dennoch bekannt, es war Philippe Hecquet, Dekan der Faculté de Medecine. J. Gélis (Sages-femmes...), S. 947

[548] H. Fasbender, S. 246 und W. Pulz, S. 125 (Anm. 21)

chen Geburtshelfern und hatten außerdem Angst vor deren Instrumenten, mit denen auch viel Schaden angerichtet werden konnte.[549]

6.2.5. Die männliche Geburtshilfe in Mainz

Die Entwicklung einer männlichen wissenschaftlichen Geburtshilfe in Mainz und deren Auswirkungen auf die Hebammen sind nicht leicht darzustellen. Sehr einfach zu ermitteln sind zwar die Einstellung des ersten Stadtaccoucheurs oder des ersten Professors für Geburtshilfe, jedoch stehen diese Eckdaten in der Regel am Ende von längerfristigen Entwicklungsprozessen, die mehr oder weniger gut dokumentiert sind und oft nur indirekt aus den überlieferten Quellen hervorgehen.

Zum besseren Verständnis wurde oben bereits eine Abgrenzung der chirurgischen von der akademischen Geburtshilfe vorgeschlagen. Des weiteren muß man sich der Problematik auf verschiedenen Ebenen nähern. Viele (zum Teil zuvor auch schon in anderen Kapiteln besprochene) Quellen geben kleine Hinweise, die erst eingebunden in einen größeren Zusammenhang einen genaueren Eindruck von den damaligen Zuständen und den Veränderungen in der Geburtshilfe vermitteln können.

Untersucht werden sollen im folgenden vor allem Kurmainzer Verordnungen für Hebammen, Chirurgen und Physici, darunter auch Eide und Taxordnungen, Quellen über Streitfälle und Anklagen, Materialien aus Erhebungen über den Zustand des Hebammenwesens im Kurstaat zur Zeit der Aufklärung; nicht zuletzt liefern auch die Art der Hebammenausbildung und die Hebammenlehrbücher wichtige Hinweise.

Als am übersichtlichsten erweist sich hier eine Einteilung in drei Abschnitte:

- Beginnende Einschränkung der Autonomie der Hebammen (1654-1746)
- Die Zeit der chirurgischen Geburtshelfer (ab 1746)
- Die Zeit der akademischen Geburtshelfer (ab 1784)

[549] J. Gélis (Sages-femmes...), S. 950 und Laget, Mireille: La Naissance aux Siècles classiques. Pratiques des accouchements et attitudes collectives en France aux XVIIe et XVIIIe siècles. In: Annales E.S.C. 32 (1977), S. 958-993, hier S. 987.

Beginnende Einschränkung der Autonomie der Hebammen (1654-1746)

Ein erstes Interesse an der Hebammentätigkeit ist erkennbar bei dem schon mehrfach erwähnten gelehrten Arzt Ludwig von Hörnigk, der zwischen 1654 und 1665 (abgesehen von zwei Unterbrechungen, in denen Dr. Hohenstadt amtierte) das Amt des Dekans der Mainzer Medizinischen Fakultät innehatte.[550] Seine 1638 in Frankfurt am Main erschienene „Politia medica" enthält ein eigenes Kapitel über Hebammen,[551] nach dem auch die Mainzer Fakultät ab 1656 ihre Hebammenexamina gestaltete.[552] Festzuhalten ist an dieser Stelle aber auch, daß Hörnigks Interesse an den Hebammen eher sekundär war und im Rahmen seiner allgemeinen Reformbestrebungen auf dem Gebiete des Medizinalwesens zu sehen ist. Eindeutig galt bei Hörnigk der Vorrang einer Beseitigung der Mißstände im Apothekenwesen.[553]

Deutlich zu spüren ist in Hörnigks Hebammenkapitel die bislang weitgehende Autonomie der Geburtshelferinnen wie auch die fehlende Praxiserfahrung des Autors. Nur für den Fall „Deß Artzneyens bey Gebaehrenden oder albereit entbundenen Frawen" empfiehlt Hörnigk, nach dem „rath eines Doctorn der Artzney zuhandeln".[554] Unter Bezugnahme auf die Kurmainzer und die Speyerer Apothekerordnung betont er:

> „Mutter vnd Kindt durch Staerckung laben/ hat bey den Hebammen kein bedencken: Sonsten ein Kind in Mutterleib wenden/ oder dem selben von Mutterleib helffen/ vnnd Kranckheiten (die bey den Kindtbetterinnen gemeiniglich nicht gering seynd) Curiren/ ist ein sehr grosser vnterscheidt/ vnd steht dieses letzt nur den Medicis zu/ als welchen die vrsachen der Kranckheiten vollkoemlich/ oder doch zum wenigsten besser als andern bekand. Derwegen die Ammen bey solchen sich Raths vnnd Huelffe zuerholen."[555]

Hörnigk zählt Wendungen, also schwierige geburtshilfliche Situationen eindeutig zum Aufgabenbereich der Hebamme, nur das Kurieren von Krankheiten der Schwangeren mit (inneren) Arzneien steht allein dem gelehrten

[550] Mäder, Markus: Ludwig von Hoernigk. Arzt, Jurist und Bücherkommissar im 17. Jahrhundert. Teildruck der Med. Diss. Bern 1984, S. 26f.
[551] Hörnigk, Ludwig von: Politia Medica [...]. Frankfurt am Main 1638, S. 153-164
[552] siehe oben, Kapitel „Werdegang ..."
[553] M. Maeder, S. 10-12 und S. 30f.
[554] L. v. Hörnigk, S. 159, §. 18
[555] ebd.

Arzt zu. Bei nicht unkompliziert verlaufenden Geburten sollen andere erfahrene Frauen hinzugezogen werden:

„Wann nun die Ammen oder auch andere Weiber in gefaehrlichen Faellen zusammen kommen/ soll die erste Amme den andern alle Gelegenheit / wie es umb die Frucht stehe/ vnd was sie fuer rathsam achte/ anzeigen/ damit die andere solches vernehmen vnd bedencken.“[556]

Im Falle einer toten Frucht soll die Hebamme „bey gelaehrten Doctorn der Artzney raths pflegen/ ob durch Artzney mittel die todte Frucht außgetrieben/ vnnd der Mutter ohne Schaden geholffen/ oder in andere wege von ihr gebracht werden moege.“[557]
Die Durchführung einer Sectio in mortua ist Aufgabe eines erfahrenen Wundarztes, wenn dieser anzutreffen ist - sonst ist auch dies Pflicht der Hebamme.[558]

Einen sehr eindrücklichen Beleg dafür, daß bei schwierigen Geburten sowohl gelehrte Ärzte als auch Chirurgen hinzugezogen wurden, wobei keineswegs immer Einigkeit über die Therapie mit den Hebammen herrschte, liefert ein Streitfall aus dem Jahre 1658:
Der Doktor der Medizin Johann Martin Hohenstadt[559] klagte die vereidigte Mainzer Stadthebamme Anna Maria Kobald an,[560] sie habe seine Ehre und seinen guten Namen angegriffen, indem sie „hin undt wied in der Statt fälschlich traducirt, undt verlembt, undt ausgeschrien“ habe, daß er bei „deß H. Oberkellers Jungsthien in octobri in Kindts nöhten verstorbener Haußfrau [...] mit Unordentlichen, undt bey dergleichen Zustandt ohngewöhnlichen medicamentis, ubernohmmen hette.“ Hohenstadt stellte die Anna Maria Kobald darauf gemeinsam mit dem Barbiermeister Johann Abraham

---

556 ebd., S. 160, §. 23

557 ebd., S. 161, §. 27

558 ebd., S. 162, §. 28 und 29

559 Dr. Hohenstadt war Mitglied der medizinischen Fakultät und hatte mehrfach das Amt des Dekans inne. Ein weiterer Streitfall zwischen ihm und dem Fakultätsmitglied Dr. Hartlieb ist bekannt. Siehe Mathy, Helmut: Archivalien, Instrumente und Kapitalien der Mainzer medizinischen Facultät im 17. und 18. Jahrhundert. In: Med.hist. J. 12 (1977), S. 135-149, hier S. 136f. und StAMz, 18/161, S. 29

560 StAMz, 1/15, S. 135; (siehe auch 18/161, S. 52)

Medicus[561] zur Rede, welchen er „bey obgemeltem Zustandt gebraucht und uff welchen Sie dergleichen Ehrnrührige Wordt außgestoßen." Sie habe diese Verleumdung nicht verneinen können und „sich deßen allen schuldig geben, und gern bekandt daß sie die von [Hohenstadt] applicirte medicamenta nicht verstünde auch nicht wüßte ob solche schädtlich sein können oder nicht undt sich allein darmit entschuldiget, daß sie es auß ohn Verstandt geredt hette." Er habe ihr verziehen unter der Bedingung, daß sie ihre Worte „revocieren" müsse, was von ihr auch zugesagt worden sei. Statt dessen aber habe die Hebamme überall erzählt, daß sie „solches zwahr zu renociren versprochen hette, begehrte es aber nimmer mehr Zu thun, undt waß sie gesagt, daß sagte Sie nochmahl undt wolle auch dabey verbleiben."
Dr. Hohenstadt fühlte sich daraufhin genötigt, seine Therapie zu rechtfertigen:

„Wan nun aber die Jenige medicamenta so ich gebraucht, maßen alle erfahrene medici bekennen werden eigendtlich Zu solchen Zustandt gehörig, undt ein mehrers nicht verordnet alß die eußerste noth erforderet hatt, dahero dan Sie Anna Maria ihrem ohngewaschenem ohnnutzen maull den Zaum Zu weit schießen lassen undt mit solchen ehren rührigen ubelen nachreden mir zu viel und ohnrecht gethan hatt, [...]."

Hohenstadt verlangte anschließend, die Hebamme zu veranlassen, daß sie einen „ordentlichen wiederruff thue undt bekenne, daß darmit mihr zu viel undt unrecht gethan habe undt dabenebens dieselbe mit einer scharfen Strafe wie sie es wohl verdient hat," zu belegen.[562]
Aus dem Ratsprotokoll geht hervor, daß der Streit friedlich beendet werden konnte: „beydte theil haben einander die Hendte gegeben, undt offentlich attestirt, einß Von dem andtern auch uf des lieb und guth weiße".[563] Offensichtlich war die Position der Hebamme Mitte des 17. Jahrhunderts noch so gefestigt, daß sogar ein Fakultätsmitglied und ein Hofchirurg bei Meinungsverschiedenheiten vor dem Stadtrat nicht leicht etwas gegen sie auszurichten vermochten.

561 J.A. Medicus wurde auch als „Hofchirurg" bezeichnet. Siehe Decker, Karola: Bürger, Kurfürst und Regierung. Das Beispiel der Mainzer Schreinerzunft im 18. Jahrhundert. (Beiträge zur Geschichte der Stadt Mainz, Bd. 29). Mainz 1990, S. 72

562 StAMz, 27/350 [1658 20/1]

563 StAMz, 1/15, S. 135

Eine „Copia iuramenti so ein zeitlicher Stadtphysicus abzulegen" ist aus dem Jahre 1701 überliefert. Im letzten Absatz dieses Eides heißt es:

„Da auch die nothurft erfordert, daß ein oder andere Heebamme in hiesiger Statt oder Vicedombs Dörffern auff und anzunehmen were, solle er Statt physicus dieselbe vorhero wie herkommens über die gewöhnliche puncten in beyseyn der hierzubenotigsten personen fleissig examinieren, und daß befinden, ob selbige zu solcher function tauglich oder nicht [...]."[564]

Im Ratsprotokoll ist 1705 ausdrücklich vermerkt, daß der Stadtphysicus „zu denen Chyrurgicis Inspectionibus, Examinibus der Stein-und Bruchschneider, auch Hebammen, etc. [...] jedesmahl neben dem Decano oder Seniore facultatis Medicae mitgezogen werden solle."[565] Da früher diese Rechte allein der Medizinischen Fakultät zugestanden hatten, brach zwischen Physicus und Fakultät ein Streit aus, der trotz wiederholter Schlichtungsversuche erst 1784 mit der alleinigen Übertragung des Rechtes der Hebammenprüfung an Johann Peter Weidmann endgültig beendet war.[566] Vermutlich war die Ursache für das rege Interesse der Ärzte an der Prüfungsberechtigung zunächst vorwiegend finanzieller Art: „So viel aber das examen obstetricum belanget, so solle selbiges von einem zeitlichen Decano oder Seniore facultatis [...] mit und nebst einem zeitlichen Stattphysico conjunctim vorgenommen werden, und dafür jeder examinator drey gulden genießen [...]."[567]

Ein Interesse der Mainzer Chirurgen an Ausdehnung ihres Tätigkeitsbereiches auf die Geburtshilfe ist den Quellen vor 1750 nicht zu entnehmen: Keinerlei Erwähnung findet dieser Aspekt in der Chirurgenzunftordnung von 1673.[568] Das Fakultätsprotokoll enthält dagegen mehrere Einträge zwischen 1654 und 1657, die mit detaillierten Fallbeschreibungen belegen, daß Barbiere in den Bereich der Physici und Apotheker eindrangen, was ihnen bei 20 Gulden Strafe untersagt wurde. Eine geburtshilfliche Betätigung ist dabei nicht erwähnt.[569] Daraus kann geschlossen werden, daß es eine solche

[564] StAMz, 27/305

[565] StAMz, 1/23, fol. 214 (5. Januar 1705)

[566] Eine detaillierte Beschreibung dieser Streitigkeiten liefert H. Terhalle, S. 65f.

[567] StAMz, 27/305 [1744 16/12]

[568] H. Terhalle, S. 78-80

[569] StAMz, 18/161, S. 33-36 und S. 45

entweder nicht in größerem Umfange gab oder, wenn dies doch der Fall war, man die Ausweitung der handwerkschirurgischen Tätigkeit in den Bereich der Hebammen nicht zu unterbinden suchte oder sogar als wünschenswert ansah.

Keinerlei Hinweise auf die Stellung männlichen Heilpersonals in der Geburtshilfe liefern die Mainzer Hebammenordnungen. Im Gegensatz zu anderen Städten, in denen (wie oben erwähnt) die Hinzuziehung von gelehrten Ärzten oder Chirurgen bei schwierigen Fällen oder Krankheiten der Frauen ab dem 16. Jahrhundert vorgeschrieben ist, wird dieser Punkt in Mainz grundsätzlich ausgelassen, nicht jedoch in Hörnigks Hebammenkapitel seiner „Politia medica" von 1638.

Die Zeit der chirurgischen Geburtshelfer (ab 1746)

Ab der Mitte des 18. Jahrhunderts geht aus den Mainzer Akten erstmals ein reges Interesse des männlichen Heilpersonals an Geburtshilfe hervor: 1746 hatte - wie oben beschrieben - der Leibmedicus Gitsched ein Hebammenlehrbuch einzuführen vorgeschlagen, das 1748 auch tatsächlich gedruckt wurde.[570] In einer Landesherrlichen Verordnung wurde allen Chirurgen, Badern und Hebammen des Kurstaates befohlen, sich ein solches Exemplar anzuschaffen.[571]
Unter den vom Neffen des Mainzer Erzbischofs Philipp Karl von Eltz, dem Domprobst Franz Karl von Eltz, der Mainzer Medizinischen Fakultät 1747 gestifteten anatomischen und chirurgischen Instrumenten befanden sich nun auch neun „Instrumenta zum Accouchement gehörig [...]." Dabei handelte es sich vorwiegend um Haken und Messer, die zur Zerstückelung und Extraktion toter Kinder benötigt wurden.[572]

Im Jahre 1754 wurde Georg Mentzler als erster Stadtaccoucheur vereidigt: Der 34jährige Sohn eines Lederhändlers von Wetzlar war in Gießen bei einem Garnisonschirurgen ausgebildet worden, hatte in Straßburg „einen Winter hindurch anatomie frequentiert, wie auch alldorten unter anführung

[570] siehe oben, Kapitel „Hebammenlehrbücher in Mainz"
[571] StAMz, LVO 1748 März 23
[572] Die vollständige Liste findet sich bei H. Mathy (Archivalien...), S. 144f.; siehe auch ebd., S. 139-141

Herrn Doctoris Fried [...] Zur Accouchement Hand angeleget" und war schließlich 1750 in Mainz vom Dekan der Medizinischen Fakultät, zwei Senioren und dem Stadtphysicus genau wie die Hebammen examiniert worden.[573] Beim Vicedomamt hatte er beantragt, daß

„ihme nicht nur der allhiesige Aufenthalt, sondern auch hauptsächlich das accouchiren bey seiner Hülf verlangenden frauenleuth, umb da mehr in gnaden gestattet werden möge, als Er nicht gemeinet, Allhiesiger barbirer Zunfft weder in dem rasiren, noch sonstiger bedienung, bey frembden so wenig als Innheimischen Einigen abtrag Zu thuen, sondern Eintzig und allein das accouchiren, und was dahin einschlaget, zu practiciren; [...]."[574]

Wiederholt mußte er versprechen, der Chirurgenzunft keinen Nachteil entstehen zu lassen – von einer Konkurrenz für die zu dieser Zeit angestellten Amtshebammen ist dagegen nicht die Rede.

Daß die in Mainz ansässigen Chirurgen bislang tatsächlich kein Interesse an praktischer Geburtshilfe gezeigt hatten, verwundert nicht, da ihr Beruf in Mainz wie anderswo damals noch hohes Ansehen genoß und die Chirurgen sehr einheitlich finanziell wohlsituiert waren, ja „Merkmale einer sozialen Aufsteigergruppe" zeigten.[575] Da offensichtlich die Nachfrage nach chirurgischen Dienstleistungen in Mainz ausreichend und besonders in katholischen Regionen der männliche Geburtshelfer nicht unumstritten war, blieb das Interesse der Chirurgen an einer Ausdehnung ihres Betätigungsfeldes auf Geburtshilfe zunächst noch gering.
Größer war das Interesse der Obrigkeit, denn sie begegnete dem Ansinnen Mentzlers positiv; er sei in Mainz der erste Chirurg mit geburtshilflichen Ambitionen und Fähigkeiten, und es sei

„[...] überhaupt dem Publiko daran gelegen, daß dasselbe mit derley KunstVerständigen leuthen, wozumahlen dergleichen dahier nicht befindlich, versehen werde, man ahn seiten des Vicedomamts, ohne masgebung dafür halte, daß derselbe auf die Von ihme selbsten gesetzte Conditiones [...] umb da mehr Auf- und angenohmen werden könte, als Selbiger wie bereits die Erfahrnus dahier gegeben, Einer in Kindsnöthen und grösten gefahr gelegenen Churfürstlichen HofLacquayen frau

573 StAMz, 18/162, S. 70f.
574 StAMz, 27/353 [1750 27/8]
575 K. Decker (Bürger...), S. 152 und dies.: Die Mainzer Handwerkschirurgen im 18. Jahrhundert. Ein sozialhistorisches Porträt. In: Ärzteblatt Rheinland-Pfalz 44 (1991), S. 538-541

bestens beygestanden, und Eine sattsame Prob seiner besitzenden fähigkeit und Kunst Ahn tag geleget, [...].“[576]

Mentzlers Nachfolger wurde 1769 der Chirurg Jakob Ambrosius Dupuis, der ab 1772 von der Regierung beauftragt wurde, die Hebammen des Untererzstiftes zu unterrichten.[577]
1785 wurden die Chirurgen Nikolaus Leiden, Joseph Nolde und Wilhelm Roeder als Stadtaccoucheure angestellt.[578] Sie mußten folgenden Eid schwören:

„Ihr von Churfürstlichen Hohen Landesregierung per rescript als Stadt-Accoucheurs dahier angenommene sollet anjetzt nach abgegebener Handtreüe einen leiblichen Eid zu Gott dem Allmächtigen, und seinen lieben Heiligen schwören, daß ihr nach eürem besten Wissen, und Gewissen diesem überkommenen Amt obliegen - sofort denen in Kindesnöthen begriffenen Hoch- oder Niederen Standes, sie seyen arm, oder reich ohne Unterschied der Personen ohne einige Nebenabsicht und mit eürer erlernten Kunst und Wissenschaft nach den bisher ergangenen Verordnungen und Vorschriften jederzeit getreülich beistehen und alles thun, und mit dem aüßersten Fleiße anwenden wollet, und sollet, was nur immer zu Erhaltung des Lebens, der gebährenden Mütter, und Kinder in solchen Fällen erforderet werden mag; alles getreülich und ohne Gefährde.“[579]

Als 1792 mit Wilhelm Röder nur noch ein einziger Stadtaccoucheur vorhanden war, beschloß das Gremium Chirurgicum die Besetzung der zwei vakanten Stellen. Die Chirurgen Martin Horn und Johann Baptist Fischer wurden nach einer Prüfung durch Weidmann als Accoucheure angenommen.[580]

In Aschaffenburg bewarb sich 1772 der Chirurg Sebastian Gartenweeg, um im Obererzstift als Accoucheur und Hebammenlehrer tätig zu werden. Sein Antrag wurde abgelehnt, da das Gremium Chirurgicum von Aschaffenburg die Anstellung eines weiteren Chirurgen strikt ablehnte mit der Begründung,

---

576 StAMz, 27/353 [1750 27/8]

577 H. Terhalle, S. 83

578 StAMz, 27/353 [1785 27/10]

579 StAMz, 27/353 [„Eid des Accoucheurs“, undatiert. Da der Eid im Plural formuliert ist, bezog er sich wahrscheinlich auf obengenannte drei Chirurgen.]

580 StAMz 27/353, Martin Horn [1792 28/1; 1792 30/1]; Johann Baptist Fischer [1790 13/9; 1792 15/2]

daß der Verdienst für die angestellten Chirurgen schon sehr karg sei. Man befürchtete Konkurrenz,

„[...] weilen die - wegen vorigen Kriegszeithen in Zimmlichen schulden last Versenckte gemeine stadt zu Aschaffenburg allem ansehen nach ausser stande ist, der gleichen acouger ein hinreigendes Salarium auszu werffen, worauf Vernünfftig zu schliesen ist, das ein solcher acouger als dann von nebenVerdiensten - Chyrurgischen Curen, und operationen seinen nothwendigen lebens-Unterhalt zu unserer deren Chyrurgorum gröstem nachtheil, nahrungs-Verschmählerung, und gänzlichem ruin werde suchen müßen; [...].“[581]

Erst 1789 wurde in Aschaffenburg der Accoucheur Lohrum eingestellt, der „mit den besten Attestaten bei dem Examen von Hn. Professor Weidmann zu Mainz sehr gut bestanden zu haben sich legitimierte.“[582]

Die Zeit der akademischen Geburtshelfer (ab 1784)

Mit der Berufung Johann Peter Weidmanns zum Inhaber eines neuen Lehrstuhls für „Chirurgie und Entbindungskunst“ 1784[583] war auch in Mainz die Akademisierung der praktischen Geburtshilfe weitgehend abgeschlossen: Für Medizinstudenten waren von nun an zwei Semester in Geburtshilfe vorgeschrieben.[584] Ebenso wurden wiederholt die Mainzer Chirurgen zum Besuch verschiedener Vorlesungen, darunter auch Anatomie und Entbindungskunst, aufgefordert. „Doch der Versuch einer radikalen `Akademisierung´ der Handwerkschirurgen scheiterte an deren Unbeweglichkeit und mangelndem Interesse.“[585]

In einer Landesherrlichen Verordnung vom 15. Februar 1785 wurde mitgeteilt, daß künftig nur noch in Geburtshilfe unterrichtete Physici oder Chirurgen angestellt würden, die „in dem Accouchement zu gleich wohl bewandert seyn und sich vordersamst aus demselben prüfen“ lassen sollten.[586]

Unter den Instrumenten, mit denen ab 1784 „jeder von Obrigkeits wegen angestellte Wundarzt versehen seyn“ sollte, befinden sich folgende für die

[581] StaAWü, MzPolAkt 1280 I
[582] StaAWü, MzPolAkt 1280 II
[583] W.F. Kümmel /F. Dumont, S. 30
[584] H. Terhalle, S. 83
[585] W.F. Kümmel/F. Dumont, S. 31
[586] StAMz, 27/353 [1785 15/2]

Geburtshilfe: Eine Geburtszange (nach Levret), ein Kopfbohrer und zwei verschiedene Haken. „Zum Gebrauche der Hebammen“ dagegen sind vorgesehen: Ein Geburtsstuhl, eine Schere und „Ein Röhrchen zur Klistier“ sowie eines „zum Einspritzen der Mutter.“[587] Diese Ausrüstung zeigt deutlich, daß die Tätigkeit der Hebamme sich fortan auf normale und komplikationslos verlaufende Geburten beschränken sollte. Doch auch den Chirurgen wurde zur Pflicht gemacht, bei schweren Operationen, worunter die Durchführung des Kaiserschnittes (und Brustamputationen) fielen, einen Physicus hinzuzuziehen.[588]

In einer Verordnung vom 19. Februar 1785 wurde den kurfürstlichen Beamten befohlen, Verzeichnisse einzuschicken, „welche Chirurgi auf dem Lande, und in den Städten sich mit dem Accouchement wirklich abgeben, oder noch in die Zukunft abgeben wollen.“[589] Aus dieser Erhebung über geburtshilflich tätige Chirurgen geht hervor, daß das Interesse der Chirurgen an Geburtshilfe eher gering, das der Obrigkeit hingegen deutlich größer war. Ein Großteil der Kurmainzer Ämter kam der Aufforderung nach: Insgesamt 18 Handwerkschirurgen gaben an, daß sie sich vor 1785 schon der Geburtshilfe gewidmet hatten.[590] Drei davon waren an Hebammenlehranstalten (in Mainz und Mannheim) ausgebildet worden, weitere zwei behaupteten lediglich, das Accouchement erlernt zu haben. Nur sechs Chirurgen waren bereit, für eine künftige geburtshilfliche Betätigung nach Mainz zu reisen, um die neue Hebammenlehranstalt zu besuchen. Einige lehnten dies aus Kostengründen ab oder bekundeten nur Bereitschaft im Falle von finanzieller Unterstützung.
Am 3. August 1789 erließ die Landesregierung folgende Verordnung:

---

587 StAMz, LVO 1784 August 27

588 StAMz, LVO 1784 Juli 23

589 StAMz, 27/350, [1785 19/2]

590 StaAWü MzPolAkt 1280 II. Die Aussagekraft dieser Erhebungen sollte nicht überbewertet werden, da keine ausreichenden Informationen zur Verfügung stehen, wieviele Chirurgen insgesamt im Kurstaat tätig waren. Da nicht alle Kurmainzer Ämter der Aufforderung zur Berichterstattung Folge geleistet haben bzw. die Berichte nicht mehr erhalten sind, können die angegebenen Zahlen nur vage Hinweise liefern. Dennoch erlauben die Angaben die Schlußfolgerung, daß geburtshilfliche Bestrebungen der Chirurgen im Kurstaat Mainz gering ausgeprägt waren.

„Da verschiedentlich wahrzunehmen gewesen, daß die auf dem Lande angestellten Orts-Chirurgi unternehmen, sich mit dem accouchiren abzugeben, unerachtet dieselben darinn weder ordentlich unterrichtet, noch aus dieser Wissenschaft dahier behoerig gepruefit worden; woraus dann bereits schon mehrere Ungluecke entstanden sind; als wird den kurf. Ober- und Aemtern hiemit bedeutet, wie sie solchen ungelernten und ungepruefiten Chirurgis das Accouchiren unter nachdruecklicher Strafe zu untersagen, diejenigen aber, welche sich damit abzugeben gedaechten, dahin anzuweisen haetten, daß sie sich vordersamst dahier aus dieser Wissenschaft pruefen zu lassen, und zur Ausuebung derselben von kurf. Landesregierung die Erlaubniß zu erwirken haetten; wobei denselben weiters unzuverhalten ist, daß man den auf solche Art als Accoucheurs authorisirten Orts-Chirurgis die Kopf- und Personalfreiheit, eben so, wie den Amts- Vogtei- und Zent-Chirurgis, auch Hebammen gestattet haben wolle.“[591]

Deutlich wird aus diesen Angaben ersichtlich, daß im Kurstaat Mainz nicht die Chirurgen die treibende Kraft zu einer Verdrängung der Hebammen darstellten. So ist nicht verwunderlich, daß die Hebammen in den vor 1785 seltenen chirurgischen Geburtshelfern keine große Konkurrenz oder gar Existenzbedrohung sahen und damit diesen männlichen „Kollegen“ wenig Widerstand entgegensetzten.[592]

Erst nach 1785 wurde die Konkurrenz durch männliche Geburtshelfer langsam größer. Einen Beleg dafür, daß die Anstellung von drei Stadtaccoucheuren sich deutlich auf den Verdienst der Hebammen auswirkte, liefert folgender Textauszug. Er ist einem Vicedomamtsbericht vom 30. April 1782 entnommen und erörtert die Frage, ob die Täuflinge ausschließlich von der vereidigten Hebamme zur Kirche getragen werden sollen:

„Die Hebammen suchen freylich hiebey für ihren sonst reicheren Verdienst, der ihnen nun durch den Gebrauch der Accouchers grosen Theils entzogen ist, durch die Kirchengänge [gemeint ist das zur Taufe Tragen des Kindes], und andern Diensten entschädiget zu werden, welches ihnen zwar nicht zu verdenken, allein der Dienst des ganzen Publikums kann und darf doch nicht hierunter leiden.“[593]

[591] StaAWü, MzPolAkt 881 II

[592] Vergleiche auch S. Sander zur Situation in Württemberg: „Den Hebammen und geschworenen Frauen machten die Handwerkschirurgen [...] in rein quantitativer Hinsicht keine nennenswerte Konkurrenz auf dem Gebiete der Obstetrik.“, S. 296, Anm. 39

[593] StAMz, 27/350 [1782 30/4], siehe Anhang

Sucht man nach den Gründen, warum die Hebammen sich in Mainz wie auch andernorts trotzdem nicht intensiv gegen die Accoucheure zur Wehr setzten, muß man bedenken, daß sie vielleicht in den neuen Möglichkeiten eine Chance sahen, im Falle von schwierigen Geburten Mutter und Kind mit Hilfe von Instrumenten retten zu können. Sicherlich gab es Schreckensnachrichten von Verletzungen, die chirurgische Geburtshelfer Müttern damit zugefügt hatten, doch zeugten auch Berichte von schwierigen Fällen, bei denen mittels der Geburtszange das Kind lebend zur Welt gebracht werden konnte, von großen Erfolgen. Gerade weil Hebammen Frauen waren, die nicht nur selbst Kinder geboren hatten, sondern oft bei den Ängsten der gebärenden Frauen mitlitten, das Versagen ihrer eingeschränkten Möglichkeiten erleben, ihre völlige Hilflosigkeit und Ohnmacht an der Grenze zwischen Leben und Tod erfahren mußten und auch das Leid in den Familien nach dem Tod einer im Kindbett verstorbenen Mutter teilten, wird jede Aussicht auf Rettung von Leben als Hoffnungsschimmer gewirkt haben. Immerhin haben drei der vereidigten Mainzer Stadthebammen schon kurze Zeit nach der Eröffnung der Hebammenschule diese besucht.[594] Wie es scheint, ist die Mainzer Hebammenlehranstalt allgemein sehr positiv aufgenommen worden. In den ersten neun Monaten ihres Bestehens hatten 45 schwangere Frauen dort entbunden,[595] wobei sich „drey schwere Geburten, welche durch Hilfe der Kunst vollbracht werden mußten", ereignet hatten. „Von den aufgenommenen Müttern starbe noch keine, aber ein Knabe kam todt auf die Welt, einer starb am dritten Tag nach der Geburt und ein Mädchen von 7 Monaten eine Stunde nach der Geburt", teilte die Privilegierte Mainzer Zeitung am 28. März 1785 mit.[596]
Mit der Gründung der Hebammenschule wurde ein völlig neuer „Typus" Hebamme ausgebildet. Diese hatte schon allein durch ihre Aufnahme in eine Hebammenlehranstalt die wissenschaftliche männliche Geburtshilfe der rein praktischen Ausbildung bei erfahrenen Hebammen (oder Chirurgen) als überlegen akzeptiert. Daß sie nach ihrer Entlassung aus der Hebammen-

594 StAMz, 27/353 [1784 21/5 und 1784 25/6]: Am 25. 6. 1784 klagte die Obrigkeit, daß nur die drei Hebammen Zeitlerin, Müllerin und Gärtnerin die Hebammenschule besucht hatten, obwohl am 21. 5. 1784 sämtliche Stadthebammen und die drei Stadtaccoucheure dazu aufgefordert worden waren.

595 B. Weber, S. 54

596 zit. nach B. Weber, S. 131, Anm. 442

schule männlichen „Vorgesetzten“ keinen Widerstand entgegenzusetzen vermochte, versteht sich von selbst.

Die akademischen, nicht die chirurgischen Geburtshelfer waren es, die intensiv ihre neu gewonnene überlegene Position auszubauen versuchten. Zunächst nur gegen die Hebammen, bald aber auch gegen die chirurgischen Geburtshelfer richteten sie Angriffe und Diffamierungen: Johann Peter Weidmann kritisierte - wie einleitend schon dargestellt wurde, konform mit vielen seiner Kollegen - die Mehrzahl der Hebammen als völlig untauglich zu einer Unterrichtung und (wissenschaftlichen) Ausbildung, da sie schon ob ihres hohen Alters keine ausreichende geistige Beweglichkeit mehr besäßen. Nur die Armut sei der Anlaß, das Hebammenamt zu erlernen.[597] In den Jahren zwischen 1804 und 1813 verfaßte Weidmann mehrere Schriften zu dem Thema, ob es möglich sei, allein den Männern die Ausübung der Geburtshilfe zu übertragen: „De officio obstetricio solis viris concedendo.“[598]
Die Geringschätzung der gelehrten Mediziner ihren chirurgischen Kollegen gegenüber wie auch die Beurteilung der Position der Hebammen kurze Zeit vor dem Ende des Mainzer Kurstaates wird besonders deutlich an folgendem Beispiel: Nachdem die Obrigkeit am 9. Januar 1807 von den Ämtern Berichte über den „Zustand des Hebammen- und Accoucheurs Weßen“ verlangt hatte, erstattete der Aschaffenburger Physicus Reuss (auch Reiss)[599], dem seit der Auflösung der Mainzer Hebammenlehranstalt die Prüfung der Hebammen oblag, sein Gutachten. Vornehmlich widmet er sich darin der Kritik am Aschaffenburger Amtsaccoucheur Lohrum:

„Was von dem Unterrichte der Amtsaccoucheurs zu halten sei?
wird ein Jeder leicht begreifen, der weis, daß diese Menschen so wohl in der Chirurgie und Anatomie, als Selbst in dem Accouchement eine höchst mangelhafte, und

[597] ebd., S. 85

[598] Die verschiedenen Fassungen sind bei B. Weber, S. 126, Anm. 372 aufgeführt. Siehe auch zur Rezeption dieser Vorschläge Weidmanns in der damaligen Fachliteratur B. Weber, S. 85-87. Die Ideen Weidmanns waren aber keineswegs so ungewöhnlich und neu, wie auch aus meinen obigen Ausführungen hervorgegangen sein dürfte.

[599] Laut H. Terhalle, S. 136 wurde Reuß 1791 in Mainz promoviert und war von 1796 bis mindestens 1811 Physicus in Aschaffenburg. Nach seinen eigenen Angaben (MzPolAkt 1280 II) ist er unter Weidmann im Mainzer Accouchement ausgebildet worden.

einseitige Kentniß besitzen. Weil Sie es in ihrer Kunst recht weit bringen, so machen Sie sich einige Handgrife, und Vortheile eigen, welche Sie aber gewöhnlich ohne Geist und Einsicht am rechten Fleck nicht zu gebrauchen wissen.
Sie sind daher in ihrer Kunst eigentliche Handwerker, und handlen blind nach der Vorgeschriebenen Regel, ohne zu achten ob die Natur damit in Einklang ist, oder nicht.
In dem Fürstenthum Aschaffenburg haben wir itzo nur noch einen einzigen angestelten Amts Accoucheur; dies ist der dahiesige Amtsaccoucheur Lohrum. Dieser Amtsaccoucheur Lohrum ist 1787 in Mainz von Pr. Weidman examinirt worden, und laut seinem Attestata gut befunden. Seit 1789 ist Er dahier als Vizedomamtsaccoucheur angestelt, und Seitdem die Mainzer HebammenLehrAnstalt eingegangen ist, hat er dahier fortgefahren, die fehlenden Hebammen zu unterrichten. Ich muß Ihm Selbst das Zeugniß geben, daß Er mit vielem Eifer diesen Unterricht besorgte. Dessen ohngeachtet bin ich mit den von Ihm unterrichteten Hebammen selten zu frieden gewesen. Er lehret die Weiber nach dem toden bustaben [sic!] des handbuches, und weis Ihnen weder durch Erläuterungen noch durch Vorzeigung an Phantomen einen anschaulichen begriff von der Sache zu machen. Sobald man daher den Hebammen eine andere Frage stelt, als wie Sie im buche steht, so wissen Sie nichts mehr zu antworten. Da es nur bei dem Unterrichte der Hebamen vorzüglich darauf ankomt, Sie zu unterrichten wie Sie mehr pasiv, als activ bei dem Geburtsgeschäfte sein sollen, und wie sie jedesmal die bestenstehenden [sic!] Hindernissen der Geburt frühzeitig erkennen, um im Fall der Noth weitere Hülfe Verlangen sollen? So habe ich mich bei der Prüfung jedesmal bemüht, den Hebammen diese begrife deutlich zu machen. Allein auch dies nutzte wenig, und ich muß bekennen, daß der zeitherige HebammenUnterricht nicht viel mehr als gar keiner werth ist.
[...] amts Accoucheur Lohrum sucht auch nicht, sich noch ferner durch Lesung der neueren bücher, nach welchen die Kunst seit 20 Jahren eine ganz andere Gestalt, und Ansicht der Dinge bekommen hatte, auszubilden; auser dem kleinen itzu sehr unvollkommenen HebammenUnterricht Von Saxtorph besitzt meines Wissens Lohrum kein anderes buch von der Hebammenkunst. So hat Er sich auch kein Phantom, wodurch man den Lernenden den Unterricht anschaulich machen und solgen ungelehrigen Menschen sehr erleichtern kann, auch sonst ein anderes HülfsMittel zum Unterricht angeschafft.
Nach den mir bekanten Manipulationen, wie Lohrum Wendungen macht, ist es mir nun sehr begreiflich, warum die meisten Kinder tod zur Weld kommen? Ich bin sicher, daß Er Selbst nicht einmal das mechanische einer natürlichen Geburt inne

hat. Er kann also auch nicht nach den Gesetzen der Natur operiren, und noch weniger einer anderen einen deutlichen Unterricht geben."[600]

Reuß' Vorschlag zu einer Verbesserung der Hebammenausbildung lautet:

„Zeithero hat eine Jede Hebamme für den Unterricht 22 fl zahlen müssen. Für dieses Honorarium, wenn alle zu ersetzenden Hebammen des ganzen Fürstenthums Verbunden werden zu gleicher Zeit im Jahre den Unterricht zu empfangen, macht Sich Hr. Dr. Görz verbindlich, alle Jahre einen Cursus den Hebammen zu geben, und alles anzuschaffen, was den Unterricht erleichtern kan.
Hr Dr. Görz ist itzo der einzige Mann, der diesem Geschefte gewachsen ist, und welcher ohne Zweifel unsere Erwartungen in jeder Rücksicht zu erfüllen sich angelegen sein läßt. Der Vortheil, und Nutzen dieses Vorschlages ist so einleuchtend, daß Er keines weiteren Beweises wird nöthig haben. Es ist doch wohl keinem Zweifel unterworfen, daß Hr Dr. Görz, welcher die beste Lehranstalt in Europa eine geraume Zeit frequentirt hat, und der mit allen nöthigen Ertzlichen [=ärztlichen], und wundärzlichen Kentnissen, und mit einem schönen Apparat Geburtshülflicher Instrumente, und Maschinen versehn ist, leicht einen besseren, und dauerhaffteren Unterrichte den Hebammen wird geben kommen, als ein halbwissender Balbirer?"[601]

Zur Beurteilung und Verteidigung Lohrums führt das Vicedomamt dagegen folgendes an:

„Accoucheur Lohrum ist [...] unterm 28ten [...] 1789 als Accoucheur daher angestellt worden, nachdem er sich mit den besten Attestaten bei dem Examen von Hn. Professor Weidmann zu Mainz sehr gut bestanden zu haben sich legitimirte. Unserem Berichte vom 21 Merz 1789 war auch ein eigner Bericht des vormaaligen H: Phisicus Hoepfner dahier beigefügt, daß gedachter Lohrum schon mehrere Proben seiner Kenntnissen im Accouchement abgelegt habe.
Uns ist bisher nicht nur kein Fall, welcher auf Untauglichkeit folgen ließe, bekannt worden, sondern Lohrum hat den besten Ruf in der Stadt sowohl, als auf dem Lande für seine Geschicklichkeit beim Accouchiren in verwikkelten Fällen, wesfalls er auch fast ausschlieslich das Zutrauen gewonnen hat. Als nun das Entbindungs=Institut im Jahr 1793 zu Mainz aufhörete, so wurde unbedenklich, ohne den geringsten Einspruch dem Accoucheur der Unterricht der Hebammen, nach Art jenes zu Mainz im ganzen Vicedomamte gegen Bezug vom 22 fl. von jeder Hebamme aus der Gemeinds=Cassa anvertraut, welchen derselbe auch bis anher mit Zufriedenheit, und ohne die geringste Uns bekannte Beschwerde fortgesetzt hat,

600 StaAWü, MzPolAkt 1280 II
601 ebd.

wovon die wiederholte Bestätigung selbst in dem oben bezogenen Gutachten des H. AmtsPhisicus Reuss in den Worten liegt:
,Wir haben in Unserem Vicedomamte noch verschiedene in Mainz unterrichtete Hebammen, und ein Sachkenner wird schwerlich einen Vortheilhaften Unterschied zwischen dießen und jenen (später) unterrichteten finden.'
Denn man kann doch mit Grund nicht sagen: daß der Unterricht der Hebammen in Mainz bei der herrlichsten Anstalten wenigstens im Ganzen nicht gut geweßen wäre. ferner sagt H. AmtsPhisicus:
,ich muß ihm selbst /: dem Accoucheur Lohrum:/ das Zeugnis geben, daß er mit vielem Eifer dießen Unterricht beßorgte.'
Weiter beschränkt sich der Wirkungskreis der Hebammen ordinationsmäßig nur auf die ganz einfache nöthige Aushilfe bei natürlichen Geburten. Bei geringster Anzeige einer Verwikkelten Geburt müßen dieselbe dem Accoucheur Lohrum, und dießer wieder nach Wichtigkeit des Gegenstandes dem Phisicus referiren, und Aushilfe bewirken. Der Hebammen Unterricht befasset sich also Vorzüglich mit dem Unterrichte im Praktischen des Accouchements, Wir können Uns daher bei Erwägung aller dießer zu Gunsten des Accoucheurs Lohrum streitenden Verhältnissen nicht wohl überzeugen, daß Lohrum mit nemlicher Zufriedenheit, und gutem Erfolge, wie bisher, den für Hebammen nöthigen Unterricht zu ertheilen nicht fernerhin gewachsen sein sollte."[602]

Zur Frage der „Anstellung eines besonderen Lehrers fürs ganze Fürstenthum zum Unterrichte der Hebammen" schlägt das Aschaffenburger Vicedomamt vor:

„Da, wie bereits oben erwähnet, der Hebammen Wirkungskreiß für sich sehr beschränket ißt, so braucht dieselbe mit vielen theoretischen Kenntnissen nicht bereichert zu sein, wenn sie nur hauptsächlich die bei natürlichen Geburten nothwendige Verhalts=Regeln weiß, welche nach der Vieljährigen Erfahrung (ein) examinierter praktischer Accoucheur mit erwünschtem Erfolge ertheilen kann.
Die Hebamme ist Ordinationsmäßig ohnehin auf jeden Anstandsfall unmittelbar an den Accoucheur zur Berathung und Hilfe angewießen. Von dem gehabten Unterrichte her wird das hier so nöthige wechselseitige Einverständnis u. Vertrauen erhalten, und vermehrt; der Accoucheur kann und wird seinem ehemaligen Zögling nach der in der Natur des Menschen liegenden Zuneigung auch hier in einzelnen Fällen die nöthige Kenntniss practisch ins Gedächtnis zurückführen, und die Hebamme mehr und mehr auszubilden suchen, welchem allem nicht entsprochen wird, wenn die Hebammen anderswo den Unterricht erhaltet, wofür sich dieselbe in solchen Geburtsfällen gleichwohl nicht wenden kann, sofort aus Mangel an Zutrau-

[602] ebd.

en manche Frage und Aufklärung in der Sache zu vollkommner Ausbildung, mit unter auch zum Vortheile der Gebährenden unterlassen könnte. Weiter ist der Accoucheur dem Phisico unterworfen, und muß in wichtigen Fällen mit dessen Beirathe zu Werk gehen, so daß auf solche Art die ganze Einrichtung in der besten Harmonie stehet, und dem EntbindungsWeßen zum Vortheile der Menschheit in jeder Ansicht entsprochen wird. Wenn übrigens doch bei einem auszumittelndem Fond das EntbindungsWeßen überhaupt im Fürstenthum in seiner Vollkommenheit erhalten werden soll, so könnte zweckdienlich sein, wenn ein Lehrcurrs für die zu größeren theoretischen Kenntnissen qualifizirten AmtsAccoucheurs angeordnet würde; jeder anderweit anzustellende Amts- und VogteiChirurg müßte sich zugleich einer Prüfung im Accouchement unterwerfen, damit derselbe zugleich auch nach der Amtsverfassungsmäßigen Einrichtung den nöthigen Unterricht für Hebammen ertheilen kann."[603]

Auch an den Taxordnungen, die allerdings nur für den Kurstaat Gültigkeit besaßen, ist der Wandel bei der Verteilung der geburtshilflichen Tätigkeiten nachvollziehbar: Die allgemeine kurfürstliche Verordnung über „die Deserviten, und Diäten der von Landesherrschafts wegen bey den saemmtlichen kurfürstlichen Aemtern angestelten Stadt- und Land- Physicorum und Wundaerzte" vom 9. Februar 1784 sah für ein „Accouchement bey Bemittelten" 5fl, „bey wenig Bemittelten" 2fl 24kr vor.[604] Für die Hebammen dagegen, deren Besoldung am 21. Oktober 1784 festgesetzt wurde, galt die Regelung, daß

„[...] in jenen Ortschaften und Gemeinheiten, wo die Ortshebammen noch nicht besser besoldet sind, wenn diese Gemeinheiten aus hundert Haushaltungen, oder weniger bestehen, aus der Burgermeisterkasse jaehrlich 5 fl. in jenen Gemeinheiten aber, welche aus mehr, denn 100 Haushaltungen bestehen, jaehrlich 10 fl. gereicht werden sollen, wohingegen dergleichen Hebammen von einem jeden Accouchement nicht mehr, als 30 kr. und einen Leibbrod zu beziehen haben."[605]

Das Verhältnis zwischen den in Verordnungen vorgeschriebenen Gebühren ist also sehr ungleich: Die chirurgischen Geburtshelfer wurden 1784 zumindest finanziell mit den akademisch ausgebildeten Ärzten gleichgestellt, während für die Hebammentätigkeit ein verhältnismäßig niedriger Lohn

603 ebd.
604 StaAWü, MzPolAkt 881 II
605 ebd. und StAMz, LVO 1784 Oktober 21 (1)

angesetzt wurde, den auch ein zusätzliches Jahresgehalt von 5 oder 10 Gulden nicht besonders verbessern konnte.[606]
In der Medizinaltaxordnung, die am 21. September 1808 in Aschaffenburg erlassen wurde, sind verschiedene geburtshilfliche Leistungen von der „gemeinen Entbindung“ (2-3 fl) über die Wendung (3-5½ fl) zur „Zanggeburt“ (5½ fl) unter der Bezeichnung „Hebärztliche Kunstverrichtungen“ aufgelistet.[607] Schon die Untersuchung einer Schwangeren wird mit 36-45 kr veranschlagt, das ist mehr, als einer Hebamme für eine Geburt zugesprochen wurde! Die aufgeführten Gebühren standen einem studierten Mediziner zu, während einem Wundarzt oder Hebarzt nur 2/3 dieses Betrages gezahlt werden sollten. Im Vergleich mit der Verordnung von 1784 wird daraus die nun deutlich spürbare Abwertung auch der chirurgischen Tätigkeit erkennbar.
Aufschlußreich ist zudem die Bezeichnung von männlichen Geburtshelfern als „Hebärzten“, die zeigt, daß neben den Chirurgen auch akademische Mediziner diese praktischen Verrichtungen nun ganz als ihrem Aufgabenbereich zugehörig empfanden. Erwähnt werden muß dabei allerdings auch, daß einige Ämter beklagen, daß Ärzte und Wundärzte sich nicht „an die festgesetzten Gebühren bänden“, sondern „dieselben direkt und indirekt überschritten - daß dieses Verhältniß besonders bei dem Akkouschement einträte und schon manche Gebährende das Leben oder andere bedeutende Folgen gekostet habe:“[608]

„[...] wenn dagegen chirurgisch kranke oder Wochenbetterinnen sich Pfuschern überlassen, um wohlfeiler davon zu kommen, wenn Gebährende schon bekannt mit dem Umstande, daß der Akkouscheur sich glatt an keine Taxe bindet, sondern zwei auch dreimal soviel fodert, denselben scheuen und entweder gar nicht oder zu spät rufen, wenn der Akkouscheur da, wo er keiner reichlichen Zahlung entgegen sieht, aus bleibt, zu spät kömmt, oder sonst auf irgend eine listige Art seiner Schuldigkeit sich entzieht, so hat dies Alles die Schrecklichsten Folgen, Menschen werden lahm und krumm kuriert, entsetzlich zugerichtet, Gebährende werden zerfleischt, Weiber, welche in Kindsnöthen sterben, werden ungeöfnet samt ihrer Leibsfrucht begraben. [...].“[609]

606 Genaueres dazu siehe im Kapitel zur Besoldung
607 StaAWü, MzPolAkt 1280 II. Die Medizinaltaxordnung ist auch vollständig abgedruckt bei H. Terhalle, S. 147-154
608 StaAWü, MzPolAkt 881 II
609 ebd.

Die in diesem Kapitel vorgestellten Quellen machen deutlich, wie, ausgehend von einer anfangs rein weiblichen Geburtshilfe, seit der Mitte des 17. Jahrhunderts zunehmend männliche Einflüsse wirksam wurden und die Selbständigkeit der Hebammen im medizinischen Bereich allmählich einschränkten. Deren Kompetenz wurde gegenüber früher auf die komplikationslose, natürlich verlaufende Geburt begrenzt. Eindeutig belegt werden konnte, daß der Anstoß dazu im Kurstaat Mainz keineswegs von den dort ansässigen Handwerkschirurgen ausging. Chirurgische Geburtshelfer waren in Mainz erst ab etwa 1750 tätig. Genau wie die Hebammen wurden sie von den akademischen Ärzten, die seit der Gründung der Mainzer Hebammenlehranstalt 1784 durch Johann Peter Weidmann die Vorherrschaft in der Geburtshilfe übernommen hatten, immer mehr zurückgedrängt. Studierte Mediziner trugen mit ihrer Kritik an Hebammen und Handwerkschirurgen gleichermaßen dazu bei, die nur auf Erfahrung gegründete praktische, nicht wissenschaftliche Geburtshilfe als völlig ungenügend und für die Bevölkerung gefährlich zu diffamieren. Dabei werden zwei gegenläufige Absichten erkennbar: Zum einen, den Ausbildungsstand der Hebammen und der chirurgischen Geburtshelfer zu verbessern, zum andern, die praktische Geburtshilfe selbst zu übernehmen. Während die Handwerkschirurgen schließlich ganz verdrängt wurden, existierte der Beruf Hebamme weiter, jedoch mit erheblich reduziertem Aufgabenspektrum und unter weitgehendem Verlust der für die Jahrhunderte zuvor kennzeichnenden Selbständigkeit und Autorität.

7. Besoldung und Privilegien der Hebammen in Mainz

Eine regelmäßige Besoldung der Stadthebammen war in Mainz bis zum Ende des 18. Jahrhunderts von der Obrigkeit nicht vorgesehen. In vielen anderen Städten war es dagegen durchaus seit langem üblich,[610] mit einem festen Gehalt die Existenz der Geburtshelferinnen zu sichern, da deren Einnahmen nicht nur von der Anzahl der Geburten in ihrem Einzugsgebiet, sondern auch in besonderem Maße von den Vermögensverhältnissen ihrer „Kundschaft" abhängig waren. Beispielsweise erhielten Nördlinger Hebammen seit 1428 vierteljährlich ein sogenanntes „Quattembergeld"[611] gezahlt, und aus Frankfurt am Main ist ab 1456 überliefert, daß die Geburtshelferinnen mit einem „Wartgeld"[612] entlohnt wurden. Den vereidigten Mainzer Hebammen war dies bekannt, denn in einer von den vier Stadthebammen eingereichten Supplikation „Umb ein gnadengelt" aus dem Jahr 1587 findet sich nach dem Hinweis auf die zahlreichen Beschwernisse der Hebammentätigkeit die Bemerkung: „[...] Sintemal aber wir [...] gleich etwan andere dergleichen Heeb- und bestallte Ammen in anderen Stedten, mit einem Järlichen Gnadengelt, nit bis anhero begnadiget vnnd besoltet worden [...]."[613] Ebenso bitten 1729/30 die „drey ältere Hebammen zu Maintz" um „[...] einen proportionierten Gehalt zu etwaiger Compensation unserer fatiguen."[614] Hinweise auf eine positive oder negative Reaktion der Obrigkeit enthalten diese Quellen jedoch nicht. Einzig auf die Bitte der

[610] Zur jährlichen Besoldung der Hebammen in anderen Städten (16. Jahrhundert) siehe E. Haberling, S. 59

[611] S. Gabler, S. 56

[612] E.H. Ackerknecht, S. 185

[613] StAMz, 27/350 [undatiert]; das Bittschreiben ist aber anhand eines Eintrags im Ratsprotokoll 1/11, S. 112 auf das Jahr 1587 zu datieren. Einen weiteren Anhaltspunkt zur zeitlichen Eingrenzung liefert die Vereidigung der hier supplizierenden Hebammen, die 1581 stattfand, während 1588 die Zusammensetzung der Mainzer Stadthebammen schon wieder eine andere war.

[614] StAMz, 27/350 [1729 17-19/12 und 1730 5/1]. Der Text dieser Bittschrift ist im Anhang wiedergegeben.

Anna Rosina Dienin vom 12. 12. 1737, ihr für das unentgeltliche Entbinden unehelicher Kinder „auf den Türmen" nach zwanzigjähriger Dienstzeit nun ein Jahresgehalt zu gewähren, reagierte die Obrigkeit sehr schnell „[...] mit dem Befehl, daß [der Gewaltbote] die Supplicantin wegen Ihrer auf den Thurm gethaner Dienstleistung ohne Zeit Verlust aus dem Zins Ambt Zu befriedigen hette."[615] Bevor die Hebamme jedoch tatsächlich eine Gehaltszahlung erhielt, mußte sie ihre Bitte am 25. 2. 1738 wiederholen, wobei sie konkreter als zuvor forderte, daß ihr jährlich „[...] Von der [...] Hoff-Cammer ein geringer gehalt ahn Holtz und sonsten gereichet werden möge [...]."[616]

Die feste Besoldung der Anna Rosina Dienin scheint eine Ausnahme geblieben zu sein, denn noch 1786 berief sich Anna Maria Öhlin in ihrem Bewerbungsschreiben darauf, daß von „deren 6 angestellten [Hebammen] keine Einen würklichen gehalt hat, sondern sich jede durch fleiß und Eifer den Verdienst zu ziehen muß [...]."[617] Besonders letztere Formulierung weist deutlich darauf hin, daß das Einkommen der Mainzer Hebammen völlig von der „Kundschaft" abhängig war, denn es bestand zum einen aus dem von den Eltern für die Leistung der Geburtshilfe gezahlten Lohn, zum anderen aus den Geschenken der Paten an die Hebammen bei den Tauffeierlichkeiten. Da die Obrigkeit an der Besoldung der Mainzer Amtshebammen nicht beteiligt war, gibt es keinerlei Quellenangaben über die Höhe ihrer Einkünfte. Nur in der „Churfürstliche[n] Maeyntzische[n] Ordnung" des Jahres 1615 wird eine Obergrenze für die Geschenke der Paten an die Hebamme bei den Tauffeierlichkeiten von zwei Albus (von „gemeinen Bürgern" oder Handwerkern) bzw. einem Ortsgulden (von Personen „höheren Standts") bestimmt.[618] Im Gegensatz dazu sahen viele Hebammenordnungen anderer Städte vor, daß die Hebammen zusätzliche Gaben dankbar annehmen sollten, so z.B. die Frankfurter von 1573: „Wer aber williglich jhnen ein vbrige verehrung thun wil/ sonderlich wann es mühsam vnd schwerlich naher

615 StAMz, 27/350 [1737 12/12]. Auch der Inhalt dieser Supplikation findet sich im Kapitel „Stellung der Hebamme..."

616 StAMz, 27/350 [1738 25/2]

617 StAMz, 27/350 [1786 5/2], siehe Anhang

618 StAMz, LVO 1615 Juni 10, S. 12f. Siehe auch Kap. „Soziale Einbindung ...". Bis 1697 zählte in Mainz ein Gulden = 30 albus, ab 1. 10. 1697 wurde in Kreuzern gerechnet: 1 Gulden (fl., von florin) = 60 Kreuzer (Xr.). W.G. Rödel, S. 408

gehet/ mag sie nach seiner ehren gelegenheyt billich bedencken vnd begaben."[619]

Eine von der Besoldung zu unterscheidende Art obrigkeitlicher Unterstützung der Hebammen ist die Gewährung besonderer Privilegien: Schon im Koblenzer Eid von 1379 erwähnt ist die Befreiung von Steuerabgaben[620], und auch der Schlußsatz der Trierer Hebammenordnung von 1593/94 sieht vor, daß die Hebammen „von einem ersamen Rath allerhand Wacht, bürgerlicher Beschwärnisse gefreyet, beschutzt und beschirmbt werden sollen."[621] Anders als eine obrigkeitlich geregelte Besoldung war die Gewährung von Privilegien in der Stadt Mainz wohl gebräuchlich, wie man der Bittschrift der Barbara Müllerin vom 21. 8. 1659 entnehmen kann, die diese kurz nach ihrer Annahme zur Stadthebamme abgab:

„Dieweil ich die Zeit hero bis auf diese Stund mit Soldaten belegt und andere personen beschwehrt [= Einquartierungen] und annoch meiner Freiheit noch nicht kan geniesen, gleich andre [Hebammen], die doch vor, in und nach dem Kriegswesen wie auch befreit befunden, ich aber allein den Last zu tragen mihr auflegt [...]." Sie bittet daher, ihr „gleich anderen Ammen die Freiheit, wie von altem Herkommen gewesen ist", zu gewähren.[622]

Weitere Auskünfte über Besoldung und Privilegien der Mainzer Stadthebammen sind in den Quellen nicht enthalten, doch können zusätzliche Informationen über die Höhe des Einkommens von Hebammen aus Berichten der Ämter des Kurstaates gewonnen werden. Mit dem Ziel der „Verbesserung des Hebammenwesens" wurden in einer Landesherrlichen Verordnung vom 13. 2. 1772 von jedem Amt Angaben zu Namen und Alter der Hebammen in den Ortschaften des Kurstaates verlangt. Dabei interessierte die Obrigkeit sich unter anderem auch für die bisherige Bezahlung der Geburtshelferinnen und die Möglichkeit, den Gemeindehebammen ein jähr-

[619] G. Burckhard, S. 193

[620] B.-J. Kruse, S. 133

[621] F. Michels, S. 105

[622] StAMz, 27/350 [1659 21/8]. „Freiheit" ist hier und im folgenden im Sinne einer Befreiung von Bürgerpflichten, wie z.B. den Einquartierungen zu verstehen.

liches Gehalt von 3 Malter Korn[623] oder 12 Gulden zu zahlen.[624] Die Auswertung der von fast allen Ämtern abgegebenen Berichte[625] ergibt zum Aspekt der Besoldung folgendes: Die Art und die Höhe der Entlohnung der Hebammen variieren von Amt zu Amt sehr stark. Insgesamt ist deutlich erkennbar, daß in den größeren Städten des Kurstaates die Gehälter wesentlich reichhaltiger ausfallen als in kleinen Orten und Gemeinden. Es ist wahrscheinlich, daß die Mainzer Stadthebammen ein Mehrfaches des Einkommens der Hebammen in den Amtssitzen verdienten. Grundsätzlich unterschieden werden soll (nach obrigkeitlicher Anordnung) bei der Bezahlung der Hebammen, ob es sich um „reiche" oder „mittelmäßige" Einwohner handelt, während die Hebamme „alle in der Gemeinde befindliche arme Personen gratis zu bedienen schuldig" ist.[626] Tatsächlich geben aber viele Berichte darüber Auskunft, daß auch Arme die Hebamme bezahlen mußten, die von der Obrigkeit gewünschte Unterscheidung also nicht immer vorgenommen wurde. So wird 1772 im Kurstaat pro Geburt meist ein Lohn von 20 oder 30 Kreuzern gezahlt, von reichen Bürgern auch mehr, in der Regel dann ein Gulden.[627] Hinzu kommen gelegentlich ein Laib Brot, freie Kost

---

623 Der Malter war die in Mainz gebräuchliche Maßeinheit z.B. für Weizen, Roggen oder Holz. Laut W.G. Rödel, S. 408 entspricht ein Mainzer Malter etwa drei Zentnern zu je 100-108 Pfund.

624 StAMz, LVO 1772 April 13

625 StaAWü, MzPolAkt 1280 I

626 StAMz, LVO 1772 April 13. Interessant ist weiterhin, daß im Amt Hirschhorn unehrliche und Judenfrauen für die Geburtshilfe einen Gulden an die Hebamme zahlen mußten. StaAWü, MzPolAkt 1280 I

627 Zur besseren Einschätzung der Löhne sollen folgende Vergleiche angestellt werden: Nach 1760 lag in Mainz der Weizen- und Roggenpreis pro Malter stets höher als 3 fl. (F. G. Dreyfus, S. 106). Im Krisenjahr 1772 (F. G. Dreyfus, S. 95) kostete ein Malter Weizen in Mainz 7,26 fl, ein Malter Roggen 6,26 fl. (F. G. Dreyfus, S. 125). Der davon abhängige Brotpreis schwankt in der zweiten Hälfte des 18. Jahrhunderts zwischen 3 bis 5 Xr. pro Pfund Brot (F. G. Dreyfus, S. 384). Dreyfus gibt folgende Verdienste anderer Berufsgruppen an: Arbeitende Frauen verdienten pro Tag allgemein zwischen 12 und 15 Xr. täglich, maximal 20 Xr. (F. G. Dreyfus, S. 346). Weibliche Hausangestellte erhielten ein Jahresgehalt von 12 bis 18 fl. (ebd., S. 384), Tagelöhner etwa 150 fl. (ebd., S. 347). Ein Oberstleutnant dagegen hatte in der zweiten Hälfte des 18. Jahrhunderts ein Monatsgehalt von 60 fl. (ebd., S. 331), während das eines Universitätsprofessors zwischen 500 und 900 fl. pro Jahr lag (ebd., S. 335). Arme Witwen bekamen - je

für die Hebamme während der Zeit der Wochenbettpflege (meist für drei oder acht Tage, z.T. auch für die ganzen sechs Wochen), sowie mehrfach ein „tranckgeld". In einem beträchtlichen Teil der größeren Orte erhält die Hebamme außerdem ein jährliches Gehalt, dessen Höhe jeweils lokal variiert: Es besteht nicht nur aus Geldzuwendungen, sondern hinzu kommt häufig eine Zahlung in Form von Naturalien wie Korn oder Gerste, Holz, auch Nutzung von Äckern und Wiesen. In einem Fall wird der Hebamme jährlich ein Paar Schuhe zur Verfügung gestellt. Weiterhin erhalten einige Hebammen freie Wohnung oder eine Mietzahlung. Schließlich werden die Hebammen und ihre Ehemänner von Personal-/Kopfsteuern und von Frondiensten befreit.[628] Nicht zu vergessen ist der sicher nicht unbeträchtliche Anteil an Taufgeschenken. Als Beispiel für eine im Verhältnis zu anderen Ämtern reichliche Entlohnung der Hebammen soll das Amt Gernsheim stehen: Hier werden pro Jahr jeder der drei Hebammen Äcker, Wiesen und Holz im Wert von etwa 44 fl. zur Verfügung gestellt, dazu 9 fl. sowie die „Personalfreiheit". Pro Geburt erhält eine Hebamme 40-48 Xr., von Reichen sogar einen Gulden oder mehr bezahlt.

Die von der Kurmainzer Regierung vorgeschlagene, im ganzen Kurstaat einzuführende jährliche Besoldung der Hebammen mit 12 Gulden wird von einem Großteil der Ämter abgelehnt, da die Hebammen in vielen Orten besser besoldet sind, andererseits aber kleine Gemeinden eine derart hohe Summe nicht aufbringen können. [629]

nach ihrer Standeszugehörigkeit - eine wöchentliche Unterstützung von maximal 40 Xr. pro Woche vom Armenhaus (ebd., S. 339f.). Den absoluten Mindestbedarf zum Leben schätzt Dreyfus mit einer Summe von etwa 115 fl. jährlich für eine vierköpfige Familie (ebd., S. 385), was von K. Decker aber als zu knapp berechnet bezeichnet wird (K. Decker, S. 46).

628 In den Quellen wird dies als „Kopf-/Personalfreiheit" bzw. „Frohnfreiheit" bezeichnet. Zu den Steuern, die im 18. Jahrhundert von den Mainzer Bürgern entrichtet werden mußten, siehe W.G. Rödel, S. 53-55. Mit „Personal-" oder „Kopfsteuer" sind wohl allgemein die öffentlichen Abgaben bezeichnet, die von jedem Bürger gezahlt werden mußten.

629 Im Bericht der Kellerei Prozelten ist der Hinweis zu finden, daß in kleinen Orten die Hebamme nur vier- bis sechsmal im Jahr gebraucht werde und man dort ein jährliches Gehalt für sie nicht zahlen könne. StaAWü, MzPolAkt 1280 I

Nach der Gründung der Mainzer Hebammenlehranstalt werden für die Hebammen im Kurstaat verschiedene Ordnungen zur Besoldung und zu Privilegien erlassen, um die Geburtshelferinnen für die neue Ausbildung zu motivieren mit dem Ziel einer Verbesserung der ländlichen Geburtshilfe. Es scheint zunächst, als habe man sich dabei zumindest ansatzweise bemüht, die 1772 geäußerten Wünsche und Anregungen der Ämter einzubeziehen: Am 6. Juli 1784 wurde angeordnet,

„[...] daß ein jeder angehender Burger, und Beysasse in saemmtlichen Kurlanden, ohne Unterschied bey seiner Annahme in Zukunft 30 kr. an die Ortshebamme bezahlen solle; wobey es jedoch bey den in einem jeden Orte für die Ortshebamme hergebrachten Besoldung, Gerechtsamen, und Exemtion sein Bewenden behaelt. [...].“[630]

Ein im ganzen Kurstaat gleiches Jahresgehalt von 5 bzw. 10 fl. je nach Größe der Ortschaften sowie eine Zahlung von maximal 30 Xr. und einen Laib Brot pro Geburt sah die Landesherrliche Verordnung vom 21. Oktober 1784 vor.[631] Verglichen mit den Ergebnissen der Erhebung von 1772 ergab sich für den Fall der Durchführung dieser Bestimmungen für viele Hebammen des Kurstaates damit allerdings eine wesentlich schlechtere Besoldung als zuvor.[632]

---

630 StAMz, LVO 1784 Juli 6 (1).

631 StAMz, LVO 1784 Oktober 21 (1). Im Vergleich dazu sieht die nur für den Kurstaat gültige Taxordnung vom 9. 2. 1784 (StaAWü, MzPolAkt 881 II) für Accoucheure einen Lohn von 2 fl. 24 Xr. bzw. 5 fl. pro Geburt vor.

632 Würde man hier nur die Verordnungen berücksichtigen und daraus die Feststellung ableiten, 1784 habe es erstmals eine für den gesamten Kurstaat geregelte jährliche Besoldung der Hebammen gegeben, so würde dies als eine Verbesserung der Lebensumstände der Hebammen erscheinen. Vor dem Hintergrund der Angaben von 1772 betrachtet, erscheint diese Neuerung jedoch von sehr fragwürdigem Nutzen für die Hebammen - wie viele im Zeitalter der Aufklärung zunächst als so positiv bewertete „Innovationen“. Ähnliches zeigt das Beispiel der Einführung von Gebärstühlen im gesamten Kurstaat 1785 (StAMz, LVO 1785 Januar 21 und LVO 1785 Februar 22), die trotz wiederholter Aufforderung durch die Obrigkeit bis zum 17. Juli 1786 von den Gemeinden nicht abgeholt worden waren (LVO 1785 Juni 13 und LVO 1786 Juli 17). Dies kann als ein klares Zeichen fehlender Akzeptanz in der Bevölkerung bzw. mangelnder Durchsetzungsfähigkeit der Regierung gewertet werden, was die in älteren medizinhistorischen Arbeiten oft als großartige Errungenschaft der männlichen

Folgende Privilegien wurden den Hebammen ab 1784 zugestanden: Die Befreiung des ältesten Sohnes der Amtshebammen von den „Milizendiensten“[633] und die „Personalfreiheit“ für die Ehemänner der Hebammen.[634] Nach einer Verordnung vom 3. August 1789 war ferner vorgesehen, auch ausgebildeten und examinierten Accoucheuren - genau wie schon seit längerem den Chirurgen und Hebammen - die „Kopf-und Personalfreiheit“ zu gewähren.[635]

Kommen wir nun auf die Mainzer Stadthebammen zurück, über deren Einkünfte pro Geburt der Bericht des Jahres 1772 ebenso wie andere Quellen keine Angaben enthält.[636] Ein wesentlicher Grund dafür dürfte wohl in der besonders in einer Stadt wie Mainz großen Variationsbreite der Lohnzahlungen pro Geburt zu finden sein; Dreyfus stellte bei seinen Untersuchungen zu den Einkommensverhältnissen der verschiedenen Berufsgruppen bereits für das mittlere und untere Bürgertum fest, daß innerhalb derselben Berufsgruppe sehr große Unterschiede bestanden.[637] Dies galt wahrscheinlich ganz besonders für die Hebammen, deren Einkünfte nicht nur von der Zufriedenheit, sondern auch von der Vermögenssituation ihrer Kundinnen abhängig waren. Der hohe Anteil von Adel und Angehörigen des kurfürstlichen Hofes läßt die Vermutung zu, daß die Mainzer Stadthebammen von einem Teil ihrer Kundschaft reichlich entlohnt wurden.[638] Möglicherweise war es in Mainz deshalb gar nicht notwendig, das Einkommen der Stadthebammen durch ein festes Gehalt abzusichern. Die Hebamme Rosina Dienin dagegen hatte „auf den Türmen“ (der Garnison) uneheliche Mütter

Geburtshilfe gewertete Neuerung in völlig anderem Licht erscheinen läßt und ihre Bedeutung erheblich relativiert.

633 StAMz, LVO 1784 Juni 18 (1)

634 StAMz, LVO 1785 Februar 24 (2). Der Verordnung zufolge ist die Personalfreiheit den Ehemännern bereits gestattet worden.

635 StAMz, LVO 1789 August 3

636 StaAWü, MzPolAkt 1280 I

637 F.G. Dreyfus, S. 342

638 In ihren Bewerbungsschreiben betonen die Mainzer Hebammenkandidatinnen mehrfach, bei Adligen zu deren vollster Zufriedenheit Geburtshilfe geleistet zu haben. Eine Bewerberin fügt sogar eine Liste mit den Frauen hinzu, bei denen sie geburtshilflich tätig war, aus der abzuleiten ist, daß ein erheblicher Teil ihrer Kundinnen sie sehr gut bezahlt haben dürfte (StAMz, 27/350 [1723]). Siehe Anhang.

entbunden, die wenig bis gar nichts für die Leistung der Geburtshilfe zahlen konnten, so daß ihr schließlich von der Obrigkeit ein Gehalt zugesprochen wurde.

Um eine - allerdings sehr vage - Vorstellung vom jährlichen Mindesteinkommen der Hebammen zu erhalten, können folgende Überlegungen angestellt werden: Ausgehend von der Geburtenrate und der Anzahl der vereidigten Stadthebammen läßt sich berechnen, daß im 18. Jahrhundert jede der Hebammen durchschnittlich alle drei Tage eine Geburt zu leiten hatte,[639] was - unter Berücksichtigung der Wochenbettpflege - auf eine erstaunlich hohe Beschäftigung schließen läßt. Nimmt man weiter, gestützt auf die Angaben des Kurstaates, pro Geburt eine Einnahme von 40 Xr. an,[640] so erhält man eine Summe von 80 Gulden im Jahr. Nicht inbegriffen sind dabei die Taufgeschenke für die Hebamme, die wohl noch umfangreicher als der Lohn für die Geburtshilfe ausfielen, denkt man an die oben erwähnte Festsetzung einer Obergrenze von maximal einem Gulden. Auch diese ganz im Gegensatz zu den Gepflogenheiten anderer Städte stehende obrigkeitliche Verfügung weist darauf hin, daß die Mainzer Hebammen gut verdienten und keine Not leiden mußten. Rechnet man zusätzlich eine jährliche Summe von 60-100 Gulden aus den Taufgeschenken hinzu, so kann ein jährliches Einkommen der Mainzer Stadthebammen von 150-200 Gulden angenommen werden.[641] Dieses hätte demnach, wenn man die Ansätze von F.G. Dreyfus zugrunde legt,[642] dem Jahresverdienst eines Tagelöhners entsprochen bzw. hätte dieses sogar ein Stück weit übertroffen. Noch aufschlußreicher ist der Vergleich mit arbeitenden Frauen, die nach Dreyfus am Tag 12-15 Xr., maximal 20 Xr. verdienten; daraus ergibt sich, wenn man die

[639] Siehe die Statistik zur absoluten Anzahl der legitimen und illegitimen Geburten zwischen 1601 und 1798, aufgeführt in Zehnjahresabständen, bei W.G. Rödel, S. 169. Wie im Kapitel „Werdegang ...“ beschrieben, waren bis etwa 1730 vier, nach 1730 sieben Stadthebammen in Mainz angestellt.

[640] Vermutlich ist dieser Betrag zu niedrig angesetzt, geht aber von einem Durchschnittswert aus, der berücksichtigt, daß Arme viel weniger, Reiche sicher deutlich mehr gezahlt haben werden.

[641] Naturalien, die sicher genau wie im Kurstaat einen Hauptteil der Einkünfte einer Hebamme ausmachten, müssen hier in Form von angenommenen Geldbeträgen in die Berechnung eingehen.

[642] Vergl. oben Anm. 627

Sonntage wegläßt und mit 310 Tagen rechnet, ein Jahreseinkommen von 62-77,5 fl., maximal 103 fl. Danach hätten die Mainzer Stadthebammen rund doppelt so viel verdient.

8. Die Stellung der Hebamme in der Mainzer Gesellschaft

Im folgenden Kapitel soll versucht werden, ein möglichst objektives Bild vom Ansehen der Hebamme in der Bevölkerung und der Stellung dieser Amtspersonen innerhalb der Mainzer Gesellschaft zu gewinnen, was jedoch nur annäherungsweise möglich ist. Im Rahmen der durch das vorhandene Quellenmaterial gesetzten Grenzen und unter Rückgriff auf die in den vorherigen Kapiteln gewonnenen Erkenntnisse soll dies in mehreren Schritten erfolgen.

8.1. Das obrigkeitliche Hebammenbild

Die uns über die Amtsperson Hebamme zur Verfügung stehenden Informationen sind meist den in großer Zahl überlieferten Kirchen- und Hebammenordnungen entnommen und spiegeln damit obrigkeitliche Ansichten wieder. Da diese in weiten Teilen einer Aufzählung der vielfältigen Kritik an Hebammen gleichkommen, überwiegt eine stark negative Darstellungsweise. Dagegen geben schriftliche Quellen nur in den seltensten Fällen die Sichtweise der Bevölkerung wieder. Dies ist in der Regel nur dann der Fall, wenn ein Bürger in Kontakt mit der Obrigkeit kam oder Konflikte entstanden. Das starke Ungleichgewicht der Quellen führte dazu, daß sich die ältere Literatur zur Geschichte der Hebamme vorwiegend an den leicht zugänglichen und in großer Fülle vorhandenen „normativen" Texten orientierte, woraus ein insgesamt sehr negatives Gesamtbild von der damaligen Amtshebamme resultierte, das im allgemeinen Teil zur Geschichte der Hebamme bereits dargestellt wurde.

8.2. Zur Problematik des Aufgabenspektrums der Hebammen

Die im Kapitel über die Amtspflichten der Hebammen erarbeiteten Erkenntnisse über die besondere Problematik des Mißverhältnisses zwischen den praxisfernen obrigkeitlichen Ansprüchen an die Amtsperson Hebamme und den tatsächlichen praktischen Gegebenheiten und Erfordernissen der Geburtshilfe sollen an dieser Stelle wieder aufgegriffen werden. Sie liefern einen wichtigen Beitrag, um die in obrigkeitlichen Verordnungen oder von männlichen Medizinalpersonen geäußerte Kritik an Hebammen objektiver einschätzen zu können:

Da der in den Augen der Bevölkerung ebenso wie von staatlicher und kirchlicher Seite als sehr bedeutend empfundene Bereich um Geburt und Kindbett bis ins 18. Jahrhundert weitgehend dem männlichen Einfluß entzogen war, sah sich die kirchliche wie die weltliche Obrigkeit gezwungen, Frauen mit wichtig erscheinenden Amtspflichten zu betrauen. Durch das Hebammenamt erhielten die Geburtshelferinnen somit eine besondere Machtposition, denn sie wurden einerseits mit Kontrollfunktionen über die Bevölkerung beauftragt, andererseits begab sich damit die kirchliche und weltliche Obrigkeit aber auch in eine gewisse Abhängigkeit von diesen Frauen. Diese Konstellation läßt ein nicht unproblematisches Verhältnis erahnen.

Für die Kirche waren die Hebammen von größter Bedeutung, da nur sie mit der rechtzeitigen Spendung der Nottaufe das Seelenheil der nicht überlebensfähigen Neugeborenen garantieren konnten. Das ewige Leben wurde als höheres Gut als das irdische Leben angesehen, womit auch der Unterschied zu anderen medizinischen Leistungen erkennbar wird, bei denen „nur“ letzteres auf dem Spiel stand. Wie die im Kapitel über die Nottaufe wiedergegebenen Zitate verdeutlichen, fiel es der Kirche nicht leicht, ausgerechnet Frauen mit dieser entscheidend wichtigen Aufgabe zu betrauen. Bedingt durch die mangelnde Praxisbezogenheit, brachten die Idealvorstellungen der katholischen Kirche über die konkrete Durchführung der Nottaufe die Hebammen in einen Gewissenskonflikt. Sie mußten einen Mittelweg zwischen der Rettung des Seelenheils des Kindes und der schonenden Behandlung der Kreißenden finden, für die eine Nottaufe den zu erwartenden Tod des Neugeborenen bedeutete. Mit dem von Hebammen – sicherlich nicht zur in Mainz - gewählten Ausweg aus diesem Dilemma, der

wohl in einem möglichst diskreten Vollzug der Nottaufe bestand, erklärte sich die kirchliche Obrigkeit sehr unzufrieden.
Genauso kritisierte die weltliche Obrigkeit die mangelnde Kooperation der Hebammen bei der Anzeige der unehelichen Schwangerschaften, dem juristischen Aufgabenbereich der Hebamme als Amtsperson. Auch hier wurde von den Hebammen eine Handlung verlangt, die dem Interesse der Schwangeren entgegenstand.
Vor der Bevölkerung dagegen erschien die Hebamme durch die zunehmende Reglementierung ihres Amtes mehr und mehr als verlängerter Arm der beiden Obrigkeiten: Durch die Anzeigepflicht der Illegitimität, die Gutachtertätigkeit vor Gericht und die Überwachung der Tauffeierlichkeiten und -geschenke wurde die Geburtshelferin ihrer anfangs völlig solidarischen Stellung innerhalb der Frauengemeinschaft zunehmend „entfremdet". Den anderen Frauen gegenüber zeichnete sie sich außerdem dadurch aus, daß sie im Zuge ihrer Amtstätigkeit mit besonderen Machtbefugnissen und Privilegien ausgestattet worden war, die sonst in der Regel nur Männern zustanden.
Schließlich kritisierten vornehmlich die akademischen Geburtshelfer die Hebammen, da sie deren rein empirische, „nur" auf Erfahrung beruhende Hilfeleistung nicht akzeptierten, sondern diese von Anfang an als der wissenschaftlichen Geburtshilfe unterlegen ansahen. Dabei konnten oftmals die „Belehrungen der 'Doctores', die auf Angaben antiker Schriftsteller beruhten, [...] der empirischen Erfahrung nur widersprechen."[643] Das wohl eindrücklichste Beispiel für den ungerechtfertigten Überlegenheitsanspruch der gelehrten Ärzte liefert die Diskussion um die Existenz des Hymen, die von ihnen negiert wurde.[644] Auch hier zeigt sich also, daß der Anlaß zu Konflikten darin lag, daß die Ärzte mit der herkömmlichen täglichen Praxis der Hebammen Unvereinbares verlangten.

Eine differenzierte Betrachtung all dieser Aspekte macht deutlich, daß das zunächst als unkooperativ und unflexibel erscheinende Verhalten der Hebammen in bezug auf die in sie gesetzten Erwartungen durchaus sehr konkrete praktische Gründe hatte. Durch alle ihre nichtmedizinischen Aufgaben

[643] R. Scherzer, S. 45

[644] Fischer-Homberger, Esther: Krankheit Frau und andere Arbeiten zur Medizingeschichte der Frau. Bern 1979, S. 85-102

war eine Hebamme gezwungen, Kompromißlösungen für die entgegengesetzten Interessen von kirchlicher oder weltlicher Obrigkeit auf der einen Seite, den sich ihnen anvertrauenden Schwangeren auf der anderen Seite, zu finden. Diese Konstellation schloß die Möglichkeit aus, es allen Seiten gleichermaßen recht zu machen.

Da sich aus den „normativen" Quellen und den oft kritischen Äußerungen der kirchlichen und weltlichen Obrigkeit nur ein einseitiges Bild von den Hebammen ergibt, sollen im folgenden andere Quellen, in denen sich Hebammen selbst zu Wort melden, nämlich Beschwerden, Bittschriften und Bewerbungsschreiben herangezogen werden, um zu einem objektiveren, der historischen Realität näheren Bild von der Hebamme als Amtsperson zu kommen, auch wenn sich dieses meist nur „zwischen den Zeilen" herauslesen läßt.

8.3. Die Selbstdarstellung der Mainzer Stadthebammen

8.3.1. Bewerbungsschreiben der Hebammen

Durch eine Analyse der Bewerbungsschreiben, die von der großen Mehrzahl der Mainzer Stadthebammen erhalten sind,[645] soll nun ein weiterer Schritt zur Annäherung an die Stellung des Hebammenamtes in der Mainzer Gesellschaft unternommen werden.

Zunächst werden die Annahmegesuche aus der Zeit zwischen 1588[646] und 1769[647] näher beleuchtet. Bei deren Lektüre erhält man den Eindruck, daß sie durch einen gemeinsamen Grundtenor gekennzeichnet sind, der über zwei Jahrhunderte hinweg überaus konstant bleibt. Ihrem Inhalt zugrunde liegt meist ein dreiteiliger Aufbau, der die Orientierung des jeweiligen Schreibers an einer mündlich oder schriftlich überlieferten Vorlage vermuten läßt:[648]

In einem ersten Abschnitt erklären die Kandidatinnen, daß eine der Stellen vakant sei, in der Regel durch den Tod einer vereidigten Stadthebamme. Die Initiative zur Besetzung einer freien Hebammenstelle in Mainz scheint vornehmlich von den Anwärterinnen selbst ausgegangen zu sein: Margareth Joachim macht beispielsweise deutlich, daß „dahero also die notturfft nunmehr erfordern würdt, daß solcher Hebammen Dienste mit einer hierzue tauchlichen Persohn widerumb bestelt werde.“[649] Daraufhin stellen die Hebammen in einem zweiten Teil ihre eigene Befähigung heraus, wobei sie die Dauer ihrer bisherigen geburtshilflichen Tätigkeit oder die Anzahl der selbständig geleiteten Geburten benennen, nicht ohne darauf hinzuweisen, daß sie mit großem Fleiß dieses Amt „getreurlich ohne mangel vund Clage, mit

---

645 StAMz, 27/350

646 StAMz, 27/350 [1688 9/2, falsch datiert, nach Ratsprot. 1/11, S. 127 am 9. 2. 1588 verfaßt!]

647 StAMz, 27/350 [1769 31/8]

648 Daß die Mainzer Hebammen die Bewerbungen oder Bittschriften in der Regel nicht selbst schreiben konnten, ist ersichtlich, da von nicht wenigen Hebammen mehrere Schreiben vorliegen, die die Schriftzüge verschiedener Personen tragen. Teilweise wandten sich auch Ehemänner oder männliche Verwandte stellvertretend für die Hebamme an die Obrigkeit. Siehe z.B. die Bittschreiben der Rosina Dühnin: StAMz, 27/350 [1737 12/12] und [1738 25/2]

649 StAMz, 27/350 [undatiert, wahrscheinlich um 1600]

gottes Hülff"[650] versehen haben. Schließlich richten sie in einem letzten Teil ihre „demütige hochvleißige pitt"[651] um Auf- und Annahme zur geschworenen Hebamme an die Obrigkeit. Dabei beteuern die Anwärterinnen ihr Bemühen nochmals eindringlich: „Deß soll solch ampt von mir mit solchem vleiß vnnd treuren bedient werden. Daß die Ehr gottes vnnd der infanten heyll forderst befördert [...]".[652] Häufig wird zur Hervorhebung des Pflichtbewußtseins auch die Eidesformel zitiert: „[...] will vermittels Göttlicher Gnade sowohl bei reich: als Armen Getreulich bey Tag vnnd nach[t] bedienen daß ohne Klag sein wird."[653]

Um das Bild möglichst genau zu rekonstruieren, das die Bewerberinnen von sich selbst entwerfen, sollen nun noch einige charakteristische Textstellen, die meist aus dem oben beschriebenen zweiten Teil der Bewerbungsschreiben stammen, wiedergegeben werden. Stellvertretend für die meisten Annahmegesuche kann folgendes Schreiben der Magdalena Niederstaffel stehen:

„Ich selbiges [Amt] bey meiner Mutter seeligen LebZeyttenn, Wie auch nun nach derer Todt, Zum offter vnd vielmahlen (ohne Ruhm Zumeltten, vnd beneben dem Allerhöchsten Zu demutigster Danksagung) täglichen erforderung Zu Schwangern Weibern, in Kindtsnöhten meinen Fleiß sehen vnd spüren Lassen, auch glücklich vnd Woll Abgangenn. Also das Jenig Nach möglichen Dinsten Zuversehen hoffe, [...], vnd also meiner Mutter seelig in denselbigen Dingen Vergewendten Vleiß, treü, mühe, Vnd Arbeitt, so sie viel Jahr hero erwiesen, gemeß spüren möge. Will ich mich auch an den ortten, dahin ich erfordert, Vorigem erbietten nach dero massen Verhalttenn, das meniglichen mit mir Zufrieden, vnd meines Verrichtens keine klag Vorfallen solle, daß dhemutigem gehorsam, vnd in aller gebuhr Zuverdienen, erkenn Ich mich schuldigst [...]."[654]

Wie in diesem Auszug deutlich wird, enthalten die Bewerbungen auffällig zahlreiche Hinweise auf Pflichtbewußtsein und Zuverlässigkeit. Orientiert am großen Einfluß der Kirche, spielt außerdem das Vertrauen auf Gottes Hilfe in schwierigen Fällen eine wichtige Rolle. Auch muß an dieser Stelle

650 StAMz, 27/350 [undatiert, wahrscheinlich um 1600]

651 StAMz, 27/350 [undatiert, nach Ratsprot. 1/12, S. 156 auf den 1. 12. 1601 datierbar]

652 ebd.

653 StAMz, 27/350 [1663 31/8]

654 StAMz, 27/350 [undatiert]

daran erinnert werden, daß die in fast jedem Schreiben zu findende Bemerkung, die Hebamme habe bisher alle Fälle zu einem guten Ende bringen können, vor dem Hintergrund der katholischen Lehre von der Taufe betrachtet werden muß: Ein gutes Ende hatte eine Geburt nämlich auch dann gefunden, wenn das Kind noch rechtzeitig vor seinem Tod die Nottaufe erhalten hatte, denn dann war seine Seele gerettet. Mit diesem Hinweis belegt die Hebamme also nicht ihre geburtshilfliche Befähigung, sondern in erster Linie die Erfüllung der geistlichen Pflicht der Spendung der Nottaufe. Deutlicher noch als aus dem gerade zitierten scheint aus einigen Anstellungsgesuchen ein gewisser Stolz der Kandidatin zu sprechen: Elisabeth Bredinin, die zuvor als Hebamme in Hechtsheim tätig war, schreibt 1671:

„Demnach nuhn zeithero von Underschiedtlichen dero statt Maintz Inwohnern, Undt Von dero Weiberen Vernohmen, Wie daß ein Mangel, Undt necessitet bey den in KindtsNötthen liegenden Weibern vorgefallen, undt Noch täglich Vorfiehlle, Unndt dieweilen selbige Zum Theill umb meine Hebahmmen dienst gutte Wißenschafft tragen, Zum theil gehört von Meinem Nachbahrn mir Auß guttem Zu mir Tragendem gemüth hertzlich, und hefftig hierzue gerathn, mich in die Statt Mäintz zu begeben.

Dieweilen ich dan alle gebührende mittel in solcher HebAhmmen sachen Von Meiner lieben Mutter Seelig erlernet Undt erfahren, welche bey Edelleuthn, gräffen, Undt fürstinnen gebraucht worden lauth ihrer Zeugniß, [...].

Ich in ihre Fußstapffen getretten, Auch bey Adtlichen Undt sonsten Vornehmen leuthen in solchem fahll mich gebrauchen lassen. Undt [...] bey der Edelfrawen Von Breßenig[?] [...] deren tochter ietz zu Ebersheim wohnet welche bezeugen kan waß für trewe bey ihr gethan habe. Zu Andernach in drittehalb jahr dritthalb hundert Undt mehr Kinder zur Hl. Tauff gebracht, Zu Costheim auff die 30 zu Hexßheim auf 100 undt ettliche dabey underschidtlich schwehre undt gefährliche stundt iedoch glücklich mit Gottes Hülffe auß gestanden.“[655]

Auch über Margaretha Rudolfin ist nachzulesen, wie sie versuchte, mittels einer Reihe von „hohen Standtßpersonen“ ihre Fähigkeit zu belegen und die Obrigkeit zu beeindrucken:

„[...] in Kindtsnöthen bey hohen= und niedrigen Standts personen alß bey gnädiger frau obristlieutenant Von Dalwig und gnädiger frau Von Donath, wie auch Churfürstlich Mayntzischer Cammerrathin Dreymüllerin, und vielen anderen mehr, wie klärer in beygelegtem Zettell zu ersehen* sich der maßen wohl verhalten, daß sie nicht allein bey allen obgedachten hohen- und niedrigen Standtßpersonen wohl

655 StAMz, 27/350 [1671 18/11], siehe Anhang

beliebt, sondern noch würcklich Von denen selben in nöthen desideriret und begehret wirdt."[656]

*Hinzugefügt ist dem Bewerbungsschreiben eine Liste der 24 Kinder, bei denen sie erfolgreich Geburtshilfe geleistet hat. (Im Anhang abgedruckt.)

Eindeutig im Vordergrund dieser Selbstdarstellung der Hebammen steht das Bild der - schon von Soran beschriebenen und in den viel späteren Hebammenordnungen und -eiden aufgegriffenen - idealen Geburtshelferin, die sich aus Nächstenliebe mit großen Fleiß unermüdlich den Gebärenden widmet. Maria Kobald legte den Doctores der Medizinischen Facultät dar, sie habe sich dem Hebammenamt „aus Mitleid" zugewandt.[657] Wenn auch die Realität wahrscheinlich damit nicht völlig übereinstimmte, so waren sich die Hebammen doch deutlich bewußt, was von ihnen idealerweise erwartet wurde, und orientierten daran ihre Versprechungen vor Amtsantritt. Mit Sicherheit waren die Frauen, die sich um das Hebammenamt bewarben, auf diese Möglichkeit des Zuverdienstes angewiesen, wenn auch in den hier untersuchten Quellen Armut oder Not der Bewerberin in der Regel nie direkt benannt werden. Man kann aber oft „zwischen den Zeilen" lesen, daß eine finanzielle Notsituation vorlag, wie z.B. bei der verwitweten Anna Maria Fuhrmannin, die wohl noch allerlei andere Tätigkeiten wie Kranken- und Wochenbettpflege ausübte, sobald sich die Gelegenheit dazu bot:

„Undt dan ich sonsten eine nuhn lange Zeit alhiesige Bürgerin, Undt Wittibe nicht allein den Krancken und Kindtbetterinnen in ihren Schwachheiten ahn die Handt gangen, undt auffgewartet, sondern auch Anderweilens auff erforderten hohen Nothfall /: da man, auß Ursachen in dergleichen Werck selbige schon anderwertlich begriffen, einiger HeebAmme nicht gleich haabhafft sein mögen:/ so gahr deroselben leibsfrucht empfangen, solche gelöset, Undt also mit Hülff Göttlicher Gnaden, Mutter Undt Kindt auß Noth, und Gefahr errettet [...]."[658]

Ganz im Gegensatz dazu stehen die Bewerbungsschreiben aus der Zeit nach der Gründung der Hebammenlehranstalt 1784. Die von da an völlig veränderte (Selbst-) Darstellung geht parallel mit dem bereits beschriebenen Übergang vom Hebammenamt zum traditionalen Hebammenberuf und dem in diesem Zusammenhang festgestellten Wandel in der Person von der

656 StAMz, 27/350 [1723]
657 StAMz, 27/350 [1656 23/2]
658 StAMz, 27/350 [1663 19/9]

alten Empirikerin zur jungen Hebamme. Nun betonen die Anwärterinnen nicht mehr ihre Qualifikation für die Hebammentätigkeit, ihre langjährige Erfahrung und die Bereitschaft, sich dieser Aufgabe mit großem Fleiß zu vollster Zufriedenheit der Obrigkeit widmen zu wollen. Statt dessen rückt nun die Bedürftigkeit der Kandidatin allein in den Vordergrund, sie tritt der Obrigkeit nunmehr ausschließlich als Bittstellerin gegenüber: So bittet z.B. Anna Maria Öhlin 1786 nach zweijährigem Unterricht bei Johann Peter Weidmann um Anstellung als Hebamme, um ihren Ehemann „Zu ernährung unserer 4 Kinder mit unterstüzen zu können."[659]

Über Philippina Nicolain findet sich folgende Notiz vom 28. 12. 1787:

> „Supplicantin hat Vor etwa einem 4tel Jahre ihren Mann verlohren, welcher ihr statt einigen Vermögens 3 Kinder weiblichen geschlechts von 7- 5- und 3 Jahren samt einigen drückenden Schulden hinterlassen hat; schon Vor dem ableben ihres Mannes hat sich dieselbe durch ihre dringende Armuth genöthiget in das Entbindungshauß woselbst sie sich noch itzt auffhaltet, begeben, und daselbst seit einem Jahre und 5 Monaten die Entbindungskunst gelernet, und ausgeübet. [...]. Da sie nun kein anderes Mittel zu ergreifen wisse, sich, und ihre 3 kleinen Kinder zu ernähren, so hoffe sie um so zuversichtlicher auf die geneigte Willfahrung ihrer [...] Bitte."[660]

Entsprechend stellte sich Margaretha Hufbeckin 1790 vor:

> „Diese Gnade [der Annahme zur Stadthebamme] ist bei mir am nothwendigsten und sehr wohl angeleget; denn ich bin eine frau in mittlern Alter und habe also die erfoderlichen Leibeskräften. Mein Mann ist sehr bejahrt, schwach, und gebrechlich, mithin zu der Taglöhnerarbeit, womit er mich und die Kinder zu ernähren suchen mußte, nicht mehr fähig, wie dieses stadtkündig ist. Ich habe viele, kleine, und unerzogene Kinder, die der Erzieh- und Unterhaltung sehr bedürfen."

Ihre Ausführungen schließt sie mit der Bemerkung: „[...] und mir daher durch die Anstellung zur hiesigen Stadthebamme allerdings geholfen wäre."[661]

Dieses Bild, das aus den späten Bewerbungsschreiben der Hebammen hervorgeht, deckt sich völlig mit dem sehr negativen Hebammenbild Weid-

---

[659] StAMz, 27/350 [Concl. 1786 5/2], siehe Anhang

[660] StAMz, 27/350 [1787 28/12]

[661] StAMz, 27/350 [1790 10 bzw. 27/3] Zu einer Anstellung konnte es allerdings nicht mehr kommen, da die Kandidatin bereits 3 Monate nach der Bewerbung verstarb (27/350 [1791 5/1]).

manns, das B. Weber dessen Korrespondenz entnehmen konnte.[662] So schreibt dieser 1806 an die Präfektur des Départements Donnersberg:

„Le plus grand nombre des élèves sages-femmes sont pauvres; on ne les détermine ordinairement au ministère difficile et très peu lucratif, qu´à force de persuasion, et c´est l´alimentation temporaire, dont elles jouissent, qu´elles content pour leur plus grand gain, sans lequel on ne trouverait sûrement personne qui voudrait ou pourrait suivre cette vocation." „[...] il faut avouer, il n´y a rien, qui put attirer des élèves, c´est la nécessité de la misère qui les force."[663]

Gerade durch den Vergleich der Annahmegesuche vor und nach der Gründung der Mainzer Hebammenschule wird ersichtlich, daß die alten Empirikerinnen ihr Amt mit einem gewissen Selbstbewußtsein und Stolz ausübten, während die jungen Hebammen darin einzig eine Möglichkeit zur Bestreitung ihres Lebensunterhaltes sahen. Jegliche Idealvorstellung war gewichen. Von den Hebammen, die zwischen 1772 und 1784 angestellt wurden, also in der Zeit der Hebammenausbildung durch den Stadtaccoucheur,[664] sind keine Bewerbungsschreiben überliefert. Daher kann an dieser Stelle keine verbindliche Aussage darüber gemacht werden, wie sich der Machtzuwachs der Geburtshelfer auf das Selbstbild der Hebamme in der Übergangszeit vom Hebammenamt zum traditionalen Beruf in Mainz auswirkte. Doch ist eine schleichende Minderung des Selbstbewußtseins der Empirikerin in dieser Zeit wahrscheinlich. Es ist zu vermuten, daß die Verachtung, die die wissenschaftliche Medizin der bisherigen weiblichen Geburtshilfe entgegenbrachte, einen nicht geringen Anteil daran hatte.

662 B. Weber, S. 63 und S. 85

663 zit. nach B. Weber, S. 136, Anm. 497 und S. 85

664 s. oben, Kap. „Werdegang ..."

8.3.2. Bittschreiben der Hebammen

Als Ergänzung und zur Bestätigung der Tatsache, daß die alten Empirikerinnen die Bedeutung und Unverzichtbarkeit ihrer Tätigkeit in einem sehr selbstbewußten Ton im Umgang mit der Obrigkeit zum Ausdruck kommen ließen, sollen nun Bittschreiben der Hebammen vorgestellt werden.[665] Themen dieser „Supplikationen" sind meist Gehaltsforderungen,[666] da die Mainzer Hebammen kein festes Jahresgehalt erhielten.[667] Mehrmals begegnet auch die Bitte, keine weitere Hebamme anzustellen.[668] Sehr interessant ist dabei, daß die vereidigten Stadthebammen häufig geschlossen auftraten. Auch wenn sie nicht in einer Zunft organisiert waren, so empfanden sie sich selbst doch als zunftähnliche Gemeinschaft, zumindest in Zeiten, in denen keine Streitigkeiten untereinander bestanden. So wurden die gemeinsam an die Obrigkeit gerichteten Bittschriften mit „Die 4 geschwornne Ammen alhier in Mainz"[669] oder „Semptliche HeebAmmen Alhier"[670] und anschließender Namensnennung unterzeichnet. Die jeweils dienstälteste Stadthebamme wurde, analog zu den Mainzer Chirurgen, „älteste geschworene Hebamme" genannt.[671] An dieser Stelle sollte auch darauf hingewiesen werden, daß - im Gegensatz zu anderen Städten, in denen die Geburtshelferinnen oft nur beim Vornamen genannt werden - die Mainzer Hebammen in der Regel in den Quellen mit der respektvollen Form der Benennung mit dem Nachnamen bezeichet werden, also als „Frau Schmansen", wie in dem gerade zitierten Beispiel, oder z.B. als „Anna Margaretha Faistin Johann Faisten bürgers alhier Eheliche Haußfraw".[672]

---

665 Aus der Zeit nach 1784 liegen keine Bittschreiben vor, so daß auf einen Vergleich verzichtet werden muß.

666 StAMz, 27/350 [undatiert, nach Rprot. 1/11, S. 112 von 1587], [1729 17. u. 19/12 u. 1730 5/1], [1737 12/12]

667 s. oben, Kap. „Besoldung ..."

668 StAMz, 27/350 [undatiert], [1671 3/12]

669 StAMz, 27/350 [undatiert, nach Rprot. 1/11, S. 112 von 1587]

670 StAMz, 27/350 [undatiert]

671 So bezeichneten z.B. die Professoren der Medizinische Fakultät Anna Maria Kobald beim Examen ihrer Tochter (StAMz, 27/350 [1678 20/2]), und Anna Rosina Dühnin/Dienin unterschrieb dementsprechend ihre Supplikation (StAMz, 27/350 [1737 12/12])

672 StAMz, 27/350 [1673 14/6]

Im folgenden sollen nun einige Auszüge aus Bittschreiben der Hebammen aufgeführt werden, um den charakteristischen Ton zu verdeutlichen, der das Selbstbewußtsein der Hebammen erkennen läßt. In einem 1662 verfaßten Beschwerdebrief über die schon erwähnte Soldatenamme[673] äußern sich die vereidigten Stadthebammen:

„Werde auch in höchstes Wunder gezogen das solches gelitten werd, da doch alle benachte stett [=benachbarte Städte] das gerats wiederspiel offentlich beweissen wi viel mehr ihr bürger vnd bürgerin beschuzen, alß einem solchem weib nachsezen. Belangt derowagen an ihro gebietende obrigkeit Unser underthenige bitt, sie wollen Unser flehen vnd postuliren gnedig zu ohren kommen lassen, da sie wi schuldig als gnedige patronen uns hilff zue leisten und den pfarrherrn dieser statt verbieten, von diesem Weib kein kind mehr zur Heiligen Tauff annehmen lassen."[674]

„Die drey ältere Hebamme zu Maintz" wandten sich 1729/30 an die Obrigkeit mit der Bitte um „einen proportionirten Gehalt zu etwaiger Compensation unserer fatiguen":

„Von vielen jahren hero sowohl bey denen armen bürgers alß anderen dürftig leuthen/: zu geschweigen die auf die Welt kommende neben Kinder :/ nicht allein grose fatiguen so tags als nachts ausgestanden und noch täglich ausstehen, sondern auch bey diesen armen leuthen sogar unser eigen geldt aus Commiseration zu setzen, und von einem so wenig als vom anderen etwas bekommen und dannoch um die Seelen zu Erhalten [kirchlicher Aufgabenbereich!], unermüthet gefliessen seyndt, unser sorgfalt unaus setzlich daran zu streben, wir hingegen, da die armuth unter denen bürgern, wie wir täglich leider Gottes den augenschein einnehmen, immerhin grösser zu werden pfleget, nicht so viel verdienen, daß wir davon leben könten, gestalten wir keiner andern nahrung, weilen wir Tag und nacht auf der Huth bleiben müssen, nachzugehen vermögen, zumahlen unser Verdienst bei diesen ohne deme schlechten Zeiten umb so geringer ist, weilen Ehedessen und zwar bey denen guthen zeiten, als der Bürgersman noch etwas im Vermögen gehabt, mehr dreyhernacher fünf Hebamme gewessen, anitzo aber deren sieben seyndt, mithin fast keine [...] Einen dünnen Heller bekommen. Gleichwie nun die Rosina Dhenin nach bamberg alß ein Hebamme gegen ein ehrliches gehalt, und ich die Maria Magdalena Peterin auf gleiche weiß anderwertig gerufen worden ..., jedoch aber auff Zureden hoher adlicher und anderer Standtspersonen in hiesiger Residentz statt verbleiben, und dan ich A.M. Altgräberin Einen Ehrlichen bürgersman habe, der schon 36 Jahr die bürgerliche Lasten getragen, mahlen aber derselbe wegen großer baufälligkeit

[673] siehe oben, Kap. „Unvereidigte Hebammen"
[674] StAMz, 27/350 [1662 3/10]

von meinem geringen verdienst leben muß, wir hingegen auffolge weis fast nicht mehr subsistiren können, undt mit der Zeit, da wir mit einem Etwaich gehalt [...] nicht versehen werden, dem publice zum grossen Schaden selbsten unterliegen müssen."[675]

Anna Rosina Dienin bat am 12. 12. 1737 um ein Jahresgehalt:

„[...] ich albereit Zwantzig gantzer Jahr lang, Eine geschworne HebAm dahier bin, und in wehrender dieser Zeit die beyde Thurm Versehen, der gestallten, daß die mallfiz Weibsbilder visitiret [damit ist die gutachterliche Tätigkeit gemeint], auch die auf den Thürmen zur Welt kommenden, UnEhrliche Kinder jederZeit empfangen habe, wan dann Erst vor 3 wochen noch Zwey UnEhrliche Kinder mit großer gefahr auf dem Eysern Thörgen empfangen, mithien aber niemahlen die geringste Zahlung da vor Empfangen. Wann nun aber Eine HochPreißliche Churfürstliche Regierung, ich da durch vieles bey meiner Kundschafft versaumet auch an andern orthen überall bräuchlich daß die geschworne Hebammen, so die Thurme Versehen ein Jährliches Salarium, Von Hoher Herrschafft geniesen, damit sie nicht zu kurtz stehen mögen, ich aber biß dato alles ohn entgeldlich verrichtet, und das meinige ruiniret. Alß gelangte ahn Eine HochPreißliche ChurFürstliche Regierung mein demüthig unterthaniges bitten, hoch dieselbe in hohen Gnaden geruhen wollen mir geschwornen ältisten Hebamme dahier auch ein Jährliches Salarium gnädist Zu Zuerkennen und Zu Zusprechen [...]."[676]

Die Hebamme konnte offenbar die Obrigkeit überzeugen, erhielt aber, wie bereits erwähnt, eine Zahlung erst nach einer erneuten Eingabe.[677]

[675] StAMz, 27/350 [1729 17. u. 19/12 u. 1730 5/1], siehe Anhang

[676] StAMz, 27/350 [1737 12/12]

[677] StAMz, 27/350 [1737 12/12 u. 1738 25/2]. Zitat siehe Kapitel „Besoldung", S. 156f.

8.4. Subjektive Einzelaussagen über Hebammen

Wie einzelne Mainzer Stadthebammen in der Zeit vor der Gründung der Hebammenlehranstalt von verschiedenen Zeitgenossen subjektiv beurteilt wurden, soll nun noch im Rahmen weiterer Quellen untersucht werden.

8.4.1. Klagen über Hebammen

Zunächst muß gesagt werden, daß insgesamt nur sehr wenige Beschwerden über Mainzer Hebammen dokumentiert sind. Dies deckt sich mit der Darstellung der Hebammen selbst, die in ihren Bitt- und Bewerbungsschreiben stets versicherten, daß während ihrer meist mehrjährigen bisherigen Tätigkeit keine Klagen über sie geäußert worden seien.[678] Dennoch kann und darf daraus nicht die Schlußfolgerung gezogen werden, daß es in Mainz vor 1784 kaum Beschwerden gegen Hebammen gegeben habe. Zum einen machte es der damalige Wissensstand in der Medizin fast unmöglich, im Falle eines unglücklichen Geburtsausgangs zu entscheiden, ob dieser durch ein Fehlverhalten der Hebamme bedingt oder trotz bester geburtshilflicher Leistung schicksalhaft und unvermeidbar war. Man kann sich leicht vorstellen, daß es entsprechend schwierig war, einer Hebamme Fehler nachzuweisen und sie, als eine von der Obrigkeit eingesetzte Person, begründet anzuklagen. Zum anderen macht der zu dieser Zeit noch geringe Grad der Verschriftlichung wahrscheinlich, daß die meisten der Fälle, in denen Zweifel am korrekten Handeln einer Hebamme aufkamen, wohl intensiv innerhalb der Bevölkerung diskutiert wurden, aber keinen Niederschlag in schriftlichen Quellen gefunden haben.

Wir können daher heute den Quellen allenfalls indirekt Informationen entnehmen, wie das Beispiel der Theresia Flachin belegt. Sie wurde 1765 - nachdem sie zunächst das medizinische Examen wiederholen mußte[679] - zur geschworenen Mainzer Stadthebamme angenommen und offiziell von der

[678] Wie bereits dargestellt wurde, waren die Hebammen in vielen Fällen schon vor ihrer Vereidigung in Mainz als „Caplanin" einer Stadthebamme tätig, also der Obrigkeit durchaus bekannt. Auch in den von vereidigten Hebammen verfaßten Bittschreiben findet man die Bemerkung, es sei „niemal einige grundtfeste Clage" gegen sie erhoben worden. (StAMz, 27/350 [undatiert], nach 1/11, S. 112 auf 1587 datierbar)

[679] StAMz, 18/162, S. 166f. und 27/350 [1764 14/12 und 1765 5/5]

Obrigkeit bis mindestens 1790 als solche aufgeführt.[680] Aus dem Bewerbungsschreiben der Anna Maria Öhlin des Jahres 1786 aber erfahren wir: Die drittälteste Hebamme namens „Flachin hat sich durch ihr Tadtelhafftes Betragen das gänzliche Zu Trauen des Puplikums entzogen, und ist die ohnthätigste“ unter den Geburtshelferinnen.[681] Welcher Art die angeblichen Verfehlungen der Hebamme waren, darüber gibt die Quelle keine Auskunft. Im darauffolgenden Jahr, 1787, schreibt eine andere Hebamme: „Die hiesige Hebamme Flachin ist nun unfähig, und hat ihr Schild beygezogen, so, daß deren Platz offen und erleediget ist, um dessen Erhaltung ich hiermit unterthänig bitte.“[682] Ohne die Nebenbemerkungen aus den Bewerbungsschreiben hätten wir heute keinen Beleg dafür, daß die noch weiterhin als Stadthebamme geführte Theresia Flachin von der Bevölkerung - angeblich oder tatsächlich - nicht akzeptiert wurde und auch 1790 gar nicht mehr tätig war, denn eine schriftliche Anklage gegen sie liegt nicht vor. Man kann davon ausgehen, daß es sich bei anderen als „musterhaft“ erscheinenden Hebammen ähnlich verhielt.

In einem der „Attestate“, die dem Bewerbungsschreiben von 1769 der (nie angenommenen) Catharina/Magdalena Schmansin beigefügt sind, bezeugt ein Mainzer Bürger seine positiven Erfahrungen mit dieser Hebamme – vermutlich auf deren Ersuchen. Dabei erfährt man aber außerdem von zwei unglücklich verlaufenen Geburten:

„Ich habe zwei geschworne Amme gehabt und mit alle zwey unglücklich gewesen die Erste war die frau graisen (?), die hat meine frau von montag bis zum Donnerstag auffgehalten und were balt und als zu geweit gangen wan nit der H. dobe (?) were geholt worten, und das Kint zur welt gebragt, und die am mit rauen worten ausgeschend [= ausgeschimpft].
Die zweite ware die catarina am sach die ich zur regter Zeit gehold aber sie hat ihr Schultigkeit nit getan sie sagt, es were nog 8 dag zu fru und hat meine frau in schmertzen liegen lasen von 4 bis 9 uhr, mus also in gröster noth die frau schmansen holenlasen, welge bei Ersten Eintrid gesbrogen es were verweilt das Kint were

680 siehe „Verzeichnis der angestellten Stadt Hebammen dahier in Mainz“ vom 27. März 1790. StAMz, 27/350 [1790 27/3]
681 StAMz, 27/350 [Concl. 1786 5/2]
682 StAMz, 27/350 [1787 14/3]

dott, iest anog hat die letzte das dote Kind Empfangen in lebens gefahr. ich attestire das die Schmansen die beste ist. Johannes Henold."[683]

An Klagen von Seiten der Mediziner ist nur ein Streitfall bekannt, nämlich der im Kapitel über die männliche Geburtshilfe ausführlich beschriebene zwischen dem Arzt Johann Martin Hohenstadt und der Hebamme Maria Kobald aus dem Jahr 1658. Der gelehrte Arzt hatte die Hebamme vor der Obrigkeit angeklagt, da sie die von ihm bei einer im Kindbett Verstorbenen eingesetzte Arzneimitteltherapie mehrfach öffentlich kritisiert hatte. Wie dort schon angemerkt wurde, ist es ein Zeichen für die zu dieser Zeit noch sehr gefestigte Stellung der Hebamme, daß der Fall von der Obrigkeit beigelegt wurde, indem sich Arzt und Hebamme vor dem Rat friedlich miteinander versöhnen mußten. Ende des 18. Jahrhunderts wäre ein vergleichbarer Fall sicherlich zugunsten des Mediziners und, wie von Hohenstadt gefordert, mit einer „scharfen Strafe"[684] für die Hebamme ausgegangen.

Auch unter den Hebammen gab es Streitfälle. Zwischen 1725 und 1729 klagte Anna Mändlerin[685] im Namen „sambtliche[r] geschworene[r] Hebammen" gegen eine wohl unvereidigte Hebamme, die „Dragonerin" genannt, und forderte deren Bestrafung:

„[...] kann ich [...] nicht Verhalten, Waßgestalten Magdalena Weinmännin in ihrem höchst gefährlich gewesenen außgestandenen KindtßNöthen Zu Salvirung ihres in Mutter leib aber erstickten und Von der Dragonerin wohl muth=willig Veruhrsachten Kindtß umb Meine so wohl alß dero Magdalena Altgräberin hülffreiche Handtleistung inständigst angeruffen, wie dan solcheß auch unsere aydtlich abgelegte schuldigkeit erfordert hätte;
Wann nun aber Erst gemelte Dragonerin Von Unser beyspringung weder wissen noch hören wollen, wohl aber mich alß Eine alte wohl Erlernte Zauber=und schwartzkünstlerin mit Zu setzung Einer general Huhren Copplerin auß Zu schreyen nicht Endtblödet gewesen, so ist dannenhero auch kein wunder, daß sie sich umb da mehr erkühnen habe dörffen, die Magdalena Altgräberin mit Einer Verbal injuri, undt Meine tochter Sophia Hammelin, alß eine ungeschworne undt über die brück jagend würdige Dhirin, undt die Magdalena Petrin alß Eine Von oppenheim Verwiesene übelthäterin, die Maria Martinin aber alß eine Von Hechtßheim Von

683 StAMz, 27/350 [1769 26/8]
684 StAMz, 27/350 [1658 20/1]
685 In den Quellen wird sie teilweise auch Anna Wendlerin genannt.

dem Deüffel herein geführte bauren Zolpell Columnioser weiß an Zuthasten, mithin mich alß Erst bewehrte Mändterin in publico foro Von den Deüffel mit Einer Zu der Höll bahnenden Krücken Würcklich Versorget worden, [...], mithin ohnmöglichkeit halber auch nicht Verhehlen kann, wie daß sie sich Unterstanden Ewer Hochfreyherrlichen Excellenz falsch erdichtend Vorschützen Zu dörffen, alß hette sie die Zwei Kinder Von der Fraw empfangen, so ein Thier mit sich geführet haben solle, welches sie so wohl Ewer Hochfreyherrliche Excellenz H. Vicedomb so wohl falsch mündtlich alß mit beygebrachten rescripto [...] gottloser weiß auffgebunden welches ich so wohl alß alle obangeZogene puncten auff dero gnädiges Verlangen mit glaubhafft, geZeügen sonnen Clar antag Zulegen mich anerbiethe.
Gelanget dannenhero [...] Mein undt Unser sambtlichen höchstgemüssigtes bitten, offt Erwehnde Dragonerin so fern sie mihr undt unß allen die Zauberey nicht darthun könte, nicht allein in die Summam der 200 reichsthaler Zu Condemniren, sondern umb damehr Zu Meiner gerechtliche Satisfaction mihr gnädig undt großgünstig zu Verhelffen. [...].“[686]

Aber nicht nur zwischen vereidigten und unvereidigten, sondern auch unter geschworenen Hebammen gab es Animositäten und Konkurrenzkämpfe: Rosina Dühnin bat 1731 um Erlaubnis, in das sogenannte „obere Ingelheimische Haus“, an der Franziskanerkirche und gegenüber dem Barfüßerkloster gelegen, ziehen und dort auch ihr Ammenschild aushängen zu dürfen. Dies war ihr vom Gewaltboten untersagt worden, obwohl der Freiherr von Ingelheim bereits sein Einverständnis erteilt hatte. Nun vermutete die Dühnin, dies alles sei

686 StAMz, 27/350 [undatiert, nach den Namen der Hebammen auf die Zeit zwischen 1725 und 1729 zu datieren]. Die hier angeführten Schimpfworte unterstellen alle den Stadthebammen Zauberei und Hexerei. Da der Vorwurf sehr isoliert und ausschließlich in diesem eher zusammenhanglos erscheinenden Text vorkommt, ansonsten aber im gesamten Quellenmaterial kein einziger Hinweis für die Verwicklung einer Mainzer Hebamme in einen Hexenprozeß zu finden ist, kann zu diesem aus anderen Städten bekannten Thema keine Aussage gemacht werden. Auch die Dissertation von Herbert Pohl zum Thema „Hexenglaube und Hexenverfolgung im Kurfürstentum Mainz“ im 16. und 17. Jahrhundert liefert dafür keine Anhaltspunkte. Pohl konnte allerdings für den Mainzer Kurstaat, besonders das Obererzstift, mehrere Hebammen unter den der Hexerei Angeklagten nachweisen. Pohl, Herbert: Hexenglaube und Hexenverfolgung im Kurfürstentum Mainz. Ein Beitrag zur Hexenfrage im 16. und beginnenden 17. Jahrhundert (=Geschichtliche Landeskunde, Bd. 32). Stuttgart 1988, S. 34-38, S. 222-225 und S. 335-353

„auff Veranlassen der in dem unteren ohnweith dabey liegendten gleichmäsigen Ingelheimbischen Hauß wohnendter mir verfeindeter so genanter Ammen Hammelsin ins Werckh" gerichtet worden. Da „durchgehendt in der gantzen Statt zweyerley professionen und Handtwercks-leuthe neben- und gegeneinander über wohneten", außerdem „in dieser Gass ieder Zeith Zwey Ammen Vorhero gewohnet, über das auch die ienige Leuth, welche Sie die Amme Hammelsin in Kindts Nöthen Verlangen, selbige nicht Vorbeygehen, und zu [der Dühnin] kommen werden, mithin es [...] ein purer Neid und Missgunst ist."[687]

Interessanterweise richtete 1744 die Oberin eines Nonnenklosters, der „Jungfräulichen Congregation", die Bitte an die Obrigkeit, man möge der - wie gerade erwähnt, schon einmal in einen Streit um den Wohnort verwikkelten - Hebamme Hammelin befehlen, daß sie „ohne längern anstandt aus- und sonst wohin ziehen mögte", was auch tatsächlich geschah. Die Argumentation der „Superiorin" zeigt deutlich, daß aus ihrer Sichtweise das Hebammenamt unehrenhaft und anrüchig erscheint:

„[...] grad gegen unseren Gotteshauß hierüber Eine Heebamb Sara [eigentlich als Sophia bekannt] Hammelin mit Nahmen eingezogen, und ihr gewönliches Hebambschild [...] gegen Unserm Gotteshauß herüber ausgestrecket und gewendet hat. Allermassen nuhn aber dieses schild zur grösten anlaß einer ärgerniß für hiesiges Gotteshauß [...] und als schon ebenfalls solcher Casus und praejuditz sich mit denen [...] Franciscanis so wohl [...] Societas Jesu Zugetragen und [...] obgemelter Ammen aufferlegt worden, ihre Wohnung gleich zu mutiren und also welchen a potiori desto billiger [...] alß dieses ein weiblich geistliches Jungfrauen Closter ist, in welchem so frequente Jugent weiblichen Geschlechts aufferzogen wird. [...]."[688]

8.4.2. Positive Aussagen

Wieder aufgegriffen werden müssen an dieser Stelle zwei Werturteile über Hebammen, die bereits in anderem Zusammenhang zur Sprache gekommen waren. Bei der Examinierung der Töchter der Stadthebammen Kobald und Broel äußerten sich die Doktoren sehr positiv über deren Fähigkeiten: Maria Kobald wurde 1678 respektvoll als „ältiste geschworene Hebamme" be-

687 StAMz, 27/350 [1731 26/5]
688 StAMz, 27/350 [1744 29/7]

zeichnet[689] und Margaretha Broel/Brelzin 1757 als „famosissima per 30 annos obstetrix" beschrieben,[690] was mit Sicherheit das größte Lob darstellt, das die Fakultät einer Hebamme aussprechen konnte.

Positive Aussagen über Hebammen finden sich auch in Zeugnissen, die die jeweiligen Ortsvorstände den Hebammen Anna Catharina Kretzingerin aus Eltville und Maria Fürsten/Försterin aus Weisenau vor ihrer Anstellung in Mainz über die bisherige Tätigkeit ausstellten. Das „Verhaltniß Zeugnis" für „die tugentsame" Maria Försterin aus dem Jahr 1663 lautet:

„[...] Demnach Sie nunmehr über Zwantzig Jahr hero, der Nachtparschafft, ihren berueff nach alß Ein Hebamme, gedienet und nach Vermögen Ufgewarthet, und aber sundter ihre gelegenheit Zuverbessern, sich nahe Maintz Zubegeben Vorhabenß were, deßwegen Ihren wissentlichen Abschied ahnzudeuten und darüber glaubwürdiger schrifftlicher Zeugnuß vonnöthen hette. Weil von Niemandem in seiner Wohlfahrt Zuverhindern, Alß ist hiernuff bey samptlichen Gemainden und Nachtparn Ihres Verhaltenß, thuen und Lassenß, Umbfrag gehalten und befunden worden, daß gemelte Maria sich Ihres ambts, jederZeit getrew, umbsichtig und willig Zu tag und Nacht Menniglichen ufgewarthet, dahero ihr alleß Erbares undt guteß Nachzusagen, [...]."[691]

Ebenso wußten „Schultheyß, Burgermeister und Rath" von Eltville über Anna Catharina Kretzingerin 1674 nur Positives zu berichten:

„[...] Alß Zeugen undt bekennen Wir hiermit undt Krafft dießes brieffs, daß Sie Eheleuthe Zeit ihrer burgerschafft, unndt so lang sie Anna Catharina alß eine gemeine Heebamme allhier gedienet, Unsers wissens, anderst nicht alß ehrbahr, fromb undt redlich Verhalten haben, unndt darumb ihre beförderung wohl sehen mögen, [...]."[692]

Wiederholt finden sich auch Hinweise, daß die Bevölkerung mit Hebammen zufrieden war und ihnen Vertrauen entgegenbrachte. 1749 richtete eine Gruppe schwangerer Frauen ein Gesuch an die Obrigkeit, in dem sie darum baten, die

689 StAMz, 27/350 [1678 10/2]; man denke auch an deren Streit mit Dr. Hohenstadt! Die Auseinandersetzung hatte dem Ansehen der Hebamme vor der Fakultät offenbar wenig geschadet, was dafür spricht, daß die Hebamme wohl sehr befähigt und angesehen war.

690 StAMz, 18/162, S. 99

691 StAMz, 27/350 [1663 13/11]

692 StAMz, 27/350 [1674 14/7]

„in dem weiblichen Weesen sehr geschickte Dorothean Rudolphin bey [ihrer] Niederkunft wegen [ihrem] aus angeführt-wahrhafften ursachen gegen dieselbe tragenden Vertrauen gebrauchen" zu dürfen. Die Hebamme habe „nicht nuhr bey ihrer SchwiegerMutter seelig: der sogenanten Mutter Margreth geraume Jahr sonderlich in dem weiblichen Weesen Manndeniret und angeführet worden, anbey sich darin über die Masen geübet, sondern auch mit vorherigem consens des Herrn Hofrathes und gewaltsbottens von Berningers seelig [...] verschiedene Jahr dahier so practiciret, und Mehr dan 200 Kinder sehr glücklich Empfangen:/ unser vollständiges Vertrauen tragen thun, anmithin solche bey unserer ehebaldig Niederkunfft anwieder umb da Mehr gebrauchen Mögten, alß dieselbe uns bereiths sehr glücklich beygewohnet" hat.[693]

Diese Bittschrift, die gleichsam einer traditionellen Hebammenwahl entspricht, hatte Erfolg: Am 18. 12. 1749 wurde D. Rudolphin zur vereidigten Hebamme angenommen.

Unerhört blieb dagegen, wie schon im Kapitel über den Werdegang erwähnt, die Bitte der Magdalena/Catharina Schmansin, obwohl sie mehrere Atteste von Bürgern liefern konnte, die offenbar sehr zufrieden mit ihren Leistungen waren. Beispielsweise schrieb Martin Staut:

„Ich attestiere der Frau Schmansen daß ich Sie bey 4 Kinter gehabd und ieter zeit ire Schultigkeid getan had wie es einer rechtschaffenen frau zu kombd und halte Sie Vor die beste weilen sie in der Dat arbeidet und die antern mit den meulern."[694]

Zwei weitere Bürger bescheinigten ihr:

„Daß Frau Magdalena Schmanssin in KindsNöthen meiner frau schon zum 6ten [bzw. 3ten] Mal gedienet, und jederzeit ihre dienstschuldigkeiten so verrichtet, daß nicht allein gegen sie die mindeste Klag nicht hab, sondern dieselbe wegen ihrem jederzeit gethanen extra Fleiß und gröster Sorgfalt annoch täglich Verdienet aller orthen bestens recommendiret zu werden, welches hiemit bestens bescheine."[695]

---

[693] StAMz, 27/350 [1749 20/8], siehe Anhang
[694] StAMz, 27/350 [1769 31/8]
[695] ebd.

8.5. Abschließende Betrachtungen

Wir haben den verschiedenen Abschnitten dieses Kapitels sehr unterschiedliche Urteile über die Amtsperson Hebamme entnehmen können: Zunächst wurde an das uns aus der älteren Geschichtsschreibung geläufige, verallgemeinernde und sehr negative Bild erinnert, das in obrigkeitlichen Verordnungen von „den Hebammen" gezeichnet wird. Dem entgegengesetzt wurde die an den Idealvorstellungen Sorans orientierte positive Selbstdarstellung der Hebammen in den Bewerbungs- und Bittschreiben. Schließlich konnte mit Hilfe von inhaltlich sehr vielfältigen positiven und negativen Urteilen ein Einblick in die Haltung der Bevölkerung gegenüber einzelnen Mainzer Stadthebammen gewonnen werden. Obwohl es zu diesem Punkt recht wenige Quellen gibt und man derartige Informationen meist nur in Form von Nebenbemerkungen vorfindet, scheinen sie unerläßlich, um einen realitätsnahen und objektiven Eindruck von dem Ansehen der Geburtshelferinnen in der Gesellschaft zu vermitteln: Während sich die obrigkeitlichen Verordnungen wie auch die Bitt- und Bewerbungsschreiben der Hebammen schwerpunktmäßig an der korrekten Erfüllung der Amtspflichten orientierten, stand für den Bürger die medizinische Leistung der Hebammen eindeutig im Vordergrund. Weiterhin waren alltägliche Streitigkeiten unter den Hebammen selbst, mit einem Arzt und mit der Oberin eines Nonnenklosters zur Sprache gekommen. Gerade daran wird erkennbar, daß in der Bevölkerung wohl ein (im Vergleich zum obrigkeitlichen) ganz anderes Hebammenbild herrschte: Hier zählte die Geburtshelferin als Individuum. Man kannte die Hebamme seit Jahren und wußte genau Bescheid, von welcher älteren Hebamme sie ausgebildet worden war, wieviele Geburten sie schon erfolgreich geleitet hatte usw. Daraus erwuchs ein Vertrauensverhältnis zwischen der Hebamme und den Frauen. Sehr gute, erfahrene Hebammen wurden von der Bevölkerung wie auch von der Medizinischen Fakultät durchaus anerkannt und geschätzt. Wie im Kapitel über die Tauffeierlichkeiten gezeigt werden konnte, nahm sie dann eine führende Position in der Frauengemeinschaft ein. Verhielt sich dagegen - wie vielleicht im oben erwähnten Fall der Theresia Flachin - eine Hebamme nicht den an sie gestellten Erwartungen entsprechend oder beherrschte sie die geburtshilfliche Tätigkeit nicht ausreichend, sodaß Gebärende oder Kinder durch ihre Schuld zu Schaden kamen, so wurde sie von den Schwangeren gemieden. Hinzu kommt, daß es für die damalige Bevölkerung selbstverständlich war, daß bei jeder Geburt das Leben des Kindes wie auch das der Mutter auf dem Spiel stand. Daher wurde von der Hebamme nicht so sehr verlangt, daß sie das Kind lebend zur Welt brachte, als daß sie ihr Bestes dazu beitrug: Entsprach es nicht dem Willen Gottes, daß das Kind überlebensfähig war, konnte sie mit Hilfe der Nottaufe immerhin dessen ewiges Leben garantieren.

Von den Obrigkeiten wurden die Hebammen dagegen weniger geschätzt, da sie den ihnen auferlegten Amtspflichten aus den angeführten Gründen der mangelnden praktischen Durchführbarkeit schlecht gerecht wurden. Für die Hebammen als einfache Frauen aus den unteren Schichten waren die obrigkeitlichen Anforderungen auch schwer einsehbar. So lösten sie die oben beschriebene Konfliktsituation damit, daß sie ihre Handlungen an den nächstliegenden Erfordernissen und Gegebenheiten der Geburtssituation ausrichteten und obrigkeitliche Anordnungen nur insoweit befolgten, wie sie sich mit ihrer alltäglichen Praxis unproblematisch vereinbaren ließen und den Schwangeren und Gebärenden nicht nachteilig waren. Allein die Tatsache, daß sie in Mainz von ihrer „Kundschaft", nicht von der Obrigkeit, entlohnt wurden und ihre eigene Existenz von der Akzeptanz in der Bevölkerung abhing, läßt ahnen, wessen Ansprüchen die Hebammen in erster Linie zu genügen versuchten. Schon damit läßt sich zu einem erheblichen Teil das Verhalten der Hebammen erklären. Schließlich soll noch einmal an das Argument von U. Gleixner erinnert werden, wonach das Bild der „guten" und der „bösen" Hebamme vereint in ein und derselben Person erscheint, die den verheirateten Frauen als solidarische Geburtshelferin, den unehelich Schwangeren aber als Gutachterin und Vertreterin obrigkeitlicher Interessen gegenübertrat.[696]

Aufgrund dieser Erkenntnisse läßt sich das - in letzter Zeit neu hinterfragte - Bild von den „finsteren" Zeiten der Geburtshilfe, die erst durch das Vordringen der männlichen Medizinalpersonen und die wissenschaftliche Geburtshilfe im Zeitalter der Aufklärung glorreich beendet werden konnten, relativieren. Nur bei einer sehr unkritischen Sichtweise gegenüber den komplexen Anforderungen an das Hebammenamt kann man zu dem Ergebnis gelangen, „daß die Hebammen vom späten Mittelalter bis zum Beginn des

[696] siehe oben im Kapitel zur Reglementierung unehelicher Schwangerschaften

19. Jahrhunderts in der Mehrzahl schlecht ausgebildet, zum Teil auch gleichgültig, grob und fahrlässig gewesen sind."[697]

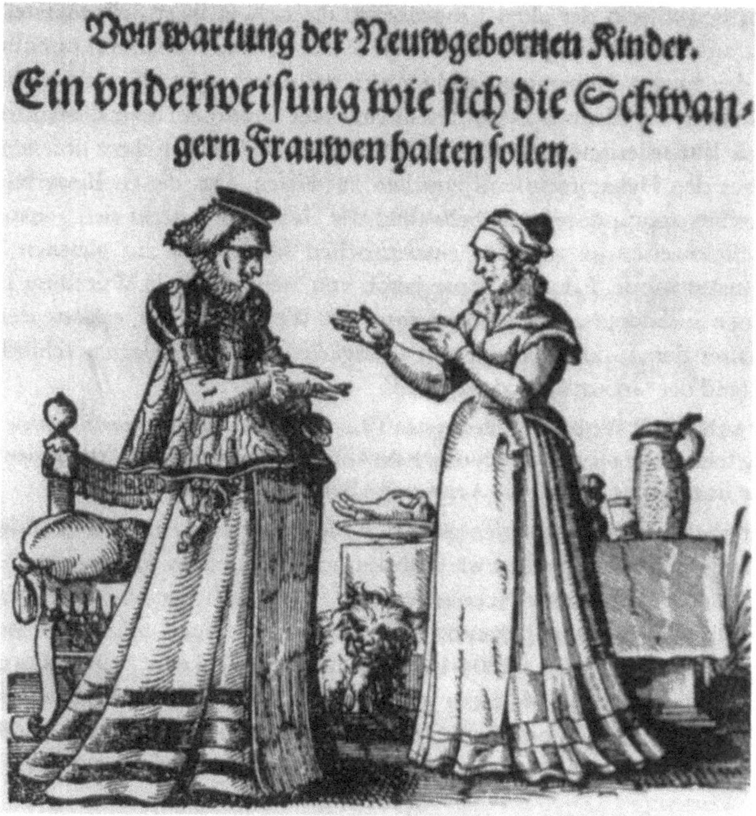
Von wartung der Neuwgebornen Kinder.
Ein underweisung wie sich die Schwangern Frauwen halten sollen.

Abb. 6: Unterweisung einer schwangeren Frau durch die Hebamme
Jacob Rueff: Hebammen Buch/ Daraus man alle Heimligkeit deß Weiblichen Geschlechts erlehrne [...]. Frankfurt 1563. Unter anderem Titel erschienene Auflage des 1554 gedruckten „Ein schön lustig Trostbüchle [...]."[698]

[697] Baruch, S. 51
[698] siehe dazu E. Schlieben, S. 149

8.6. Ausblick

Bei der Analyse der Bewerbungsschreiben der Hebammen fiel auf, daß das Selbstbewußtsein der alten Empirikerin, die sich in ihrer Selbstdarstellung stolz an dem seit Soran bekannten Idealbild der Geburtshelferin orientierte, bei den jungen Hebammen nicht mehr nachweisbar ist, die sich nach der Gründung der Mainzer Hebammenlehranstalt bewarben. Statt dessen traten sie als Bittstellerinnen vor die Obrigkeit und baten, wegen ihrer drückenden Armut den Hebammenberuf ausüben zu dürfen. Das diesen Bewerbungsschreiben zugrundeliegende Selbstbild der Hebammen deckt sich genau mit der Sichtweise, die von den akademischen Medizinern zur gleichen Zeit verbreitet wurde. Eduard Caspar Jakob von Siebold, der in Würzburg Hebammen ausbildete und auch der Lehrer J.P. Weidmanns war, erklärte den im Zeitalter der Aufklärung von den Obrigkeiten so oft beklagten schlechten Zustand der Geburtshilfe damit, daß

„[...] sich so oft Weiber der niedrigsten Classen, denen die allergewöhnlichste Bildung fehlt, ja die oft nur nothdürftig lesen können, bei vacanten Stellen melden: der Lohn ist zu gering, als daß das Amt bessere Subjecte locken könnte.“[699]

Sehr plausibel wurde von den gelehrten Medizinern die Armut und fehlende Bildung der Hebammenanwärterinnen mit Dummheit gleichgesetzt. Als besonderer „Feind aller Accoucheusen“[700] war auch der Mainzer Hebammenlehrer Weidmann bekannt: Er zeichnete in seinen schon erwähnten Schriften aus den Jahren 1804-1813 über die Möglichkeiten, die Geburtshilfe ausschließlich den Männern zu überantworten,[701] ein sehr abwertendes Bild von den Hebammen. Seine Hebammenschülerinnen, deren Ausbildung einen erheblichen Teil seiner Tätigkeit einnahm, beschrieb er abfällig mit den Worten:

„[...] e gleba natae ingenio habetes [=hebetes], aetate, pauperie, nonnumquam foeda, confectae, ideoque in disciplinam quamcunque literariam inhabiles.“[702]

Er selbst gestand zwar zu, „daß es früher und auch gegenwärtig durchaus geschickte und zuverlässige Hebammen gegeben habe und gebe [...]“, was

[699] zit. nach B. Weber, S. 85

[700] B. Weber, S. 154, Anm. 716

[701] B. Weber, S. 85 und ebd., Anm. 372 (J. P. Weidmann: De officio artis obstetriciae concedendo solis viris. Mainz 1804 etc.)

[702] zit. nach B. Weber, S. 85

jedoch sogleich mit der Äußerung abgeschwächt wurde, man habe eben keine besser geschulten Kräfte gekannt.[703] Schon ein Zeitgenosse merkte allerdings diesbezüglich an, Weidmann habe sich zu Übertreibungen hinreißen lassen.[704] Dennoch trugen Bemerkungen wie diese, die seit dem Zeitalter der Aufklärung nicht selten waren, erheblich dazu bei, das Vertrauen in die Hebammen zu mindern und ihr Ansehen zu schmälern.

Auf der Basis des hier analysierten Mainzer Quellenmaterials entsteht der Eindruck, als habe die Diffamierung der Hebammen erst mit dem Vordringen der männlichen Geburtshelfer in verstärktem Maße begonnen, besonders in der Zeit nach der Gründung der Hebammenlehranstalten. Am Ende des 18. Jahrhunderts hatte sich dann das Bild der dummen, ungebildeten Hebamme, die den Beruf lediglich aus Not ergreift, durchgesetzt. Es scheint, als habe sich dabei die Kritik der männlichen Medizinalpersonen vermehrt gegen die Person und Herkunft der Hebamme gerichtet. Frühere Kritik an Hebammen betraf dagegen zum größten Teil deren Tätigkeit und Handeln: Das „Verwahrlosen" von Mutter und Kind, der Gebrauch abergläubischer Mittel, die Trunksucht, usw. Auch scheint es, daß von den Hebammenlehrern das seit Jahrhunderten tradierte Bild der idealen Hebamme von Soran nicht mehr weitergegeben wurde, so daß es der jungen Hebamme nicht mehr geläufig war.

Um die hier angestellten Vermutungen über den Ansehensverlust der Hebammen Ende des 18. Jahrhunderts, der mit dem Übergang vom Hebammenamt zum traditionalen Hebammenberuf und mit dem Wandel von der älteren Empirikerin zur jungen, „gelernten" Geburtshelferin verbunden ist, besser belegen zu können, erweist sich das Mainzer Quellenmaterial als wenig geeignet, da die Hebammenschule ihre Tätigkeit während der Zeit der Besetzung der Stadt durch die Franzosen nicht kontinuierlich fortsetzen konnte.[705] Daraus resultiert ein Nebeneinander von an der Lehranstalt und herkömmlich ausgebildeten Hebammen, das einen Vergleich mit der Zeit vor 1784 erschwert. Auch die durch die Franzosenzeit bedingte schlechtere Quellenlage schafft ungünstige Voraussetzungen für eine entsprechende

---

[703] ebd.

[704] ebd., S. 86

[705] B. Weber, S. 56

Untersuchung. Wünschenswert dagegen wäre für diesen Nachweis eine Stadt, in der keine äußeren Einflüsse den beschriebenen Wandel behinderten, sondern nach und nach alle Empirikerinnen durch junge, an der Hebammenschule ausgebildete Hebammen ersetzt wurden.

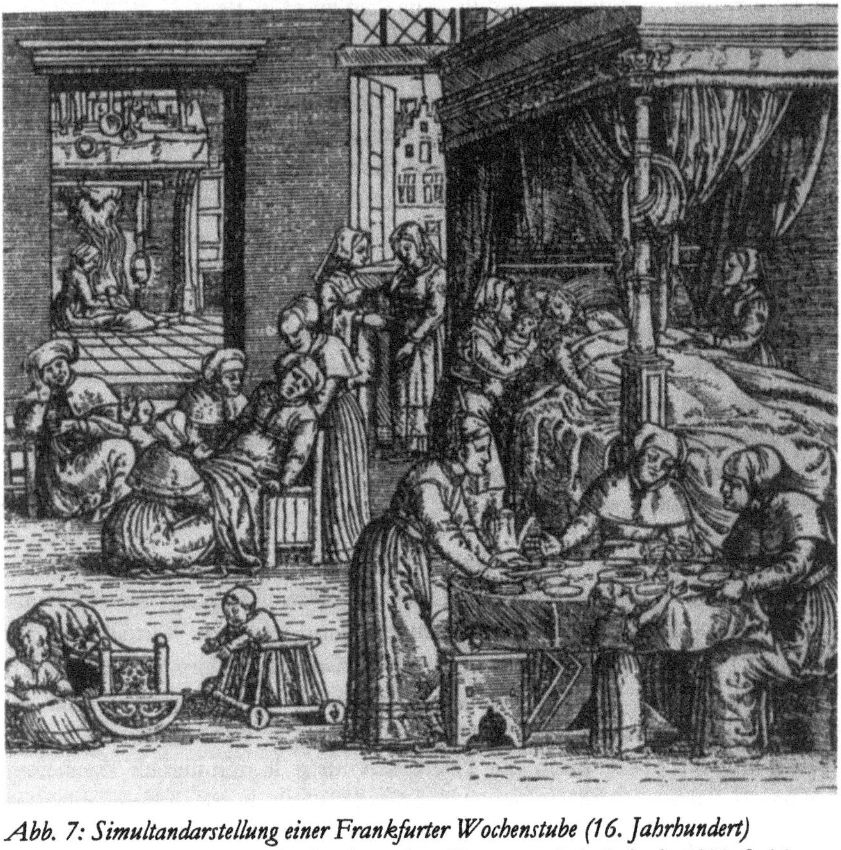

Abb. 7: Simultandarstellung einer Frankfurter Wochenstube (16. Jahrhundert)
Hans Boesch: Kinderleben in der deutschen Vergangenheit. Leipzig 1900, S. 14

9. Zusammenfassung

Wir wollen die im Rahmen dieser Untersuchung am Beispiel Mainz erarbeiteten Erkenntnisse noch einmal kurz Revue passieren lassen, um daraus mögliche Rückschlüsse auf bisher unzureichend geklärte Entwicklungslinien und Hintergründe der allgemeinen Geschichte der Hebamme in (Süd-) Deutschland zu ziehen.

9.1. Die wichtigsten Ergebnisse und Daten zu den Hebammen in Mainz

Abgesehen vom Grabstein einer jüdischen Hebamme aus dem Jahr 1307[706] sind in Mainz Quellen über Hebammen erst entstanden, als die kirchliche und weltliche Obrigkeit etwa gleichzeitig um 1550 begannen, die Tätigkeit der Geburtshelferinnen zu reglementieren:

1. In Mainzer Kirchenagenden wird die Unterweisung von Hebammen in der Spendung der Nottaufe erstmals ausdrücklich ab 1551 erwähnt. Im benachbarten Erzbistum Trier dagegen ist dies früher, nämlich schon ab 1310 nachweisbar, während in Mainzer kirchlichen Statuten und Agenden zwischen 1233 und 1513 nur allgemein die Taufe in Notfällen durch Laien genannt wird. Eine Verordnung des Jahres 1615 sieht dann weitergehend nicht nur die Unterrichtung, sondern auch die Befragung der Mainzer Hebammen über Form und Durchführung der Nottaufe vor.
2. In den Ratsprotokollen findet sich 1550 ein erster Eintrag über die Annahme und Vereidigung einer Stadthebamme, und seit dem Jahr 1587 ist bezeugt, daß es in Mainz jeweils vier geschworene Amtshebammen gab.

Mit diesen Angaben ist es möglich, den anhand von Quellen faßbaren Beginn einer Institutionalisierung des Hebammenamtes in Mainz auf die Mitte des 16. Jahrhunderts festzulegen.

Vorwiegend aus den Bitt- und Bewerbungsschreiben, aber auch aus den Einträgen in Rats- und Fakultätsprotokollen können Angaben zur Person

[706] siehe oben Anm. 44

der Mainzer Stadthebamme vor Gründung der Hebammenlehranstalt gewonnen werden: Bei der Vereidigung war diese durchschnittlich 50 Jahre alt, verheiratet und hatte selbst mehrere Kinder. Die Ehemänner der Stadthebammen waren fast ausschließlich Bürger und Zunftmitglieder; aufgrund ihrer Berufe sind sie der unteren Mittelschicht zuzuordnen. Zahlreiche verwandtschaftliche Beziehungen zwischen den Stadthebammen lassen die Vermutung zu, daß das Hebammenamt in mancher Familie wie unter Handwerkern traditionell von der Mutter an die Tochter weitergegeben wurde.

Die Verpflichtungen im Rahmen ihrer Amtstätigkeit sind den verschiedenen kirchlichen und weltlichen Ordnungen zu entnehmen. Die zwischen 1599 und 1647 auf kirchlicher Seite entstandene lateinische „Instructio" und das dazugehörige „Iuramentum obstetricum" (der als einprägsame Kurzformel in deutscher Sprache verfaßte Eid) beziehen sich vorwiegend auf die religiösen Anforderungen der Nottaufe, auch bei nur teilweise geborenen Kindern. Wie die entsprechende Mainzer Kirchenagende von 1599 sind sie ein klassisches Beispiel für die im Konzil von Trient bestätigten Lehren der katholischen Kirche. Die Reformatoren verstanden dagegen die Taufe in erster Linie als Wiedergeburt, so daß die Seele des Kindes auch durch Gebete gerettet werden konnte und das Leben der Mutter in den Vordergrund rückte. Dadurch vollzog sich eine Konfessionalisierung der kirchlichen Aufgaben der Hebammen hinsichtlich der Nottaufe. Nach der „Instructio" sollten die Eltern weiterhin von der Hebamme unter Androhung einer Anzeige ermahnt werden, ihre neugeborenen Kinder innerhalb von acht Tagen taufen zu lassen, ein deutlicher Beleg dafür, daß die Kirche über die Hebammen die Bevölkerung beeinflussen und kontrollieren wollte. Außerdem wurde den Hebammen die Anwendung abergläubischer Mittel und unerlaubter Praktiken zur Erleichterung der Schmerzen oder zur Beschleunigung der Geburt untersagt. In schwierigen Fällen sollten sie andere erfahrene Hebammen hinzuziehen. In der Mainzer Kirchenordnung von 1670 ist ein eigener Abschnitt den Hebammen gewidmet. Eine Neuerung gegenüber der „Instructio Obstetricum" stellt nur der letzte Punkt dar, der die Pflicht zur Anzeige unehelicher Kinder sowie ein Verbot heimlicher Bestattungen formuliert.

Während die Vereidigung von Hebammen durch die weltliche Obrigkeit ab 1550 dokumentiert ist, stammt der erste überlieferte Text eines Hebam-

meneides der Stadt Mainz aus dem Jahr 1654. Aus indirekten Hinweisen in Bitt- und Bewerbungsschreiben kann aber geschlossen werden, daß sich frühere Eidesformeln nicht wesentlich von denen anderer Städte unterschieden, die seit Mitte des 14. Jahrhunderts überliefert sind.
Der Mainzer Hebammeneid von 1654 ist vermutlich im Rahmen des Bemühens von Kurfürst Johann Philipp von Schönborn um Anhebung der nach dem Dreißigjährigen Krieg stark verminderten Bevölkerungszahl zu sehen. Der Eidestext erinnert zunächst allgemein an die moralischen Pflichten im Rahmen der Amtstätigkeit, um dann drei konkrete Anweisungen zu geben:
1. Die Hebamme darf eine Gebärende nicht verlassen, um einer anderen Geburtshilfe zu leisten, die ihr vielleicht eine höhere Entlohnung anbietet.
2. Die Nottaufe muß für die Umstehenden verständlich vollzogen werden.
3. Ohne Erlaubnis soll eine Hebamme die Stadt nicht verlassen. Auf die Zeit zwischen 1749 und 1788 lassen sich ein weiterer Hebammeneid sowie eine entsprechende „Instruction und Obliegenheit für eine Hebamme“ datieren, die sich in den Inhalten und deren Reihenfolge völlig an der Fassung von 1654 orientieren. Neu hinzugekommen ist die Ermahnung, die Gebärende nicht zu „übereilen“, um sie nicht durch verfrühte Mitarbeit zu erschöpfen. Außerdem sind an Stelle des letzten Abschnitts folgende Verpflichtungen getreten: 1. Die Anzeige unehelicher Kinder und die Ermittlung des Vaters. 2. Mäßigkeit „im Essen, hauptsächlich im Trinken.“ Schließlich existiert noch eine in der Folgezeit entstandene gedruckte „Instruction und Obliegenheit einer Hebamme dahier und auf dem Land“, die inhaltlich ebenfalls den vorangehenden Ordnungen entspricht, aber nun eindeutige Merkmale der Geburtshilfe des 18. Jahrhunderts zeigt. Wichtig ist dabei die Einführung einer Schweigepflicht und die Hinzuziehung nicht nur anderer Hebammen, sondern nun auch von Barbieren oder studierten Ärzten.
Anhand der in Mainz überlieferten Eide und Ordnungen wird folgendes deutlich: Die späteren Texte bauten auf den kurzen Formeln der frühen Eide auf, die im Laufe der Zeit den jeweiligen neuen Erfordernissen angepaßt und ergänzt wurden. Außerdem läßt sich ein Austausch von Vorlagen zwischen den Städten feststellen.

Zu den Aufgaben einer Amtshebamme gehörte neben der kirchlichen Pflicht zur Spendung der Nottaufe auch die Verpflichtung zum Kaiserschnitt an der verstorbenen Schwangeren, um das möglicherweise noch lebende Kind bzw. sein Seelenheil zu retten. In Mainz wird die Sectio in

mortua nur ein einziges Mal erwähnt, nämlich im Rituale Moguntinum von 1671.
Eine bedeutende soziale Position verliehen der Hebamme außerdem ihre weiteren nichtmedizinischen Aufgaben. Die Sorge für die Taufe Neugeborener umfaßte auch das Zur-Taufe-Tragen des Kindes, das starken Symbolcharakter besaß: Bei der Geburt hatte die Hebamme dem Kind in das irdische Leben geholfen, nun trug sie es zur Taufe, die als „Geburt" in die Gemeinschaft der Christen verstanden wurde. Die Hebamme hatte aber auch unmittelbaren Anteil an der Organisation der die Taufe und das Wochenbett begleitenden Feierlichkeiten im Rahmen des innerhalb der Frauengemeinschaft gepflegten Brauchtums. Wegen der mit solchen Festen verbundenen „Ausschweifungen" fühlten sich die Mainzer Obrigkeiten seit dem 16. Jahrhundert veranlaßt, durch zahlreiche Verordnungen Tauffeierlichkeiten und Geschenke, ja sogar die Anzahl der Gäste einzuschränken. Um deren Einhaltung besser kontrollieren zu können, wurden die Hebammen auch hier mit einer Aufsichtspflicht betraut. Sogar der Höchstbetrag, den eine Hebamme von den Paten erhalten sollte, wurde auf maximal einen Gulden festgesetzt. Daraus ist zu schließen, daß die Teilnahme an Tauffeiern für die Hebamme auch in finanzieller Hinsicht wichtig war, um so mehr, als in Mainz für sie bis Ende des 18. Jahrhunderts kein festes Jahresgehalt vorgesehen war. Die wiederholte Erneuerung der Verordnungen in kurzen Zeitabständen macht aber deutlich, daß sich die Bevölkerung trotz Strafandrohung wenig daran hielt.
Aus der veränderten, strengeren Bewertung außerehelicher Schwangerschaft und Geburt im Rahmen von Reformation und Gegenreformation erwuchs die Pflicht der Hebamme zur Anzeige der Illegitimität, zur Ermittlung des Kindsvaters durch Befragung während der Geburt unter Androhung von Verweigerung der Hilfeleistung („Geniesverhör") sowie zu Untersuchungen von Schwangeren und toten Kindern bei Verdacht auf Kindsmord. In Mainz zeichnet sich seit 1648 ein starkes obrigkeitliches Interesse an Verringerung der Unzuchtsdelikte ab. Besonders in der Amtszeit des Kurfürsten Johann Philipp von Schönborn (1647-1673) erinnern zahlreiche Verordnungen die Hebammen an ihre Pflicht zur Anzeige unehelicher Schwangerschaft. Während anfangs die Meldung der „Delicta Carnis" an die geistliche Obrigkeit erfolgen sollte, wurde ab 1663, wohl aus finanziellen Interessen, die alleinige Meldung an die weltliche Obrigkeit befohlen. Den Reformge-

danken der Aufklärung entsprechend, in der die Diskussion um den Kindsmord und den daraus dem Staat erwachsenden Schaden ein zentrales Thema war, zeugen die Verordnungen des ausgehenden 18. Jahrhunderts von milderer Behandlung, aber gleichzeitig auch von einem gesteigerten Interesse an den „geschwächten ledigen Weibspersonen", die als „Unterrichtsobjekte" für die 1784 gegründete Hebammenlehranstalt gebraucht wurden. Die Mainzer Hebammen fühlten sich in diesen Zusammenhängen eindeutig mehr den Schwangeren verpflichtet als der Obrigkeit, weshalb die obrigkeitlichen Klagen über das „böswillige Vertuschen" unehelicher Geburten nicht abreißen. Anzeigen unehelicher Schwangerer durch Hebammen dürfte es daher in Mainz nur selten gegeben haben. Es muß aber offen bleiben, welchen Einfluß dieser Ungehorsam der Hebammen auf die Illegitimitätsrate hatte, die in Mainz – im Vergleich zu anderen Städten ähnlicher Größe – im gesamten Untersuchungszeitraum deutlich niedriger war, soweit sie aus schriftlichen Quellen berechnet werden kann.

Bis ins 18. Jahrhundert hinein liegt die praktische Geburtshilfe in Mainz wie anderswo noch fast ausschließlich in weiblicher Hand. Ein erstes - allerdings eher nebensächliches - Interesse von ärztlicher Seite zeichnet sich in Mainz bei Ludwig von Hörnigk ab, der zwischen 1654 und 1665 nahezu ununterbrochen das Amt des Dekans der Medizinischen Fakultät innehatte. Noch während seiner Tätigkeit als Stadtphysicus in Frankfurt am Main hatte er ein Buch mit dem Titel „Politia medica" herausgebracht. Es enthält ein eigenes Kapitel „Von den Hebammen oder Wehemüttern", nach dem auch die Mainzer Fakultät ab 1656 ihre Hebammenexamina gestaltete. Deutlich zum Ausdruck kommt bei Hörnigk ebenso die bislang weitgehende Autonomie der Geburtshelferinnen wie die völlig fehlende Praxiserfahrung des Autors. Sein Hebammenkapitel stellt eine reine Kompilation dar, deren Hauptquelle die älteste Frankfurter Hebammenordnung des Stadtphysicus Adam Lonitzer ist. So läßt sich der Weg zurückverfolgen zum Werk von Rößlin, das von Lonitzer als Vorlage genutzt worden war und das seinerseits als eine auf dem antiken Werk Sorans beruhende Zusammenstellung geburtshilflichen Wissens angesehen werden kann. Die gelehrte Medizin in Mainz hatte also Mitte des 17. Jahrhunderts noch keine nennenswerten Fortschritte gegenüber antikem und mittelalterlichem Wissen in Geburtshilfe vorzuweisen. Ein Streitfall aus dem Jahr 1658 zwischen dem Doktor der Medizin Johann Martin Hohenstadt und der vereidigten Hebamme Anna Maria Kobald cha-

rakterisiert die Situation der männlichen Geburtshilfe im Deutschland des 17. Jahrhunderts treffend: Der studierte Mediziner hatte bei einer schwierigen Entbindung mit einer „internistischen" Therapie, d.h. der Gabe wehenfördernder oder -hemmender Arzneien behandelt. Als die Gebärende starb, wurde sein Vorgehen von der Hebamme öffentlich kritisiert. Trotz Hohenstadts Anklage blieb sie jedoch ohne Strafe, woran deutlich wird, daß die Position einer Hebamme zu dieser Zeit noch so gefestigt war, daß selbst ein wesentlich höher gestellter Arzt wenig gegen sie ausrichten konnte.
Hundert Jahre später stellt sich die Situation völlig anders dar: Ab der Mitte des 18. Jahrhunderts wird in Mainz ein zunehmender Einfluß von männlichen Heilpersonen auf die praktische Geburtshilfe erkennbar. Im Rahmen dieser Untersuchung konnte das bisher unbekannte Hebammenlehrbuch, das 1748 auf Anraten des Leibmedicus Gitsched allgemein im Kurstaat eingeführt wurde und von allen Chirurgen, Badern und Hebammen angeschafft werden sollte, ermittelt werden: Es handelt sich um das weit verbreitete Werk des schwedischen Geburtshelfers - dieser Autor besaß also eigene Fachkenntnisse - Johann van Hoorn (1662-1724), das in vierter Auflage im Mainzer Armenhaus St. Rochus gedruckt wurde. Der letzte Absatz im Titel weist darauf hin, daß vor der Einführung in Mainz alle Textstellen, die nach protestantischer Lehre die Tötung des Kindes zur Rettung der Mutter legitimierten, abgeändert werden mußten. Diese zum Katholizismus „konvertierte" vierte Auflage ist bisher unbeachtet geblieben, von Terhalle sogar fälschlich dem Leibmedicus Gitsched zugeschrieben worden.
Über eine geburtshilfliche Tätigkeit Mainzer Chirurgen erfahren wir aus den Quellen vor 1750 nichts - im Gegensatz zu dem aus anderen Regionen bekannten Streben nach einer entsprechenden Ausweitung ihres Aufgabenbereichs. Auch Listen, die 1785 von den Ämtern des Kurstaates über die Medizinalpersonen zusammengestellt werden mußten, lassen nur ein geringes geburtshilfliches Interesse der ansässigen Chirurgen erkennen; nur wenige gaben an, Geburtshilfe zu betreiben oder waren zu einer Ausbildung bereit. Doch schon 1754 war in Mainz Georg Mentzler, ein auswärtiger Chirurg, der an der Straßburger Hebammenlehranstalt die Geburtshilfe erlernt hatte, als erster Stadtaccoucheur vereidigt worden. Sein Nachfolger wurde 1769 Jakob Ambrosius Dupuis, der ab 1772 die Hebammen des Untererzstiftes unterrichten mußte. Ab 1785 wurden in Mainz sogar drei Stadtaccoucheure angestellt, die einen dem der Hebammen entsprechenden

Eid leisten mußten. Mit der Berufung Johann Peter Weidmanns auf den neuen Lehrstuhl für Chirurgie und Entbindungskunst und mit der Gründung der Hebammenlehranstalt 1784 kann der Prozeß der Akademisierung der Geburtshilfe und der Unterordnung der Hebammen unter männliche Lehrer in Mainz als weitgehend abgeschlossen gelten.

Die vereidigten Mainzer Stadthebammen - anfangs waren es vier, um 1730 sieben - arbeiteten stets mit einer Schülerin, „Caplanin" genannt, zusammen. Diese konnten sich, beaufsichtigt und unterstützt von der vereidigten Hebamme, ein umfangreiches praktisches Wissen aneignen und dabei gleichzeitig auch das Vertrauen der Bevölkerung gewinnen. Nach dem Tod ihrer Lehrmeisterin übernahmen sie häufig selbst deren Stelle. Ab 1772 wurde die Ausbildung, wie erwähnt, von den Stadtaccoucheuren übernommen, bis 1784 die Hebammenlehranstalt errichtet wurde. Ein Hebammenexamen ist in Mainz seit 1588 belegt und wurde nahezu sicher schon damals von den Doktoren der Medizinischen Fakultät abgehalten. Seit 1656 orientierte man sich dabei an der „Politia medica" Ludwig von Hörnigks; der Ablauf und die gestellten Fragen entsprechen den in anderen Städten zu dieser Zeit durchgeführten Examina, da auch von Hörnigk sich u.a. auf den weitverbreiteten Fragenkatalog des Frankfurter Arztes Lonitzer gestützt hatte.
Zeitweise wurde den Doktoren der Fakultät immer wieder die gemeinsame Prüfung der Hebammen mit dem Barbiermeister oder später mit dem Stadtphysicus befohlen, damit die Fragen nicht zu theoretisch ausfielen. Vor einer Annahme als Hebamme wurden die Kandidatinnen einer recht strengen Prüfung unterzogen - seit 1715 dauerte ein Examen 2 bis 3 Stunden. Die Bewertungen reichen von völliger Ablehnung bis zu größter Zufriedenheit. Diese Tatsache sollte man sich angesichts der Klagen späterer Jahrhunderte über die „finsteren Zeiten" in der Geburtshilfe, bevor Männer geburtshilflich tätig wurden, immer wieder vor Augen führen. Für einen Mangel an Hebammen fehlen in Mainz jegliche Hinweise; 1699 war es sogar nötig, aus fünf Bewerberinnen die geeignetste auszuwählen. Die Prüfungsgebühren waren hoch: 1715 mußten nicht weniger als 12 Gulden Examensgebühr gezahlt werden, was für eine Hebamme eine sehr hohe Summe war.
Bis 1772 verlief die Annahme einer Hebamme in Mainz folgendermaßen: Nach dem Erwerb geburtshilflicher Kenntnisse bewarb sich eine Kandidatin bei der weltlichen Obrigkeit in der Regel um eine gerade vakante Hebammenstelle und wurde zur Examinierung an die Medizinische Fakultät über-

wiesen. In der Zwischenzeit zog man Erkundigungen über ihren Lebenswandel und Ruf ein. Nach bestandenem Examen erfolgte die offizielle Annahme in Form der Vereidigung vor dem Rat der Stadt. Danach wurde die Hebamme beim erzbischöflichen Vicariat über ihren kirchlichen Aufgabenbereich unterrichtet, geprüft und ebenfalls vereidigt. Im 18. Jahrhundert wurde diese Unterrichtung über die Pflicht der Nottaufe vorübergehend sehr nachlässig gehandhabt: Zwischen 1739 und 1772 fand keine Vereidigung der Hebammen vor dem Vicariat statt; erst nach einer Beschwerde der Kirche war sie ab 1773 wieder Pflicht für jede neu angestellte Hebamme. Es erscheint zunächst widersprüchlich, daß man sich Mitte des 18. Jahrhunderts zwar einerseits die Mühe machte, ein Hebammenbuch vollständig den Erfordernissen der katholischen Lehre anzupassen, aber andererseits den Hebammenunterricht über die geistlichen Verpflichtungen vernachlässigte. Die Ursache ist wohl letztlich in der zunehmenden Gegenwart männlicher Geburtshelfer zu sehen: Die ursprüngliche Abwesenheit von Männern in der Gebärstube hatte die Übertragung wichtiger kirchlicher Pflichten an Frauen gleichsam als „Notlösung" gefordert. Das Interesse der Kirche an den Hebammen dürfte aber zurückgegangen sein, sobald sich die zunächst von der Geistlichkeit bekämpften männlichen Geburtshelfer etabliert hatten, denn nun konnten diese auch die Pflicht zur Nottaufe übernehmen. Mit dem Hebammenlehrbuch dagegen verhielt es sich anders, galt es hier doch öffentlich die Wichtigkeit der kirchlichen Lehre von der Nottaufe herauszustellen und einer nachlässigen Handhabung vorzubeugen.

Den in Mainz sehr zahlreich überlieferten Bitt- und Bewerbungsschreiben kann eine Art Selbstdarstellung der Amtshebammen entnommen werden: Stets heben sie ihre Befähigung, Fleiß, Pflichtbewußtsein und Zuverlässigkeit hervor. Meist betonen sie, daß sie ihr Amt bisher „ohne Klage" versehen hätten, und tatsächlich sind in Mainz auch nur sehr wenige schriftliche Beschwerden über Hebammen erhalten. Insgesamt läßt sich daraus ein gewisses Selbstbewußtsein, ja auch Stolz der alten Empirikerinnen ablesen, die sich ihrer bedeutenden Stellung in der Gesellschaft - für die Bevölkerung wie für beide Obrigkeiten - durchaus bewußt waren.
Mehrfach traten die Stadthebammen auch geschlossen mit Klagen vor die Obrigkeit, wenn Konkurrenz durch unvereidigte Hebammen drohte. Wiederholt richteten sich die Beschwerden in den Jahren 1657-1681 gegen eine unvereidigte „Soldatenamme", die über ihre offenbar akzeptierte Tätigkeit

auf der Festung auch bei Mainzer Bürgerinnen geburtshilflich tätig wurde und dabei so großen Erfolg hatte, daß sie eine ernsthafte Bedrohung für die geschworenen Hebammen darstellte. 1681 wurde den Streitigkeiten von der Obrigkeit nach mehreren erfolglosen, gegen die „Soldatenamme" ausgesprochenen Verboten ein Ende bereitet, indem man auch sie vereidigte.

Einen grundlegenden Wandel in der Geschichte der Hebamme brachte deren zunehmende Ausbildung durch männliches Medizinalpersonal: Für die nun fest organisierte und kostspielige Ausbildung an der Hebammenschule waren ältere Frauen ungeeignet. Ende des 18. Jahrhunderts zeigt sich in Mainz deshalb eine deutliche Tendenz, jüngere Frauen zwischen dem 30. und 40. Lebensjahr auszubilden, die ihre Tätigkeit danach über viele Jahre ausüben konnten, viel lernfähiger und flexibler waren und der wissenschaftlichen Geburtshilfe mit weniger Vorurteilen gegenüberstanden. Günstig für die Etablierung der männlichen Geburtshilfe war außerdem, daß diese „neuen" Hebammen bereits mit Beginn ihrer Ausbildung den männlichen Lehrer als übergeordnete Instanz akzeptiert hatten. Während die alten Hebammen in ihren Bewerbungsschreiben stets selbstbewußt ihre gewonnene Erfahrung als Eignung für das Amt herausgestellt hatten, treten die jungen Frauen weniger als Bewerberinnen denn als Bittstellerinnen auf, die wegen drükkender Armut den Hebammenberuf ergreifen wollen. Dieses veränderte Selbstbild der Hebamme deckt sich genau mit der Sichtweise, die von akademischen Medizinern verbreitet wurde: Der Mainzer Hebammenlehrer Weidmann selbst war als besonderer „Feind aller Accoucheusen" bekannt und zeichnete ein sehr abfälliges Bild von der dummen, ungebildeten Hebamme, die den Beruf lediglich aus der Not heraus ergreift. Das über Jahrhunderte tradierte Ideal einer Hebamme nach Soran war den jungen Hebammen nicht mehr geläufig, von dem einstigen Selbstbewußtsein und Stolz ist nichts mehr zu spüren. Sie übten ihre geburtshilfliche Tätigkeit im Sinne eines traditionalen Berufs aus, dessen oberstes Ziel der Erwerb des Lebensunterhaltes war. Die zuvor so vielfältigen nichtmedizinischen, sozialen und kirchlichen Aufgaben rückten in den Hintergrund bzw. wurden von männlichen Medizinern übernommen. Mit der Gründung der Hebammenlehranstalt ist deshalb in Mainz die Zeit der alten Empirikerin und der Amtshebamme beendet. Die Vormachtstellung in der Geburtshilfe haben von nun an studierte Mediziner inne, deren Schülerinnen einen neuen Hebammentyp verkörperten.

9.2. Schlußfolgerungen zur Geschichte der Hebamme in (Süd-) Deutschland

9.2.1. Allgemeine Entwicklungslinien

Wie ein roter Faden durchzieht das aus der Antike überlieferte Idealbild einer Geburtshelferin nach Soran aus dem 2. Jahrhundert n. Chr. die Geschichte der Amtshebamme. Während des Mittelalters wurden Sorans gynäkologische Schriften vorwiegend durch die Werke des Caelius Aurelianus und des Mustio tradiert und begegnen uns deshalb in der frühen Neuzeit wieder, z.B. als Grundlage des ersten gedruckten Hebammenlehrbuchs von Eucharius Rößlin. Hier konnte gezeigt werden, daß in Hebammenordnungen, bei Hebammenprüfungen (man denke z.B. an Ludwig von Hörnigk) und sogar in den Bewerbungsschreiben der Hebammen immer wieder die gleichen Tugenden, Charaktereigenschaften, körperlichen Erfordernisse usw. wie bei Soran aufgeführt werden. Es scheint allerdings, daß in der Hebammenausbildung an den neuen Entbindungsanstalten des 18. Jahrhunderts dieses Idealbild nicht mehr weitergegeben wurde.

Geburtshilfe im Mittelalter muß als eine solidarische Hilfeleistung innerhalb der Frauengemeinschaft[707] verstanden werden. Hebammen waren „alte Empirikerinnen", deren Wissen auf (Selbst-) Erfahrung und Tradition gründete. Die Geburt fand in der häuslichen Umgebung statt und war von zahlreichen Ritualen und abergläubischen Praktiken begleitet. Sie stellte eines der zentralen Ereignisse im Lebenszyklus der Frauengemeinschaft dar, das von obrigkeitlich-männlichen Einflüssen weitgehend unberührt blieb. Die Weitergabe dieses empirischen Wissens erfolgte ausschließlich mündlich. Schriftliche Quellen entstanden erst mit der Institutionalisierung des Hebammenamtes, als die Tätigkeit der Hebamme seit dem späten Mittelalter durch die geistliche und weltliche Obrigkeit zunehmend reglementiert und der zuvor rein geburtshilfliche Tätigkeitsbereich durch neue Aufgaben auf sozialem, kirchlichem und rechtlichem Gebiet ergänzt wurde. Die Person

707 Die an wissenssoziologischen Aspekten orientierte Einteilung von G. Böhme diente zunächst als Grundlage für eine bessere Abgrenzung der verschiedenen Phasen in der Geschichte der Hebamme und konnte im Verlauf der Untersuchung auf die allgemeine Geschichte der Geburtshilfe übertragen, dabei bestätigt und konkretisiert werden.

der alten Empirikerin, Ort und Bedeutung der Geburt blieben davon aber noch lange unberührt, doch nimmt der Einfluß männlichen Medizinalpersonals langsam zu.

Der Übergang von stillschweigender, solidarisch innerhalb der Frauengemeinschaft geleisteter Geburtshilfe zum Hebammenamt ist am besten an der erstmaligen Erwähnung von Hebammen im Zusammenhang mit der Pflicht zur Nottaufe festzumachen: Nachdem, basierend auf der Lehre des Thomas von Aquin, das Sakrament der Taufe seit dem 13. Jahrhundert als unerläßliches Mittel zur Rettung des ewigen Lebens galt, wurden zunächst allgemein Laien in der Spendung der Nottaufe unterrichtet. Nach und nach übertrug die Kirche diese Pflicht jedoch ausdrücklich den Hebammen, was als erster Schritt einer beginnenden obrigkeitlichen Einflußnahme auf diese angesehen werden kann. Die große zeitliche Diskrepanz in den Quellenbelegen - in Trier werden Hebammen schon bei einer Provinzialsynode 1310, in Mainz dagegen erst 1551 als Ausführende der Nottaufe benannt - läßt eine schon früher vollzogene Einbindung auch der Mainzer Hebammen in kirchliche Funktionen vermuten, die sich aber nicht gleichzeitig schriftlich niederschlug und deshalb heute nicht belegt werden kann. Es wird daran auch erkennbar, daß ein übermäßig starkes Interesse der Mainzer Geistlichkeit an einer Reglementierung der Hebammentätigkeit wohl nicht bestand. Dagegen strebte die kirchliche wie die weltliche Obrigkeit eine zunehmende Kontrolle des Lebens der Bevölkerung bis in sehr persönliche Bereiche an. Dazu sollten die durch Vereidigung zum „verlängerten Arm“ der beiden Obrigkeiten gemachten Hebammen dienen. Am besten wird dies deutlich am Beispiel der Verordnungen zur Einschränkung der Feierlichkeiten um die Taufe, für deren Einhaltung die Hebammen sorgen sollten. Wie oben schon erwähnt, wurde der juristische Aufgabenbereich der Hebamme seit dem 16. Jahrhundert um die Pflicht zur Anzeige unehelicher Schwangerschaft und Geburt erweitert.

In den komplizierten Prozeß des Vordringens männlicher Geburtshelfer und der Akademisierung der Geburtshilfe konnte die vorliegende Studie weiteres Licht bringen. Nach eingehender Analyse mußte dazu zunächst der Begriff des Geburtshelfers konkretisiert werden: Der akademische Geburtshelfer, der anfangs nur durch die Verabreichung von Arzneien tätig wurde oder als Ratgeber und Aufsichtsperson auftrat, muß von den praktisch eingreifenden chirurgischen Geburtshelfern, den Accoucheuren mit ihrer handwerklichen Ausbildung unterschieden werden. Die Entwicklung von der zunächst rein empirischen zur wissenschaftlichen Geburtshilfe wurde dementsprechend als Akademisierung bezeichnet: Bis in die frühe Neuzeit hinein zeigten studierte Ärzte kaum Interesse an praktischer Geburtshilfe, sondern hatten nur theoretische Kenntnisse aufgrund des Studiums antiker medizinischer Texte. Erst mit der Zunahme anatomischen Wissens seit Andreas Vesal (1543) erwachte auch auf dem Gebiet der Geburtshilfe bei ihnen ein wissenschaftliches Erkenntnisinteresse. Hinzu kamen die schrittweise Übertragung von Kontroll- und Ratgeberfunktionen durch die städtischen Obrigkeiten und die Pflicht zu Hebammenprüfungen, wodurch die studierten Mediziner sich stärker mit Geburtshilfe auseinandersetzen mußten. Die zentrale Stellung in der praktischen medizinischen Versorgung der Bevölkerung nahmen allerdings noch lange die Handwerkschirurgen, Barbiere und Bader ein. Diese wurden ursprünglich nur in seltenen und meist aussichtslosen Fällen zu Geburten hinzugezogen oder mit der Zerstückelung und Extraktion toter Kinder beauftragt. Wegen ihrer wachsenden Zahl strebten die Chirurgen aber dann nach einer Ausdehnung ihrer Tätigkeitsbereiche, wozu u.a. auch die Geburtshilfe gehörte. Erste Erfolge konnten chirurgische Geburtshelfer Ende des 17. Jahrhunderts in Frankreich verbuchen, doch gab es ihnen gegenüber noch zahlreiche Vorbehalte: Vor allem im 18. Jahrhundert wurde die Frage, ob sich für Männer die Beschäftigung mit Geburtshilfe überhaupt zieme, zum vieldiskutierten Thema. Durch die Aufgabe männlicher Medizinalpersonen, die Hebammen zu beaufsichtigen und zu examinieren, mehren sich die Neuerungen, vorwiegend mit dem Ziel einer Verbesserung der Hebammenausbildung: Seit dem 16. Jahrhundert werden zunehmend Hebammenlehrbücher verbreitet und in größeren Hospitälern vereinzelt Räume für Entbindungen eingerichtet. Besondere Bedeutung wird der Einführung der Geburtszange um 1720 beigemessen, da durch dieses Instrument das Tätigkeitsfeld männlicher Geburtshelfer von der Hilfe in verzweifelten Fällen auf die normale Geburt ausgeweitet werden konnte. Als sich in Deutschland der chirurgische Geburtshelfer im 18. Jahrhundert etabliert hatte, begannen die akademischen Ärzte, einerseits (im Zusammenhang mit aufklärerischen Bestrebungen) Maßnahmen zur Verbesserung der Ausbildung von Hebammen und Accoucheuren zu fordern und zu realisieren, andererseits aber auch selbst Ansprüche auf die Ausübung der praktischen Geburtshilfe zu erheben. Bei deren Durchsetzung spielten die seit 1728 gegründeten Hebammenlehranstalten die zentrale Rolle, nicht nur weil hier eine breitere Ausbildung von Chirurgen und studierten Ärzten in Geburtshilfe möglich wurde: Mit den Hebammenschulen tritt an die Stelle der alten Empirikerin und Amtshebamme die jüngere Hebamme, wie am Beispiel Mainz gezeigt wurde. Bereits mit dem Beginn ihrer Ausbildung hatten diese Frauen einen männlichen Geburtshelfer als Lehrer und damit als überlegene Instanz akzeptiert. Kenntnisse wurden nicht mehr lebensweltlich erworben, sondern nun wurde „unpersönliches" wissenschaftliches Wissen[708] in der Gruppe an einer Schule gelehrt. Aufgrund dieser Überlegungen konnten folgende Schlüsse gezogen werden:

1. Der Wechsel in der Person von der älteren zur jüngeren Hebamme ist als der entscheidende Wendepunkt vom Amt zum traditionalen Beruf anzusehen. Er findet im 18. Jahrhundert im Zuge der Gründung von Hebammenlehranstalten statt.
2. Der Prozeß der Akademisierung der Geburtshilfe kann damit als abgeschlossen gelten, da die studierten männlichen Medizinalpersonen definitiv die Vormachtstellung übernommen und ihr wissenschaftliches Wissen erfolgreich in die Geburtshilfe integriert haben: In Mainz ist dies besonders auffällig, da die Gründung der Hebammenschule gleichzeitig mit der Schaffung eines Universitäts-Lehrstuhls für Entbindungskunst erfolgt. An die Stelle einer „akademisierten empirischen" tritt die rein wissenschaftlich orientierte Geburtshilfe. Die Tätigkeit der Hebamme ist seither auf die normale, komplikationslose Geburt beschränkt.[709]

[708] G. Böhme, S. 45: „Das wissenschaftliche Wissen ist durch eine entscheidende Trennung von Wissen und Person gekennzeichnet. [...] Das wissenschaftliche Wissen selbst ist unpersönlich, Alter und persönliche Reife sind nicht mehr Voraussetzung für den Zugang zum Wissen."

[709] Für die zeitliche Einordnung undatierter Quellen, vor allem von Hebammenordnungen und Eiden können die hier gewonnenen Erkenntnisse von Nutzen sein: Texte, in denen die Pflicht zur Anzeige unehelicher Schwangerer erwähnt wird, können nicht aus der Zeit vor dem 16. Jahrhundert stammen; Accoucheure werden grundsätzlich in Deutschland erst ab dem 18. Jahrhundert erwähnt. Anhaltspunkte zur Datierung geben beispielsweise auch die Erwähnung von Hebammenlehrbüchern (ab dem 16. Jahrhundert) und Hebammenschulen (seit 1728). Des weiteren müssen die jeweiligen lokalen Gegebenheiten des Medizinalwesens Berücksichtigung finden.

Nicht übersehen werden darf dabei, daß es sich zwar auch, aber keineswegs nur um einen einfachen „Geschlechterkampf" zwischen Geburtshilfe leistenden Männern und Frauen handelte, da die Verhältnisse viel komplexer sind, als eine oberflächliche Betrachtung vermuten läßt. Tatsächlich sind nämlich drei verschiedene Gruppen am Entwicklungsprozeß von der empirisch-weiblichen zur wissenschaftlich-männlichen Geburtshilfe beteiligt: Die studierten Ärzte, die nichtakademischen Handwerkschirurgen und die Hebammen. Zwar beanspruchten die beiden männlichen Gruppen im Laufe des 18. Jahrhunderts immer stärker für sich die bis dahin in weiblicher Hand liegende Geburtshilfe, doch strebten die studierten Ärzte danach, auch die anderen Tätigkeitsbereiche der Handwerkschirurgen in die akademische Medizin einzugliedern. So wurde im Laufe der zweiten Hälfte des 19. Jahrhunderts die Handwerkschirurgie völlig verdrängt, während der Hebammenberuf trotz eingeschränkter Autonomie bis heute weiterexistiert. Bei näherer Betrachtung läßt sich jedoch durchaus auch eine Parallele zwischen dem Wandel in der Person der Hebamme und der Verdrängung des traditionellen Berufs der Handwerkschirurgen erkennen. Die ältere Hebamme als Empirikerin wurde im Prinzip von der jungen Berufshebamme genauso verdrängt wie der Handwerkschirurg. Hinter beiden Vorgängen stehen - direkt im Fall der Chirurgen, indirekt bei den Hebammen - akademische Mediziner. Der Prozeß der Verdrängung der alten Empirikerin vollzog sich jedoch, zumindest vom heutigen Standpunkt aus historischer Distanz gesehen unmerklicher, weil es sich nicht um die Aufhebung, sondern nur um eine Umwandlung und Eingrenzung der Hebammentätigkeit handelte. Die Eingliederung der alten Handwerkschirurgie in die Universitätsmedizin bedeutete dagegen das Ende dieses zunftmäßigen Berufs. Die akademischen Ärzte übernahmen nun selbst die Berufsbezeichnung „Chirurg" bzw. „Wundarzt", allerdings auch die Bezeichnung Geburtshelfer („Praktischer Arzt, Wundarzt und Geburtshelfer"), was den Prozeß der doppelten Verdrängung deutlich macht - jedoch mit dem Unterschied, daß der Beruf der Hebamme weiterbestand und ihr Fach nur teilweise akademisiert, das der früheren Chirurgen dagegen vollständig akademisiert und zudem sozial aufgewertet wurde. Bei den Hebammen wird der beschriebene Wandel allerdings durch die gleichbleibende Berufsbezeichnung verschleiert. Im Unterschied zu den neuen akademischen Chirurgen änderte sich bei den Geburtshelferinnen auch nicht ihre soziale Herkunft: Der neue wie der alte

„Typus“ Hebamme entstammte den unteren Schichten der Gesellschaft. In diesem Punkt war auch eine Änderung kaum möglich, denn arbeitende Frauen rekrutierten sich bis ins 20. Jahrhundert hinein vorwiegend aus den unteren Schichten. Das Ansehen der Berufshebamme war jedoch ungleich geringer als das der alten Empirikerin und Amtshebamme.

9.2.2. Hintergründe zu Widersprüchen im Bild der Hebamme

Verschiedene Erklärungsansätze zu dem ambivalenten Erscheinungsbild der Hebamme zwischen Ansehen und privilegierter Stellung auf der einen, Vorwürfen und Geringschätzung auf der anderen Seite konnten am Beispiel Mainz herausgearbeitet werden:

1. Durch die Pflicht zur Spendung der Nottaufe hatten die Hebammen im Unterschied zu den Chirurgen, die ‘nur’ die Verantwortung für das irdische Leben des Kranken trugen, zusätzlich für die Rettung des ewigen Lebens zu sorgen, das als wesentlich höheres Gut gewertet wurde.[710] Man kann sich vorstellen, daß es der kirchlichen Obrigkeit nicht leichtfiel, in der rein patriarchalisch geprägten Gesellschaft des späten Mittelalters eine so wichtige Aufgabe ausgerechnet Frauen zu übertragen. Vielleicht beruht der vergleichsweise späte Übergang von der allgemeinen Laientaufe zur ausdrücklichen Übertragung der Nottaufe an Hebammen in Mainzer kirchlichen Quellen sogar auf der Hoffnung, es ließen sich doch geeignete männliche Laien für die Nottaufe finden. Entsprechend groß war die Furcht der kirchlichen Obrigkeit vor einem Mißbrauch der Nottaufe durch die Hebamme, sei es durch verfrühte oder unnötige Spendung, aus abergläubischen Motiven oder sogar zum Schutz der Eltern vor- oder unehelich gezeugter Kinder. Die Beschwerden der Kirche über Unzulänglichkeiten bei der Durchführung der Nottaufe betreffen die Verwendung einer verkürzten, erweiterten oder völlig anderen Taufformel als der von der Kirche gelehrten, den Gebrauch einer anderen Flüssigkeit als natürliches Wasser zum Taufen sowie das zu leise oder unverständliche Aussprechen der Taufformel. Wahrscheinlich sind die aus den Ordnungen bekannten, immer wiederkehrenden Klagen der geistlichen Obrigkeit auch als bewußt eingesetzte Methode zu

[710] E. Haberling, S. 94, siehe auch oben im Kapitel zur allgemeinen Geschichte der Hebamme

werten, um die Stellung der Hebammen (in der Bevölkerung und gegenüber der Kirche!) nicht zu stark werden zu lassen.

2. Da die Hebammen in einem Bereich eine althergebrachte Vertrauensstellung hatten, der für die männlich bestimmten Obrigkeiten im Rahmen des zunehmenden Strebens nach umfassender Kontrolle der Bevölkerung von größter Bedeutung, aber nicht zugänglich war, wollten die Obrigkeiten mit der Übertragung von Amtspflichten an die Hebammen indirekt Zugriff auf die privatesten Lebensbereiche gewinnen. Die Hebammen wie auch die Bevölkerung hielten sich jedoch nicht im erhofften Maße an die obrigkeitlichen Verordnungen, wie besonders am Beispiel der Einschränkung der Tauffeierlichkeiten und der Nachlässigkeit bei der Anzeige illegitimer Geburten deutlich wurde. Anders betrachtet heißt das: die Obrigkeit konnte die Verordnungen wegen mangelnder Kooperation der Hebammen nicht durchsetzen, weil diese sich mehr ihren Klientinnen als der Obrigkeit verbunden fühlten. Es ist deshalb nicht verwunderlich, daß die Obrigkeiten mit den Hebammen unzufrieden waren. Das aus den zahlreich überlieferten weltlichen Hebammenordnungen bekannte Bild der Amtshebamme ist wohl vor allem deshalb meist sehr negativ. Die häufigsten Beschwerden betreffen mangelnde Sorgfalt im Umgang mit den Schwangeren, Unfrieden beim Umgang mit anderen Hebammen oder männlichen Medizinalpersonen, Trunksucht sowie die Verheimlichung unehelich Schwangerer. Kritisiert werden demnach sehr konkrete Handlungsweisen oder Untugenden der Geburtshelferinnen.

3. Die Kritik männlicher, vorwiegend akademischer Geburtshelfer an den Amtshebammen dürfte - wie die Auswertung der Examenszeugnisse ergab - zunächst vor allem auf den verschiedenen Wissenstypen der beiden Gruppen beruht haben: Das „Erfahrungswissen" der alten Hebammen schien den wissenschaftlich-theoretisch orientierten studierten Ärzten untergeordnet und zweitrangig. Sie hielten teilweise sogar dann hartnäckig an ihren theoretisch aufgestellten Behauptungen fest, wenn die empirischen Kenntnisse der Hebammen diese leicht widerlegen konnten, wie die Diskussion um die Nicht-Existenz des Hymen eindeutig belegt. In der zweiten Hälfte des 18. Jahrhunderts beginnen akademische Mediziner mit der Diffamierung der Hebammen wie der Handwerkschirurgen. In unzähligen Schriften stellen sie nun die (zuende gehende bzw. bereits vergangene) Zeit der Amtshebamme und überhaupt der weiblichen Geburtshilfe in den schwärzesten

Farben dar. Statt wie in den Jahrhunderten zuvor konkretes Fehlverhalten oder mangelndes theoretisches Wissen zu beklagen, zielt die Kritik der studierten Ärzte nun vorwiegend auf die Person und Herkunft der Hebammen: Armut und fehlende Bildung wird mit Dummheit und Unfähigkeit gleichgesetzt. Während das an Soran orientierte Selbstbild der Amtshebamme von Stolz und Selbstbewußtsein geprägt war, präsentieren sich die jungen Berufshebammen, die dieses Ideal nicht mehr kannten, entsprechend dem von Ärzten gezeichneten negativen Bild.

4. Der mangelnde Widerstand der Amtshebammen gegen das Vordringen männlicher Medizinalpersonen in die praktische Geburtshilfe läßt sich damit erklären, daß sie die Bedrohung durch die Accoucheure zu spät erkannten und außerdem wegen ihrer mangelnden Bildung den studierten Ärzten unterlegen waren.[711] Vor allem aber liegt die Erklärung darin, daß die der akademischen Geburtshilfe ablehnend gegenüberstehende alte Empirikerin vom neuen „Typus" der jungen Hebamme abgelöst wurde, die die wissenschaftliche Geburtshilfe und den männlichen Geburtshelfer bereits mit der Aufnahme in die Hebammenschule akzeptiert hatte und von der deshalb kein Widerstand erwartet werden konnte.

5. Das Aufgabenspektrum der Hebamme zeigt bei näherer Betrachtung in sämtlichen Bereichen ein Mißverhältnis zwischen praxisfernen Forderungen der kirchlichen wie der weltlichen Obrigkeit und den tatsächlichen praktischen Erfordernissen der Geburtshilfe, wodurch die Hebammen in Konfliktsituationen gerieten: Die von der Kirche aufgestellten Regeln für eine Nottaufe bedeuteten in der Praxis, der Gebärenden die Lage schonungslos zu verdeutlichen und ihr damit zu schaden, wodurch die Gefahr für mütterliches wie kindliches Leben noch verstärkt worden wäre. Außerdem ließ eine solch kritische Situation nicht zu, sich auf eine korrekte Ausführung der Zeremonie zu konzentrieren und dadurch viel Zeit zu verlieren. Genauso schädlich für die Schwangeren und Gebärenden waren eine Anzeige bei unehelicher Schwangerschaft oder gar die Durchführung eines folterartigen „Geniesverhörs" während der Entbindung. Schließlich sollte die Hebamme sogar die Tauffeierlichkeiten, bei denen sie eine zentrale Rolle spielte und gut verdienen konnte, nach dem Willen der Obrigkeit einschränken und überwachen - eine sehr unrealistische Forderung. Von den Hebamme gege-

[711] S. Sander, S. 49

benenfalls als Kompromiß gewählte Lösungswege wie z.B. die diskrete, für die Gebärende unauffällige Ausführung einer Nottaufe wurden von der Obrigkeit weder verstanden noch akzeptiert, der Hebamme vielmehr als Pflichtverletzung vorgehalten.

6. All ihre Amtspflichten verliehen der Hebamme Macht, nicht nur gegenüber den von ihr durch die Übertragung von Aufgaben selbst gewissermaßen „abhängig“ gewordenen Obrigkeiten, sondern auch gegenüber der Bevölkerung. Die Hebamme konnte dafür sorgen, daß ein Bürger für die Mißachtung obrigkeitlicher Verordnungen bestraft wurde. Besonders abhängig von ihrem Wohlwollen, Handeln und Urteil waren Frauen, die durch uneheliche Schwangerschaft oder vor Gericht abseits der normalen Gesellschaft standen.

7. Bei all diesen Überlegungen darf nicht vergessen werden, daß für die Menschen die geburtshilfliche Leistung der Hebamme stets im Vordergrund stand. Im Gegensatz zur zentralen Bedeutung dieses Aspektes gibt es dazu aber nur eine geringe Anzahl von Quellenbelegen, was nicht überraschen kann, weil stets hauptsächlich Konfliktfälle, Fehlschläge, Beschwerden usw. schriftlichen Niederschlag finden, nicht aber die alltägliche Normalität. Erfahrene, fähige und pflichtbewußte Hebammen wurden damals wie heute anerkannt und geschätzt.

9.3. Schluß

Am Schluß soll ein kurzer Text stehen, der ein anschauliches Bild von der früheren Stellung der Hebamme innerhalb der Gesellschaft vermittelt und an dem sich die hier gewonnenen Erkenntnisse noch einmal verdeutlichen lassen. In seinen „Kulturhistorischen Skizzen" zitiert und kommentiert Theodor Storm im Sinne eines Rückblicks in vergangene Jahrhunderte verschiedene Autoren seiner Vaterstadt Husum. Darunter findet sich folgende eindrückliche Beschreibung der Weigerung einer Hebamme, einer „unehrlichen"[712] Frau Geburtshilfe zu leisten, aus dem Ende des 17. Jahrhunderts (1687):

„»Nemlich«, sagt der Autor, »es ist bekandt, daß unser Scharfrichter hat einen Knecht, und der Knecht hat eine Frau, und der Frauen kam die Zeit, daß sie nach aller Frauen Weise in die Wochen solte. [...] Erstlich die Bademutter die zu solchem Amt expresse bestellet und von der Gemeine [sic!] ihr Jahrgehalt gehabt hat, setzet den Kopf auf und wil nicht, und weil Sie nicht wil, so wollen die andern, die dergleichen auch zu thun pflegen, auch nicht; und als Sie vorgeben [= nachgeben], sollen andere junge Frauen gedrohet haben, [für den Fall, daß die Hebammen der „unehrlichen" Frau doch Geburtshilfe leisten] keine solche [Hebamme] mehr zu fodern, noch zu leiden, daß sie an ihren Leib Hand anlege.« Selbst die ernstliche Zusprache des Rates hat hier nicht verfangen wollen; die Macht der Finsternis ist so groß gewesen, daß, was man auch gesagt und gesungen, das arme Mensch in der höchsten Not hülflos so lange hinsitzen müssen, bis sie das Kind darüber eingebüßet. Der Verfasser [= der Husumer Chronist] kann es nicht unbilligen, daß die Bademutter darüber fürerst ihr Jahrgeld quitt geworden ist [...]."[713]

Dieser kurze Abschnitt macht besonders die wechselseitigen Abhängigkeiten deutlich: In erster Linie entscheidend für die Hebamme ist der Wille und das Wohl der städtischen oder dörflichen Frauengemeinschaft, für die sie als Geburtshelferin tätig wird. Einer am Rande der Gesellschaft stehenden Schwangeren ist sie dagegen durch ihr von der Obrigkeit übertragenes Amt verpflichtet. Dem Beispiel und Vorbild der Amtshebamme folgen wiederum

[712] Zu den sogenannten „unehrlichen" Berufen zählten Henker, Scharfrichter usw. In den Stand der Unehrlichkeit kam man durch Geburt oder Heirat, aber auch durch Kontakt mit „unehrlichen" Personen, so daß diese von der Bevölkerung strikt gemieden wurden.

[713] Storm, Theodor: Kulturhistorische Skizzen. In: Theodor Storm, Sämtliche Werke (Hrsg. Peter Goldammer), 7. Aufl. Berlin/Weimar 1992, Bd. 4, S. 486f.

die anderen Frauen in ihrem Handeln. Die männliche Obrigkeit hat dabei - trotz Reglementierung der Tätigkeit der Hebamme und der Möglichkeit, sie zu bestrafen - nur sehr begrenzten Einfluß auf die Geburtshelferinnen und ist dabei auch von ihnen abhängig. Gut wird in dem Bericht die ambivalente Position der Hebamme erkennbar, die vor allem durch die Spannung zwischen den obrigkeitlichen Verpflichtungen und den Ansprüchen ihrer „Kundschaft" zustande kommt: Das Handeln der Hebamme wird vom Standpunkt der Obrigkeit und der Gebärenden aus negativ bewertet, aus der Sicht der Frauengemeinschaft erscheint es dagegen als positiv und solidarisch.

Angesichts der Vielschichtigkeit des sich wandelnden Beziehungsgeflechtes zwischen Hebammen, kirchlicher und weltlicher Obrigkeit, männlichen Geburtshelfern und Gebärenden in vormoderner Zeit sollte heute grundsätzlich von einer generellen Klassifizierung der Hebammen als „gut" oder „schlecht" Abstand genommen werden. Wahrscheinlich wird man den alten Hebammen am ehesten gerecht, indem man sie individuell oder allenfalls nach örtlichen Gegebenheiten betrachtet und sich vergegenwärtigt, daß sie im Rahmen der Möglichkeiten ihrer Zeit unter völlig anderen Voraussetzungen als heute einer sehr verantwortungsvollen Tätigkeit nachkommen mußten, die sich mit heutigen Maßstäben nicht angemessen bewerten läßt.

Anhang

1. Zeittafel „Hebammen in Mainz“

Die Zeit vor 1647:

ab 1233	Laientaufe
1307	Grabstein der jüdischen Hebamme „Frau Hanna, Tochter des Mardochai“
1550	erster Eintrag der Annahme einer Hebamme
1551	Unterrichtung von Hebammen über Nottaufe
ab 1581	vier Stadthebammen
seit 1588	Examinierung (wahrscheinlich von Doktoren der Medizinischen Fakultät)
1615	Examinierung über Nottaufe, Einschränkung der Kindbettfeierlichkeiten
1599-1647[1]	Instructio und Iuramentum obstetricum

1647-1673: Johann-Philipp von Schönborn

1648	Anzeige unehelicher Kinder, Verheimlichung durch Hebammen, heimliche Bestattungen
1652, 1659	Einschränkung der Tauffeierlichkeiten
1654	erster überlieferter Text eines Hebammeneides
1656	Hebammenexamen nach der „Politia medica“ des Ludwig von Hörnigk
1657	Klage gegen zwei unvereidigte Hebammen
1658	Streitfall Dr. Hohenstadt - Hebamme Maria Kobald
1658	Bekämpfung der Illegitimität
1662	Klage sämtlicher Mainzer Stadthebammen gegen die unvereidigte „Soldatenamme“
1663	Verbot des „Gebrauchs“ der „Soldatenamme“
1663/64	Anzeige der Illegitimität nicht mehr an die geistliche, sondern an die weltliche Obrigkeit
1668	Anzeige einer heimlichen unehelichen Geburt durch die Hebamme Faistin
1670	Mainzer Kirchenordnung: Kapitel über Hebammen
1671	Rituale Moguntinum

[1] Zwischen 1599 und 1647 entstanden

1681	Wiederholung der Pflicht zur Anzeige der Illegitimität
1681	Annahme der „Soldatenamme", die über 20 Jahre unvereidigt war, zur Stadthebamme
1729/30	sieben Stadthebammen

1743-1763: Friedrich-Karl von Ostein

1746	Pläne des Physicus Gitsched zur Anschaffung eines Hebammenlehrbuches
1746	Dörfer und Städte des Kurstaates sollen mit „tüchtigen und approbierten" Hebammen versehen werden
1747	Schenkung von anatomischen und chirurgischen Instrumenten an die Medizinische Fakultät, darunter „zum Accouchement" gehörige.
1748	Hebammenlehrbuch Johann van Hoorns
1749-88	Eid und „Instruction und Obliegenheit für eine Hebamme": Anzeige unehelich Schwangerer, Verbot des „Anlockens" derselben, „Geniessverhör"
1754	Vereidigung Mentzlers zum ersten Stadtaccoucheur

1763-1774: Emmerich-Josef von Breidbach-Bürresheim

1764	Anzeige unehelicher Kinder und Schwangerschaften zur Verhütung des Kindsmords
1769	Annahme von J.A. Dupuis zum Nachfolger Mentzlers
1772-1784	Hebammenunterricht durch Dupuis
1772	Aufruf an alle Gemeinden zu Berichten über den Zustand des Hebammenwesens

1774-1802: Friedrich Karl Josef von Erthal

8.4.1783	Anzeige unehelicher Schwangerschaften, Gutachtenfunktion der Hebamme, Selbstanzeige der Schwangeren
1784	J.P. Weidmann wird Inhaber eines neuen Lehrstuhls für Chirurgie und Entbindungskunst
15.1.1784	Verbesserung des Medizinalwesens: Gutachten (Gehälter verbessern)
9.2.1784	Taxordnung
15.4.1784	Verheimlichung/Anzeige unehelicher Schwangerschaften

7.6.1784	Einrichtung der Hebammenlehranstalt, Meldung unehelich Schwangerer, Einweisungspflicht für Hebammen
18.6.1784	Privilegien für Hebammen: Befreiung des ältesten Sohnes von den Milizendiensten
6.7.1784	Besoldung
23.7.1784	Chirurgen müssen zu schweren Operationen, darunter Kaiserschnitte, den Physicus hinzuziehen
27.8.1784	Instrumente, u.a. „Zum Gebrauch der Hebammen“
7.9.1784	Hebammenlehranstalt: Pläne zur Unterbringung und Entbindung unehelich Schwangerer, Besserungsmaßnahmen, Wiedereingliederung
21.10.1784	Besoldung; Anmeldung der Hebammen zur Ausbildung in der Hebammenlehranstalt
1785	Eid des Stadtaccoucheurs, Vereidigung dreier Accoucheure
21.1.1785	Accouchierstühle und Instrumente
14.2.1785	Besoldung
15.2.1785	Anstellung nur in Geburtshilfe unterrichteter Physici und Chirurgen
19.2.1785	Verzeichnisse der unglücklichen Geburten, der Hebammen und geburtshilflich tätigen Chirurgen
22.2.1785	Accouchierstühle, Instrumente und Unterrichtsbuch
24.2.1785	Privilegien (Personalfreiheit für Ehemänner)
19.3.1785	Privilegien (für Ehemänner)
21.3.1785	Privilegien: Befreiung der Ehemänner von "Chaussée-Frohnden"
13.6.1785	Abholung der Accouchierstühle
13.7.1785	Unterrichts- und Examenskosten, an Weidmann zu zahlen
19.7.1785	Hebammen mit schlechtem Zeugnis
2.2.1786	"Sustentationsgelder" für Hebammen, die in der Hebammenschule in der Lehre sind
17.7.1786	Abholung der Accouchierstühle und Instrumente
17.1.1787	Accouchements-Verordnung
nach 1788	„Instuction, und Obliegenheit einer Hebamme dahier und auf dem Land“
3.8.1789	Privilegien: Kopf-und Personalfreiheit

Die „Franzosenzeit"

1792	Annahme von M. Horn und J.B. Fischer zu Stadtaccoucheuren
9.1.1807	Berichte über den Zustand des Hebammen- und Accoucheurswesen
1807	Weidmanns „Entwurf der Geburtshilfe [...]" abgelehnt
1808	Beratungen in Aschaffenburg über Einführung eines neuen Hebammenlehrbuches für den Kurstaat
21.Sept.1808	Medizinaltaxordnung

2. Überblick über die Mainzer Amtshebammen von 1550-1788

vereidigt	*Name der Hebamme*	*Alter*	*Kinder*	*Beruf des Ehemanns*	*Verwandtschaft zu anderen Hebammen*	*Ausbildung/bisherige Tätigkeit*	*Sonstiges*
1550	Else			Leiendecker			
1550	Margreth Christoffel			Kammerschuhmacher			
27.6.1581	Maria Wenzen						
27.6.1581	Otilia (Wolff)...; Witwe						
27.6.1581	Anna Mechel						
27.6.1581	Anna Faust				Mutter der Magdalena Niederstaffel, die angab:"Ahnfräwlein, Fräwlein und Mutter"waren Hebammen		
27.2.1588	Elisabeth Dandin/Dauthin			"teutscher Schulhalter"			
26.1.1593	Anna						
26.1.1593	Bela Bauer						
26.1.1593	Anna ...pach						
17.6.1594	Sibilla Heldenbrandtin						
Dez.1600	Margaretha Joachim			Kürschner			
30.3.1601	Anna Lieburger					bei Bela ausgebildet	
1601	... Fischer						
25.7.1605	Elisabeth Rüpel			Bender		vorher in Bosenheim tätig	
29.8.1637	Elisabetha Golnerin						
vor 1656	... Zoller, Witwe			Kannengießer			
vor 1656	... Laister, Witwe						
9.3.1656	Maria Kobald	53	3(5)	Leutnant/Offizier	Mutter der M.B. Franzin	3 Jahre in Heidesheim	1658 von Dr. Hohenstadt angeklagt
1.6.1656	Agnes Anthonin, geb.Becker auch:"H.im Kirschgarten","die Schreinerin"	48	7(11)	Stadtschreiner (Meister)	Mutter der B. Müllerin	"geraume Jahr" bei anderen H.	
März 1659	Barbara Müllerin	53		Weinschröter	Tochter der Agnes Anthon		Schild vor Annahme ausgehängt
vor 1662	Margaretha Kreberin (Gräberin?)			(Schuhmacher)			1659 Bitte um Freiheiten
vor 1663	Anna Winklerin			Koch			
3.10.1663	Magdalena Aetzumb	40	8			8 Jahre bei Anna Winkler, 50 Entbindungen	
28.11.1663	Maria Fürsten/Försterin				Tochter einer H.	für 18 Jahre H. in Weisenau	"Verhaltenszeugnis"
18.11.1665	Anna Margaretha Faistin		11	Pedell(-i Consistorii)	Schwester (M.Kräberin?), Mutter, Ahn und Urahn waren H.		zeigt 1668 ein uneheliches Kind an
Jan. 1672	Elisabeth Bredinin			Schulmeister	Tochter einer H.	viele Geburten geleitet in Andernach, Kostheim, Hechtsheim und bei Adligen	
14.6.1673	Barbara Catharina Schmittin					war in Würzburg u. Bruchsal tätig	
6.2.1675	Anna Catharina Kretzingerin "Hebamme aus Eltvill"			Schneider		4 Jahre in Eltville tätig, 300 Ebdg.	Verhaltenszeugnis des Schultheißen von Eltville
Febr.1678	Maria Barbara Franzin				Tochter der M. Kobald	seit 12 Jahren mit Mutter tätig	
24.4.1681	Anna Elisabeth Bauerin			Zimmermann		85 Entbindungen	
Sept.1688	Anna Catharina Erdmännin (aus Rotbach bei Straßburg)						
Sept.1699	Maria Ursula Ehrlichin, Witwe	53				aus Paderborn, 30 Entbdg.	hat "vielen Krancken gewartet"
Sept.1699	Anna Catharina Schellin "Hebamme zu Eltvill"	52				2 Jahre in Eltville, ~100 Entbdg.	
11.3.1701	Anna Wendlerin/Mändlerin				Tochter der M.S. Hammelin		
28.6.1706	Gertraut Wickertin			Zimmermann, Soldat			
1715	Anna Magdalena Altgräberin	48		Sackträger		seit 8 Jahren tätig, 50 Entbdg.	
23.7.1720	Anna Rosina Dühnin/Diehnin "Wiener Amme"						1731 Streit mit H. Hammelin 1737/38 Bitte um jährl. Gehalt
1722	Maria Sophia Hammelin		14	Krämer	Tochter der Anna Mändlerin		
vor 1723	Anna Hepp						
11.5.1724	Maria Magdalena Petri	63	8	Kärcher (=Fuhrmann)		10 J. in Hernsheim, 6 J. in Oppenheim	
28.3.1725	Anna Maria Martin	52	10			6 J. in Hechtsheim	
22.4.1729	Margaretha Rudolfin	50	3	"Beysezer" und Tagelöhner		ausgebildet von A. Hepp und Anna Catharina, seit 10 J. Hebamme	Verzeichnis der "Standspersonen", die bei ihr entbunden haben
22.4.1729	Margaretha Prößlin/Breltz (von Broel abgewandelt)		10	Schuster	Mutter der Chr. Betzweilerin und der A. Arnoldin		wird 1757 von der Med.Fac. als "famosissimae per 30 annos" bezeichnet
7.9.1739	Catharina Meyerin						
7.9.1739	Anna Maria Wagnerin				Mutter der Th. Flachin		
7.9.1739	Anna Maria Dörrin	48	15			seit 7 Jahren v.a. mit A.M. Martin tätig	
18.12.1749	Maria Elisabetha Seitz	50	16	Schuster		ausgebildet von M. Wagnerin, 203 Entbdg.	
18.12.1749	Dorothea Rudolphin	43	6	Musicus	Schwiegertochter der Marg. Rudolfin, 135 Entbindungen		Mehrere Schwangere baten den Rat, die H. einzustellen
20.1.1757	Christina Betzweilerin	50	10	Schuster	Tochter der Marg. Breltz	seit 9 J. tätig, 600 Entbdg.	hat 1790 "den Schild wegen Alterthum beigezogen"
18.9.1764	Amalia Arnoldin	44	9	"nauta" (Schiffer,Matrose, Kaufmann)	Tochter der M. Breltz, Schwester der C. Betzweilerin		
23.11.1765	Theresia Flachin	30	6	Schuhmachermeister	Tochter der A.M.Wagnerin	13 Jahre mit Mutter tätig, 194 Ebg.	
20.1.1773	Sibilla Müllerin	39					
6.3.1773	Catharina Juliana Miltenberger	39		"Beysaß" und Gärtner			
11.8.1773	Maria Elisabeth Kaysserin						
4.1.1777	Maria Joh. Agnes Zeitlerin	41					
29.10.1782	Margaretha Hochin			Faßbender			
30.8.1783	Anna Maria Hammelin	47					1784 "interimistische"Anstellung im Oberamt Höchst
19.7.1786	Anna Maria Öhlin		4	Faßbender, Taglöhner		2 J. Ausbildung bei Weidmann	
2.7.1788	Philippina Nicolain, Witwe	29	3	Schuhmacher		17 Monate Ausb. bei Weidmann	

* Prot.Vic.Mog.(1664-66),fol.173
H. = Hebamme(n)

3. Geographische Übersichten über den Mainzer Kurstaat und das Erzbistum Mainz

3.1. Das Kurfürstentum Mainz im 18. Jahrhundert[2]

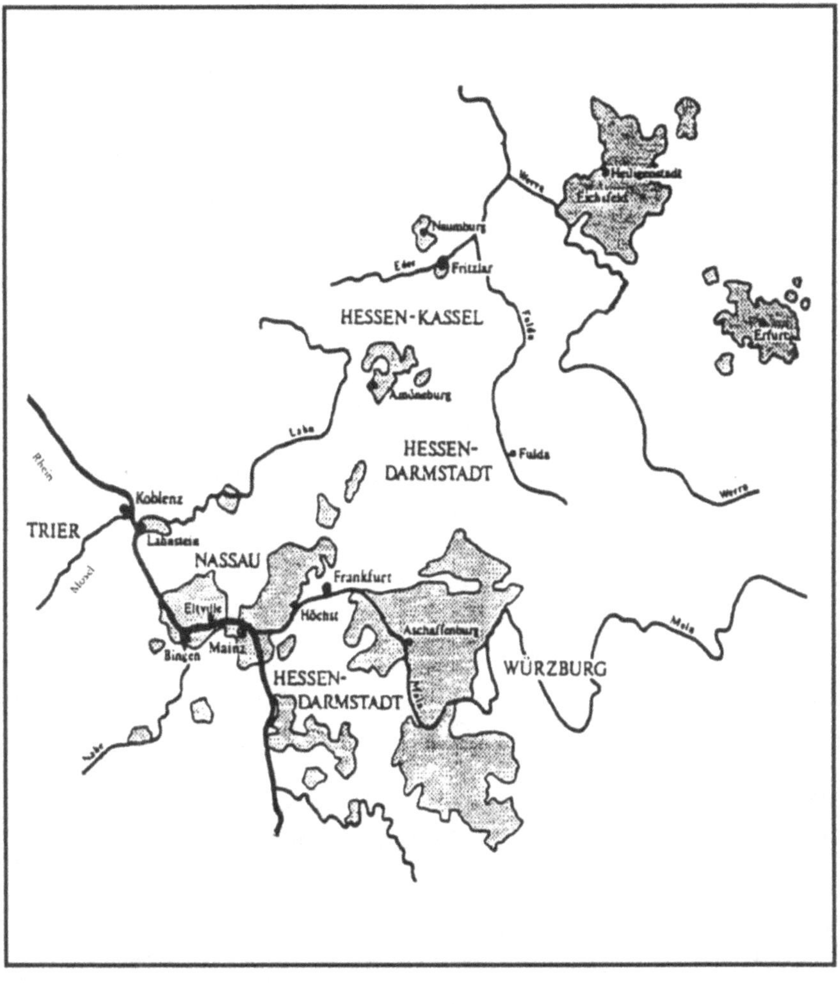

2 T.C.W. Blanning, S.X

3.2. Das Erzbistum Mainz und seine Suffraganbistümer im Spätmittelalter:[3]

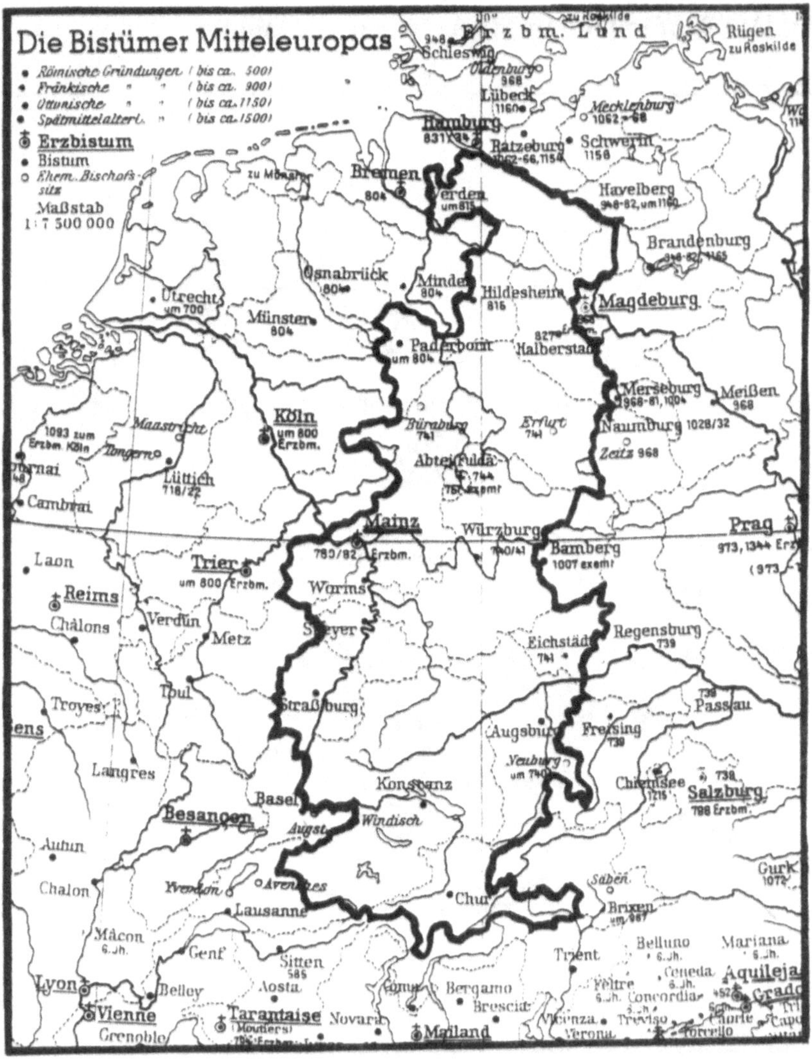

---

[3] aus Westermanns Atlas zur Weltgeschichte (Hrsg. H.E. Stier u.a.), Braunschweig 1956, S.88f.

4. Die „Politia medica“ Ludwig von Hörnigks: Ausführlicher Titel und Kapitel XV „Von den Hebammen oder Wehemüttern“

„Politia medica oder Beschreibung dessen was die Medici, sowohl ins gemein als auch verordnete Hof- Statt- Hospital- und Pest-Medici, Apotheker, Materialisten, Wundärzt, Barbierer, Feldtscherer, Oculisten, Bruch- und Steinschneider, Zuckerbecker, Krämer und Bader, Dessgleichen Die obriste geschwohrne Frawen, Hebammen, Unterfrawen und Krankenpflegern, Wie nicht weniger Allerhandt unbefugte betriegliche und angemaste Aerzte, darunter *Alte* Weiber, *Beutelschneider*, *Crystallenseher*, *Dorffgeistliche*, *Einsiedler*, *Fallimentirer*, *Gauckler*, *Harnpropheten*, *Juden*, *Kälberärzt*, *Landstreicher*, *Marckschreyer*, *Nachrichter*, *Ofenschwärmer*, *Pseudo-Paracelsisten*, *Quacksalber*, *Rattenfänger*, *Segensprecher*, *Teufelsbander*, *Unholden*, *Waltheinzen*, *Ziegeuner* etc. So dann endlichen: Die Patienten oder Krancke selbsten zu thun, und was allerseits hierunter in Obacht zu nehmen, Allen Herrn-Höfen, Republicken, und Gemeinden zu sonderbahrem Nutzen und guten Auss Geist- und Weltlichen Rechten, Polizey-Ordnungen und andern bewehrten Schriften zusammen getragen, Durch Dr. L. v. H.“[4]

[4] Voller Titel der „Politia medica“, Frankfurt am Main 1638, von Ludwig von Hörnigk.

Titulus XV.
Von den Hebammen oder Wehemuettern.

§.1. So es sich begibt daß einer Hebammen mangel ist vnnd eine andere angenommen werden soll/ so sollen die aeltesten Ammen solches fuer ihre Obristinne anbringen/ vnnd so sie eine andere wissen/ die selbige anzeigen/ welche als dann folgends durch diese der Obrigkeit fuer gebracht werden solle. a]

a] D. Adamus Lonicerus Physicus Reip. Francof. Ordinarius in seiner Reformation oder Ordnung fuer die Hebammen/ so im Jahr 1573. auß gangen/ c.4. D.David Herlic. in seinem newen Frawenzimmer am 26.c. Der Nam Hebamme vnnd Wehemutter wird solchen Weibern I. darumb gegeben/ weiln sie der Geburt erste natuerliche Helfferin vnd Erhalterin nach der rechten Mutter seyndt/ vnd den Schwangern oder Gebaehrenden in ihrer Noth vnd Weh/ trewen Mutterlichen Beystand leisten sollen. 2. Weiln sie das Kindlein auß Mutterleib bringen helffen/ vnnd es heben vnd legen mussen wie eine recht Mutter/ vnd in dem fleissig zubedencken haben/ daß eine gebaehrende Frau/ wie Arm/ Krank/ Veracht/ oder verlassen sie immer vor der Welt ist/ dannoch als eine Christin/ Gottes liebe Tochter/ vnd ihre Kindlein Gottes edel Geschoepf sey/ wie Caspar Huberinus in seiner Hebammen predig (sic!) meldet.

§.2. Als dann sollen die Ammen bey ihren Eydtspflichten zum hoechsten durch die Obrigkeit ermahnet werden/ daß sie deß wandels halben fleissige Nachforschung haben/ darnach sie vor die verordnete Matronen bescheyden/ vnd daselbst von allen nothwendigen stuecken befragen. a]

a] D. Ad. Lonicerus ibid. Den Wandel/ Leib vnnd Tugende betreffend/ soll diejenige/ welche zu einer Ammen auffgenommen wird/ eine Ehrbare/ Gottsfoerchtige Fraw/ auch eines ehrlichen Lebens/ guter Sitten vnd Geberden/ Nuechtern/ erbarer Gestalt von Angesicht/ gliedmaessiges Leibs vnd gerader Gelencker Haende (ohne Ring an den Fingern) seyn/ damit sie fertig vnd geschicklich mit der Mutter vnnd Geburt vmbgehen moege. Derohalben dann nicht Haessig/ Neydisch/ Zaenckisch/ Frech/ Hoffertig/ Trutzig/ Bollerisch oder Murrisch in Worten/ sondern Freundlich/ Sanfftmuethig/ auch vnvergessen/ gehertze vnd kurtzweiliges Gespraechs seyn/ dz [=daß] sie den verzagten vnd kleinmuettigen nach Nothturfft zureden/ sie lustig vnd gehertzt zur Arbeit machen/ vnnd im fall der Noth troesten moege. Ferner/ soll sie auch selbst in der Ehe gewesen od noch seyn/ Kinder geboren/ (wie Plato in seinen Statuten vnd Gesetzen recht vnd wohl gewolt) ein zeitlang zu andern Ammen sich gehalten haben/ damit sie in allen Zufaellen so sich bey den Gebaehrenden zutragen moegen/ guten bericht vnd Erfahrung habe vnnd in gefaehrlichen Faellen schnellen Rath zugeben wisse. D. Ad. Lonicerus ibid.

c.1. D. David Herlicius in seinem Newen Frawenzimmer am 26.cap.

§. 3. Solche Befragung aber soll die Gelehrte lesen was Tholosanus l.14. de Rep.c.2. hievon schreiben da er ein eigen schoen Capitul von den Hebammen hat/ ehe die Person/ so sich fuer eine Hebammen gebrauchen oder befragen lassen will/ den Eydt schweret/ durch die Geschworene Ammen/ in beysein eines oder mehr Doctorn der Artzney/ a wie nicht weniger der zugegebenen ehrbaren verstaendigen Frawen vnnd Obristinnen/ von allen Puncten vnd Stuecken so einer rechten Ammen zu wissen vonnoethen auffs fleissigste geschehen/ b auch darauff nach vorhergangenem Angeloben daß sie auff alle Fragen vnd anders nicht als ihr bewust vnd sie thun soll/ Antworten wolle/ richtiger Bescheidt vnd Antwort gegeben werden.

a] Damit es die Weiber zu ihrem selbst eygenen vnglimpff nicht allein zuthun/ oder die so sich examinieren lassen soll einiger Partheyligkeit sich zubeklagen haben moege. An etlichen orthen werden sie nicht durch Weiber/ sondern durch etliche Doctores examinieret in beysein etlicher erbarer Matronen wie D.Dauid Herlicius in seinem Newen Frawenzimmer am 25.c. bezeugt. b] Ob sie getrawe mit Gottes huelffe solches Ampt nach nothurfft zuversehen/ vnd in solchen faellen/ so sich bey den Gebaerenden zutragen moegen/ guten Rath vnd Huelffe zuthun/ auch die Kindtbetterin sampt dem Kind nothuerfftiglich zuversorgen vnd zuverwahren wisse? Durch welche Amme sie unterrichtet worden sey? Wie lang? Ob sie schon Kinder in Kindes Noethen von Mutterleib bringen helffen? Wieviel? Wo? Wieviel todte darunter gewesen? Worbey sie/ daß eine Fraw schwanger sey erkennen wolle? Wie die Frucht in Mutterleib sich jederzeit halte? Wie sie lige? Wie sie Monatlich zunehme? Wie die natuerliche Wehen in der Geburt sich erwann verhielten vnd gelegt hetten/ wie sie den Gebaerenden dieselbe widerbringen vnd erwecken/ hingegen aber die wilde Wehen stillen wolte? Wie die rechte zeit der Geburt zu prueffen vnd zu erkennen? Wie sie die Gebaehrende recht legen/ fuer deroselben sitzen/ vnd was sie fuer Bereitschafft bey der Hand haben solle/ damit alles der Gebuehr richtig hergehe/ vnd nichts gesaeumet werde? Wie sie die Weiber so darbeyseynd/ zur huelff verordnen vnd anstellen wolle? Welcher gestalt daß Kind natuerlicher weise sich zur Geburt schicken vnnd erzeigen solle? Wie sie das Kind empfahen/ abloesen vnd den Nabel versorgen wolle? Wie sie die Nachgeburt oder Buerde von der Mutter außfuehren/ vnnd folgend die Kindtbetterin versehen wolle? Wie sie sich verhalten wolle/ wann daß Kind schwach vnd halb todt were/ oder sonsten den Athem nicht wohl hette? Was sie thun wolle wann das Kind widersinnig zu der Geburt kompt/ als so es mit den Fuessen herfuer kompt/ oder mit einem Fueßlein allein kompt/ vnnd das ander hinder sich gebogen liegt? Wie das vberzwerg oder vber ein seit liegende Kind zu wenden? Wie ein Kind so mit den Knien kompt vnd die Fueß hinder sich gebogen hat zu wenden? Was zuthun so es mit dem Kopff kompt vnd ein Aermlein darneben mit herauß streckt? So beyde Arm neben dem Koepfflein sich heraußstrecken? So es mit dem Hindern fuer die Geburt kompt? So es mit gebogenem Nacken sich zur Geburt erzeiget/ Haend vnd fueß vber sich kehrend? So es mit Haenden vnd Fueßen zusammen gebogen zugleich zur Geburt kompt? So es mit der Brust vnd dem Baeuchlein fuer die Geburt kompt/ Haend vnd Fuesse hinder sich kehrendt. So Zwilling vorhanden vnd beyde zugleich mit den Fuessen sich zugleich erzeigen? So die Geburt nicht fortwill/ die deroselben Hindernus zubenehmen? Worbey zuerkennen/ ob die Frucht in Mutterleib todt sey/ vnnd nicht fortwill? Wie der Stuhl so die Ammen bey den Gebaehrenden zugebrauchen pflegen/ zugebrauchen sey? In was Fall er zugebrauchen? D. Adam. Lonicerus in seiner Hebammen Reformation/ c.5. Wie das Bett/ so etlichen Gebaehrenden annehmlicher als der Stuhl/ zu gebrauchen? In was Fall? Ob der Stuhl oder das Bett zum Gebaehren dienlicher/ vnnd was fuer Unterscheid hierinnen zu mercken? Was sie thun wolle/ wann ein Kind mit dem Kopff voran/ aber mit einem sehr gebogenem krummen Halß kame? So es mit den Fuessen zu erst keme/ beyde Haende vber den Kopff hinauß streckend? So es mit den Fuessen einstuende/ vnd beyde Bein eingebogen hette? Was sie thun wolle/ wann ein Zwilling in Mutterleib lebendig/ der ander aber todt? Worbey sie einen solchen Zustandt erkennen wolle? Wie sie sich bey Mißgeburten verhalten wolle? Wie sie sich bey vnehelicher Kinder Geburt zu verhalten? Wie sie sich zuerzeigen/ wann ein Kind auß Mutterleib mit Stueckern gethan seyn will? So der Leib vmb die Frucht zu salvieren auffgeschnitten werden soll/ vnd die Mutter noch starck ist? Was zu thun so sie schwach ist? Was zu thun wann sie todt/etc.

§. 4. So nun auff die Fragen nach Genuegen geantwortet worden/ vnd die Befragte ihres Wandels/ ehrbaren Lebens/ guter Sitten/ gestalt deß Leibs vnnd anderer Geschicklichkeit halben/ durch die Befragende vnd vbrige darzu Verordnete/ zu solchem fuernehmen Ampt tuechtig erkennet wird/ sollen die Ammen solches der Obrigkeit der gebuehr nach zuwissen thun/ vnd begehren/ daß sie angenommen werde/ vnnd den Hebammen Eyd schwehren moege. a]

a] D. Adam. Lonicerus in seiner Hebammen Reformation/ c.5. Hiehero gehoeret auch/ daß die Hebamm gesundes Leibs/ vnnd mit keiner abschewligen Plage/ als hinfallenden Sucht/ Franzosen/ Erbgrind/ Außsatz/ vnd dergleichen behafftet sey.

§. 5. Solcher Eyd soll aber dahin gehen vnnd zielen/ daß sie zu Gott dem Allmaechtigen schwehre/ ihrem Ampt in allen dingen zum trewlichsten nachzukommen. a]

a] D. Adam. Lonicerus/ ibid.

§. 6. Jedermaenniglichen/ wes Standts oder Vermoegens er sey/ auff Erfordern willig zu seyn/ vnd moeglichen Fleiß vnnd Trew zu beweisen. a]

a] D. Adam. Lonicerus/ ibid. c.6. Derowegen soll sie von andern Geschaefften vnd Sorgen frey seyn/ damit sie desto besser vnd fleissiger ihrem Beruff nachkommen moege. Sie soll sich auch allezeit anheimbs vnd bey Hauß finden lassen/ vnd ob es sich begebe/ daß sie zu einer Gebaerenden erfordert/ oder sonsten an Oertern etwas zu thun vnd zu schaffen haben wuerde/ soll sie allezeit hinder ir bey Hauß Bescheid lassen/ wo sie zu finden sey. D.David Herlicius in seinem Newen Frawenzimmer am 26.c. Zu welchem Ende/ vnd damit sie desto leichter zu finden/ es in den Reichsstaetten ein guter Brauch ist/ daß die Hebammen gemahlte Taefflein an ihren Haeusern vnd Wohnungen haben/ darauff ihre Nahmen geschrieben.

§. 7. Keine Fraw muthwillig zuversaumen oder zuverwahrlosen. a]

a] D. Adam. Lonicerus/ ibid.

§. 8. So die Zeit der Geburt vorhanden/ der Handel aber langsam hergienge/ dannoch willig darbey zu seyn/ vnd die gebaehrende Fraw zur Arbeit nicht vnnoethiglich tringen (sic!). a]

a] Dann daß den Gebaehrenden grosser Schade zugefueget werde/ wann die Ammen vnwillig seynd/ der Verweilung halben Verdruß schoepffen/ gern bald hinweg weren/ vnd deßwegen die Fraw vor rechter Zeit zum Arbeiten zuviel noetigen/ bezeuget die Erfahrung genugsam.

§. 9. Zu Verderbung einiger Frucht sich mit nichten gebrauchen zulassen. a]

a] D. Adam. Lonicerus/ ibid.

§. 10. Jede Bastart Geburt der Obrigkeit so bald zuvermelden vnd anzubringen. a]

a] D. Adam. Lonicerus/ ibid.

§. 11. Mit den vbrigen Hebammen/ so viel an ihr ist/ friedlich zu leben. a]

a] D. Adam. Lonicerus/ c.2.

§. 12. Von ihren Kindbetterinnen nicht ehe gaentzlich ausser zubleiben/ es were dann dieselbe widerumb wohlauff/ vnnd hetten fernerer besuchens der Ammen nicht vonnoethen. a]

a] Ohneracht ihr die Recompens/ wie manchmahl geschickt/ gleich anfangs/ oder doch sonst bey zeiten geben wuerde.

§. 13. Daß Fluchens/ Schwerens/ grober Zotten/ leichtfertiger Reden/ vbrigen Weintrinckens vnd Schwetzens/ etc. sich gaentzlich zuenthalten. a]

a] Diesen Suenden vnd Vntugenden seynd sonst viel Hebammen ergeben/ soll aber von ihnen durchauß nicht gelitten werden/ weiln sie beydes der Mutter vnd dem Kindt grosses Vnglueck auff den Halß laden kan/ wie leyder taeglich fuer Augen kompt/ bevorab wann sie als eine nasse Schwester/ manchmahl in einer Nacht 3. oder 4. Zancksuppen oder Zanckkaes (wie man zu Franckfurt redet) verzechen hilfft/ vnd ihr darbey so viel raeuschlein saeufft/ biß endlich ein guter Rausch darauß wird.

§. 14. Wann sie zu einer gebaehrenden Frawen erfordert wird/ alle Gelegenheit/ ob es nemblich die rechte zeit zu gebaehren sey oder nicht/ oder ob Ursachen halber die Geburt vor der gebuehrlichen Zeit sich ergebe/ vnd zur Welt eyle/ fleissig zuvor zuerforschen/ vnd in acht zunehmen. a]

a] Dann es kan nicht allwegen eine Fraw so eygentlich vnd gewiß die Stunde oder auch den Tag wissen/ dieweiln offt eine eher oder langsamer (ob sie schon zu gleicher Zeit empfangen haben) als die andere zugebaehren pfleget. D. Lonicerus in seiner Hebammen Reformation/ c.8. Zu vnd beneben dem manche eine gantz schnelle vnd leichte/ manche eine gar langsame vnd schwehre Geburt hat/ so kommen offt Kindeswehe/ ehe dann es zeit/ welche sich aber widerumb daß die Frawe noch in etlichen Wochen nicht zur Geburt kompt.

§. 15. In allen Faellen bedachtsam vnd vnverdrossen zu seyn/ auch von der Frawen darzu sie beruffen/ nicht leichtlich abzuweichen. a]

a] Es sey dann / daß sie aller Gelegenheit nach/ genugsame Anzeigung loengern Verzugs habe. D. Adam. Lonicerus/ ibid.

§. 16. Der gebaehrenden Frawen Natur vnd Weise/ ob sie nemblich bloede/ kleinmuethig vnd verzagt/ oder aber halßstarrig/ widerspenstig/ vnd muthwillig sey/ wohl zu mercken/ vnnd auff gebenden Fall oder gestalten Sachen nach/ sie troestlich/ freundlich/ oder mit etwas harten Worten anzureden/ alles zu dem Ende/ damit die Geburt gluecklich abgehe. a]

a] Dann viel foerchten/ es geschehe ihnen zu wehe/ viel hindern sich vnd die Geburt selbst muthwillig/ fluchen vnd laestern/ ohneracht sie schon da in Gottes Gewalt liegen/ vnd alsdann muß eine Amme ihre Hertzhafftigkeit sehen lassen. So viel zwar das Troesten anlangt/ soll sie die Geboehrende troestlich vermahnen/ fuer eine sonderliche Gnade Gottes zuerkennen/ daß sie Gott mit der Fruchtbarkeit gesegnet/ vnd schwanger lassen werden/ vnd derowegen viel mehr Gott darfuer zu dancken schuldig sey/ vnnd sich von hertzen zuerfrewen habe/ daß er sie wuerdig geachtet der Verheissung vnd Segens Gottes theilhafftig zu werden/ nach dem 28. Verf. deß I. Cap. Geneseos. Zum andern/ sie erinnern/ daß sie deß Schmertzens halben nicht zuerschrecken habe/ dann ja die Geburt ohne Schmertzen nicht gar abgehen koenne/ weiln solches auch jeder Frawen von Gott aufferleget/ vnd sie dahero solchen Willen Gottes gern tragen vnd gehorsam seyn solle/ hervorab/ weiln sie sich deß Segens vnd Verheissung darbey zugetroesten/ nemblich daß Gott sie nicht verderben/ sondern ihr beystehen/ gnaedige Huelffe erzeigen/ vnnd widerumb erfrewen/ das ist: ihr eine lebendige Frucht durch solchen Schmertzen zur Welt zubringen/ goennen solle/ welche sie mit froelichem Anblick ansehen werde. Drittens ihr zu Gemueth fuehren/ daß Kinderzeugen ihr Beruff vnnd Ampt sey/ in welchem sie Gott den froesten Gehorsam vnd Gefallen erweise/ so sie mit Christlichem Gemueth vnd Hertzen gedultig vnd willig sich zu solchen Sachen schicket/ vnd an ihm mit festem Glauben vnd Bestandnuß beharret: Ja/ ihre Frewde werde hernach deß Newgebornen Kindleins halben/ so ein Schatz vnd Kleynod vber alles Gold/ Silber vnd Edelgestein ist/ desto groesser seyn/ zugeschweigen/ daß sie es nicht fuer eine geringe Ehr zu achten/ daß sie fruchtbar ist/ sintemahl die Unfruchtbarkeit bey allen Voelckern biß dahero eine Verachtung gehalten worden. So viel das hart Anreden betrifft/ soll solches gleichwohl auch mit manier geschehen/ vnnd ihr wohl zu Hertzen gezogen werden I. Daß sie mit ihrer Ungeduldt nicht das geringste nutze/ ja/ 2. Vielmehr schade/ in dem sie Gott erzuerne/ 3. Die Beywesenden gantz verdrossen mache/ 4. Sich lang auffhalte/ etc.

§. 17. Wann die Geburt gluecklich abgangen/ vnnd die Mutter ohne Gefahr deroselben entbunden/ beydes daß Kind/ wie sichs gebuehrt/ mit dem Nabel einwickeln vnd zuenglein abloesen (so nit mit den scharpffen Naegeln gewaltsamer weise geschehen soll) wohl zuversehen/ so dann auch die Mutter wohl zuverwahren vnd zuversorgen/ vnnd dahin zutrachten/ daß die Nachgeburt vnd Buerde von ihr komme/ vnd ihr in das Bett geholffen werde. a]

a] Speyer. Apoth. Ord. c.6. §.2. vnd 3. D. Adam. Lonicerus cap.8. ibid.

§. 18. Deß Artzneyens bey Gebaehrenden oder albereit entbundenen Frawen sich nicht leichtlich zu vnterfangen/ sondern mit rath eines Doctorn der Artzney zuhandlen. a]

a] Mutter vnd Kindt durch Staerckung laben/ hat bey den Hebammen kein bedencken: Sonsten ein Kind in Mutterleib wenden/ oder dem selben von Mutterleib helffen/ vnnd Kranckheiten (die bey den Kindtbetterinnen gemeiniglich nicht gering seynd) Curiren/ ist ein sehr grosser vnterscheidt/ vnd steht dieses letzt nur den

Medicis zu/ als welchen die vrsachen der Kranckheiten vollkoemlich/ oder doch zum wenigsten besser als andern bekand. Derwegen die Ammen bey solchen sich Raths vnnd Huelffe zuerholen. Chur.Mayntzische Apothecker Ordnung. c.7.§.4. Speyer.Apoth.Ord.c. 6.§.1.

§. 19. Ferner/ dieweil sich offtmahls schwere auch gefaehrliche Geburten zutragen/ daß etwan die Mutter/ etwan das Kind/ etwan auch wohl beyde in Gefahr seynd/ so soll alleweg die erste Hebammen/ welche zu der Gebaehrende Frawen erfordert werden/ noch eine andere/ ja/ wo es vonnoethen/ auch eine dritte erfordern lassen. a]

a] D. A. Lonicerus c.bid. Dann in solcher Gefahr gar leichtlich ein Kind vmb das leben vnd vmb die widergeburt oder Tauffe gebracht/ etc. oder ja sonsten Lahm/ Untuechtig/ vnd Gebrechlich zur Welt gefoerdert werden kann/ welche Maengel vnd Gebrechen nicht leichtlich/ wie wohlbewust/ nochmahls gewendet oder versetzet werden koennen. D Ioachim. Strupp von Gelnhaussen gewesener Medicus Ordinarius zu Franckfurt am Mayn in seiner Nutzlichen Reformation zu guter Gesundheit cap.10. Dieser §. gehoeret sonsten neben den zwey nechstfolgenden/ auch in den Ammen Eydt/ Lonicerus d.I.c.6.

§. 20. So aber eine Amme auß Ehrgeiz oder Neyd sich beschweren wuerde/ andere zu begeren oder fordern zulassn/ vnnd folgendes einige Verwahrlosung darauß erfolgete/ soll dieselbige Amme in die Straff der Obrigkeit verfallen seyn. a]

a] D. Lonicerus ibid. Ehrgeitz vnd Neydt regirte gemeiniglich bey diesem sexui mehr als bey andern/ darumb diese vrsachen die vorderste vnd vornehmbste jederzeit zu seyn pflegen.

§. 21. Im Fall auch die andere begerte oder erforderte Amme zu der ersten zukommen vnd beystandt zuthun auß Neydt/ Muthwillen oder Ehrgeitz sich weigern wuerde/ vnnd daruff ein Unfall sich begebe/ soll die erste Amme/ so fern man erkennen kann/ daß sie ihren moeglichen fleiß gethan vnd nichts gebuehrlichs vnterlassen/ oder einige Versaumnus oder Verwahrlosung durch sie geschehen/ entschuldiget seyn/ die andere aber ihres Ungehorsams vnd vergessenen Eydspflichen halben/ nach gefallen der Obrigkeit gestrafft werden. a]

a] D. Adam. Lonicerus ibidem.

§. 22. Were es aber sach daß eine Amme bey einer Gebaehrenden schon verhafftet vnd niedergesessen were/ vnd derowegen nit abkommen koendte/ soll man nach verstaendigen Weibern/ so der Ammen oder den andern gefaellig seynd/ trachten: Wiewohl/ wann schon die Ammen erscheinen koendte/ dennoch erfahrne Weibspersonen darzu erfordert werden moegen. a]

a] D. Adam. Lonicerus ibidem. Abundans cautela non nocet.

§. 23. Wann nun die Ammen oder auch andere Weiber in gefaehrlichen Faellen zusammen kommen/ soll die erste Amme den andern alle Gelegenheit / wie es umb die Frucht stehe/ vnd was sie fuer rathsam achte/ anzeigen/ damit die andere solches vernehmen vnd bedencken. a]

a] D. Adam. Lonicerus ibidem.

§. 24. Hergegen sollen die andere die Gelegenheit selbsten darbey auch erforschen/ ihren besten rath mitheilen/ vnnd keine auß Ungunst oder Haß ichtwas (sic!) verhehlen/ sondern einmuethiglich Christliche trew vnd huelffe beweisen/ vnnd aller ding sich vereinigen. Wo aber einige klage deßwegen erfolgete/ sollen sie Ernstlich gestrafft werden. a]

a] D. Adam. Lonicerus ibid.

§. 25. Auff den fall die Hebammen vnd andere verstaendige Weiber sich der Meinung was zu thun sey/ nicht saemptlich vergleichen koendten/ soll man dem/ was die Hebammen miteinander schliessen vnd rathesam achten/ fuernehmlich folgen. a]

a] D. Adam. Lonicerus ibid.

§. 26. Wofern entweder die Frucht im Leib todt/ die Mutter aber noch lebendig/ oder diese todt vnd jene noch bey leben/ sollen in solchem schweren Fall die Ammen mit groesten Bescheidenheit handlen/ damit das vbrige noch erhalten werden moege. a]

a] D. Adam. Lonicerus c.10.

§. 27. Vnd zwar/ wann sie gewiß seindt daß die Frucht in Mutterleib nicht mehr lebendig/ vnnd die Mutter zu Arbeiten schwach/ sollen sie bey gelaehrten Doctorn der Artzney raths pflegen/ ob durch Artzney mittel die todte Frucht außgetrieben/ vnnd der Mutter ohne Schaden geholffen/ oder in andere wege von ihr gebracht werden moege. a]

a] D. Adam. Lonicerus ibid. Alhie were gut daß ein Seelsorger darbey were vnd mit Troesten sein Ampt verrichtete. Sonsten vnd vnterdessen soll die Hebamme vnd andere so darbey seynd der kreischenden (sic!) Frawen auff vngefehr folgende weisse zusprechen: Liebe Fraw: Nach dem euch Gott der Allmaechtige diese Creutz aufferlegt/ vnd etwas hart angreiffet/ daß wir nicht wissen koennen/ wie es Gott der Herr mit euch schicken moegte/ ob wir zwar nicht verzagen/ sondern noch steiffe Hoffnung zu der huelffe Gottes haben/ so wollet ihr ewer sachen Gott dem Allmaechtigen trewlich vnd von gantzem Hertzen befehlen/ euch dessen hoechlich troestendt/ daß ihr in Gottes beruff/ vnnd in einem Christlichen Wercck seyt/ vnd derowegen an Gottes Verheissung vnd Zusage fest halten. Vnd weiln wir doch Endtlich durch mancherley Schwachheiten sterben muessen/ so stellet ewer Sach dem lieben Gott desto williger vnd mehr anheim/ gebet euch ewrer Suenden ihm schuldig/ bittet ihn vmb Verzeihung/ vnd verzeihet auch ihr jedermaenniglich von hertzen/ so wird er nach seinem Vaetterlichen willen/ vnd ewern besten euch helffen. Daß ihr nun solches thun wollet/ solches thut ihr vns verheissen. Wo sie solches thut vnd ja spricht/ mag die Amme darauff sprechen: So glaubet daß euch Gott ewre Suende vmb Jesu Christi willen verziehen habe/ so ich euch auff Gottes Verheisung gewißlich zu sage/ vnd euch von allen eweren suenden/ im Namen Gottes daß Vatters/ daß Sohns/ vnd deß H. Geists loß spreche/ derselbige woelle euch in rechtem Glauben staercken/ vnnd vollends erhalten. Er wolle vns in diesen Noethen beystehen/ seine huelffe erzeigen vnd daß ewige Leben verleyhen. Hierauff soll das H. Vatter Unser gebeten/ aller moeglicher fleiß angewendet/ Gott vmb fernere huelffe angeruffen/ vnnd der Gebaehrenden mit mehrem troestlich zugesprochen werden. Zu welchem Ende dann die Hebamme immer ein fein Christlich Betbuechlein bey ihr haben solle/ darinnen allerley Trostsprueche auß der H. Schrifft/ KirchenLehrern/ Kirchen liedern/ deß gleichen Gebete in Kranckheiten/ Todesnoethen/ Letztenzuegen/ etc. zufinden/ vmb sich solcher erheischender Nothurfft nach / habend zugebrauchen. Solcher Sprueche vnd Gebete hat Herr Doctor Adam. Lonicerus s: im 4. theil seiner HebammenOrdnung etliche allegirtet.

§. 28. So aber die Mutter entlich verschieden oder gestorben/ vnd soches gar gewiß ist/ daß man nicht zweiffelt/ ob sie nur in einer Ohnmacht liege/ als dann soll ohn allen verzug ein erfahrener Wundartzt (welchen sie zu rechter zeit alleweg ersuchen sollen/ damit er/ wann man seiner benoethiget/ bey der Hand sey) den Schnitt fuernehmen/ vnd das Kinde auß Mutterleib ledigen. a]

a] D. Adam. Lonicerus ibidem.

§. 29. Im fall der Wundtartzt nicht anzutreffen/ sollen die Ammen solches selbst zuthun schuldig seyn. a]

a] D. Adam. Lonicerus ibidem.

[§. 30.] Wo aber beyde Mutter vnd Kind beyeinander todt bleiben/ da sollen die Ammen so darbey sind/ die vberigen Ammen/ so viel deren in solcher zeit zubekommen/ auch darzu erfordern/ vmb solchen erbaermlichen Fall zubesehen/ sie auff zuschneiden zulassen vnd zuermessen/ auß was ursach sich solches zugetrachen / ob es irgend durch der Ammen Verwahrlosung oder andere vrsachen sich begeben hab. a]

a] Damit auch die Ammen etwas das anderen zu gutem kommen moege/ wann sich schwere Faelle zutragen/ daraußlernen vnd fassen. D. Adam. Lonicerus ibid.

§. 31. In allen gefaehrlichen vnd zweyffelhafftigen Faellen/ da die Ammen ihnen nicht selbst genugsam trawen kuendten oder doerfften/ sollen sie der Artzney Doctorn Raths sich gebrauchen. a]

a] D. Adam. Lonicerus ibidem.

§. 32. An etlichen Orthen wird auch ein Kind von Mutterleib geboren Schwachheit halben/ in der Noth im Hause von der Ammen oder andern/ so nicht eben zum Predigampt geordnet/ getaufft/ vnd solche Tauff wird die Jaehetauff oder Nothtauffe genennet. a]

a] Hiervon besiehe Institutiones Catecheticas D. Cunradi Dieterici de Baptismi causa ministeriali vnd andere Theologos/ welche ex professo darvon geschrieben/ vnnd wiederige Einrede refutiret oder beantwortet haben. Item besiehe unsere Kirchen Agenda.

§. 33. Solches aber soll nicht leichtlich/ es seye dann die hoechste noth vorhanden/ da man in sorgen stehet/ das Kind werde Schwachheit halben/ die Tauff in der Kirchen/ oder daß Pfarrherrs ankunfft nicht erwarten koennen/ geschehen. a]

a] D. Adam. Lonicerus in seiner Hebammen Reformation in 3. theil

§. 34. Vnd auff solchen fall/ da nemlich grosse Gefaehrlichkeit bey der Geburt empfunden wird/ daß Kind auch also Schwach zur Welt kompt/ daß es in lebens Gefahr begriffen/ sollen die Ammen befehlen/ das ein Pfarrherr beruffen werde/ damit es womoeglich/ die H. Tauffe von ihm empfahe. Wuerde aber immittelst das Kind so schwach werden / das zu besorgen es werde verscheyden ehe dann der Pfarrherr herzu kompt/ oder aber in dem es abgeloeset wird/ schon verscheiden will/ soll die Amme oder die Eltern/ alsbald eine Person auß denen so dabey seind zu Gevattern ernennen/ vnd weiln periculum in mora/ dem Kind einen Nahmen heissen geben/ darauff selbige Fragen/ ob sie glaub an Gott Vatter/ Sohn vnd H. Geist: Antwortet nun soche ja/ so soll die Amme/ etc. das Kind mit Wasser tauffen/ auch darbey außtrucklich vnd laut sprechen N. Ich tauffe dich in dem Nahmen deß Vatters/ Gottes des Sohns/ vnd Gottes deß H. Geistes/ darnach ein Vatter Unser mit einander beten/ vnnd das Kind Gott seinem Herrn vnnd Schoepfer in seine Genade/ daß ers nach seinem Goettlichen willen mit ihm schaffe/ befehlen. a]

a] D. Adam. Lonicerus ibid.

§. 35. Spuerete man aber/ daß das Kindlein wohl bey Leben bleiben kan/ biß ein Pfarrherr darzu kompt/ soll es derselbe ordentlicher weise mit Gebett vnd Ermahnung in dem Hause tauffen. a]

a] D. Adam. Lonicerus/ ibid.

§. 36. Bliebe das von der Ammen/ oder iener andern vneingeweiheten Person getauffte Kindlein im Leben / so soll man es nachmahls wann ein Taufftag ist/ in die Kirch fuer die Christliche Gemein tragen/ deroselben fuerstelle/ vnnd dem Pfarrherrn anzeigen/ daß es Jaehegetaufft sey/ damit es durch den selben der Christlichen Kirchen befohlen/ vnd das ordentliche Gebet vber es gesprochen werde. a]

a] D. Adam. Lonicerus/ ibid.

§. 37. Kein Jaehegetaufftes Kind soll widerumb getaufft werden a]

a] D. Adam. Lonicerus ibidem.

§. 38. Auch ist es vnvonnoethen/ daß/ wann es durch einen Pfarrhernn die Tauffe im Hause empfangen/ vnd durch denselbigen die Gebete vnd Ermahnung im Hause genugsam geschehen/ es nachmahls in die Kirch gebracht/ vnd fuergestellet werde. a]

a] D. Adam. Lonicerus/ ibidem. Gleich wie nun auß diesem allem erhellet/ wie ein schweres Ding das Hebammen Ampt sey/ also sollen Hebammen wissen/ daß sie gleichwohl in einem Gottseligen Ampt vnnd Beruff seyen/ vnd Gott dem Herrn in solchem zur Erhaltung seines Geschoepffs dienen/ vnd als ein Mittel hierzu gebraucht werden. Dann also sagt die H. Schrifft im 2. Buch Moysiam I. Cap. Die Ammen fuerchteten Gott den Herrn / vnnd theten (wuergeten die Knaeblein) nicht wie ihnen der Koenig gebotten hatte/ darumb ließ Gott den Ammen guts widerfahren/ vnd dieweil sie Gott fuerchteten/ bawete er ihnen Haeuser. Darumb sollen sie/ wie Anfangs gedacht/ Gottsfoerchtig seyn/ daß sie durch ihr eygen Gewissen ihres Amptes erinnert/ zum Fleiß bey den Gebaehrenden getrieben werden/ vnd dencken/ daß ihr Ampt von Gott nicht vnbelohnet bleibe: Im widrigen aber/ vnd wo sie die Gottesforcht zuruecksetzen/ ihr Ampt zur Verderbung der Menschen mißbrauchen/ daß sie Gott ernstlich mit zeitlich vnd ewiger Pein straffen werde.

5. Hebammeneide, kirchliche und weltliche Verordnungen

5.1. Der Ammen Eidt[5]

Ir solt erstlich globen, undt darnach ein Eidt zu Gott undt den Heiligen schweren, daß ihr wöllet nach eweren bösten sinnen und vernunfften ewerem Ambt getrewligen vorsein, armen undt reichen frawen, einer ieden zu gelegener zeit gute wartung zuthun, zum bösten undt trewligsten zu verhelffen, undt darin niemandt versaumen, noch verwarlosen. Sondern wo einer frawen reich oder arm, wie die gesein mag, hilff oder rath noth wäre, Soll ewer iede der andern hülff undt rath ohne Neydt, oder Haß zum treuligsten thun geben, undt verhelffen, undt darinn Armuth, Neidt, Haß, schenck oder gab nit ansehen. damit einige fraw In ihren ängsten undt nöthen nit versaumbt oder verkurtz mög werden, undt darnach ieweilen auch ihr heebAmmen, wan eine gebärerin in deroselben geburtszeiten begriffen vieleicht verhoffenden bösseren Salarij oder Lohns auch vieleicht ohn geburlichen respect halben von dero einigen gebährenden Persohn euch Zu absentiren, undt einer andern dergleichen ZuZueylen bißhero im herkhommens halten, das ihr euch dessen Hinfüro mussigen, undt Zu welcher ihr dergestalt sie wehr gleich reich oder arm erstlich beruffen, bey deroselben standthafftiglichen beharren, undt biß Zu behörig Zeit abwarten, wie nicht wenigers auch, da ihr HeebAmmen Zur Zeit der Högsten Notthurfftn Zu denen Jahetauffungen geträngt werdet die ienige Jahetauffungen nicht wie bißhero mit dunckelen, sondern den umbstähenden mit verständtlichen worten exprimiren undt aufsagen, Auch kein nacht ohn verwissen einer Vicedombs aus der statt Maintz sein sollet, alles treulich undt ohngefährlich.

[5] Dieser erste verschriftlichte Mainzer Hebammeneid ist im Ratsprotokoll des Jahres 1654 zu finden (StAMz, 1/15, fol. 3).

Der Ammen Eidt.

Ir solt erstlich globen, vnd darnach ein Aidt zu Gott vnd den heiligen
schweren, das ir alsbalt nach [illegible] stadt [illegible]
[illegible] gebreuchigen [illegible], armen vnd reichen frawen, einer
iedern zu gelegener zeit gute [illegible] helffen, zum besten vnd treulichsten
zu verhelffen, vnd darin niemand versaumen, noch verlassen. Vnd
ob einer frawen reich oder arm, als die [illegible] hilff [illegible]
[illegible]
[illegible]
[illegible]
[illegible]
[illegible]
[illegible]
[illegible]
[illegible]
[illegible]
[illegible]
[illegible]
[illegible]
[illegible]

[illegible]
[illegible]
vnd [illegible] einem Vicedomb
[illegible] der stadt Meintz sein sollet. alles treulich vnd ohngeferlich

5.2. Instructio Obstetricum[6]

Ut ante omnia, formam baptizandi bene sciant, dicendo lingua vulgari: Ich tauffe dich im nahmen des Vatters + undt deß Sohns + , Undt deß Heiligen + geists, Amen - Simul proferendo verba , et effundendo aquam.

Ut in nullo alio liquore infantes baptizent, praeterquam sola aqua naturali, puta puteali, fontana pluviali.

Ut in baptizandis parvulis, hoc intendant facere, quod facit Ecclesia Catholica, cum eos baptizat.

Ut nunquam ad levandum partus dolores, vel ad partum accelerandum superstitiosas, aut illicitas artes circa infantes, aut parturientes matres adhibeant.

Ut ab illarum prolium baptismo semper abstineant, quas mortuas viderint, nec ullum vitae signum edere.

Ut nunquam baptizent pueros, nisi iam natos, et posteaquam integre prodierint. Nec illos quidem, nisi in necessitate, hoc est, ubi mortis periculum metuitur.

Ut si puer periculum evaserit, quam primum deferant ad Ecclesiam, ut a Sacerdote omnes omissae ceremoniae, et Sacrae unctiones Suppleantur, ipsaeque quod a se factum pastori aperiant.

Ut si partus sit difficilis, et infanti periculum immineat; si quidem caput emerserit baptizari possit, nec necesse ullum alium postea fieri baptismum, eo quod in capite sensus omnes, vitaeque integritas existat, quae in membris alijs non reperitur, et proinde si non nisi aliud aliquod membrum egressum sit, possit quidem urgente periculo infans baptizari. Sed si postea infans totus plene editus fuerit,„sitque periculum, ne antequam Sacerdotis copia habendi possit, moriatur, sub conditione a se baptizari possit hoc modo: Si non es baptizatus baptizo te in nomine Patris, et Filij, et Spiritus Sancti.

Ut parentes, quorum proles ipsis obstetricantibus natae sunt, admoneant, ut eas quam primum, aut certe intra octiduum baptizari curent, istud negligentes Pastori denuncient.

---

6 StAMz, 27/350 [c. 1657], zwischen 1599 und 1647 entstanden

Ut sicubi difficiliores sunt partus, timorate agant, et pluresae peritiores una secum obstetrices assumant.

Unterweisung der Hebammen

Daß sie vor allem die Taufzeremonie gut kennen, indem sie in Volkssprache sagen:Ich tauffe dich im nahmen des Vatters + Undt deß Sohns + , Undt deß Heiligen + geists, Amen - Sie sollen gleichzeitig die Worte vortragen und das Wasser ausgießen.

Daß sie in keiner anderen Flüssigkeit die Kinder taufen, außer allein in natürlichem Wasser, z.B. Brunnen-, Quell- oder Regenwasser.

Daß sie beim Taufen der kleinen Kinder das zu tun bemüht sind, was die Katholische Kirche tut, wenn sie diese tauft.

Daß sie neimals zur Erleichterung der Schmerzen der Geburt oder zur Beschleunigung der Geburt abergläubische Mittel, oder unerlaubte Praktiken bei den Kindern oder den gebärenden Müttern anwenden.

Daß sie stets die Taufe derjenigen unterlassen, welche sie tot und ohne irgendein Lebenszeichen gesehen haben.

Daß sie niemals Kinder taufen, wenn sie nicht schon geboren und gesund herausgekommen sind. Und diese auch nicht, außer aus Not, das heißt, wo Gefahr des Todes zu befürchten ist.

Daß sie, wenn das Kind der Gefahr entkommen ist, es so schnell wie möglich zur Kirche bringen, damit vom Priester alle hier übergangenen Rituale und die heiligen Salbungen durchgeführt werden, und sie sollen selbst dem Priester erklären, was von ihnen gemacht wurde.

Daß, wenn die Geburt schwierig ist und dem Kind Gefahr droht: Wenn wenigstens der Kopf zum Vorschein gekommen ist, es getauft werden kann und später keine andere Taufe vorgenommen werden muß, und zwar deswegen, weil im Kopf alle Sinne und die Gesamtheit des Lebens vorhanden sind, welche in anderen Gliedern nicht zu finden ist; und daher kann, wenn kein anderes Glied herausgekommen ist, bei drohender Gefahr das Kind getauft werden. Wenn aber später das Kind ganz herausgekommen ist, und Gefahr besteht, daß es sterbe, bevor die Möglichkeit besteht, einen Priester zu haben, dann kann unter Vorbehalt von ihr das Kind getauft werden in folgender Weise: Wenn du nicht getauft bist, so taufe ich dich im Namen des Vaters und des Sohnes und des Heiligen Geistes.

Daß sie die Eltern, deren Kinder unter Mitwirkung von Hebammen geboren sind, ermahnen, dafür zu sorgen, daß diese baldmöglichst oder jedenfalls innerhalb von acht Tagen taufen lassen, und diejenigen, die das nicht tun, dem Priester anzeigen.

Daß sie, wenn irgendwo schwierigere Geburten sind, vorsichtig handeln und mehrere und erfahrenere Hebammen hinzuziehen.

5.3. Juramentum Obstetricum[7]

Ich N. Verheische Vndt verspreche gott dem allmächtigen Vndt seiner Gebenedejten Mutter Vndt dem heiligen Martino Patronen dießer Statt, Vndt allen heilgen gottes, auch Euch meiner geistlicher Obrigkeit in gegenwartigkeit dießer anwesenden Personen: daß Ich mein ampt in erlosung der gebierenden Frawen will getreulich (:alß Viel mir muglich:) in dießer Statt, oder wo eß sonst billig von mihr gefordert wirdt, Verrichten: Neben dem will Ich auch durch meine Vnachtsambkeit die Kinder keineswegs in gefahr laßen kommen, sondern andere frawen, welche darumb beßeren Verstandt haben dan Ich, in dießer Sache gern raths fragen. Ich Verheische auch daß Ich keines wegs gebrauchen werde einige, einige Vnerlaubte mittel, welche einigem gebott gottes Zue wieder seindt, Vndt daß Ich alleß aufss trewligst Verrichten werdt ohn Haß, neidt oder nachrede, sondern in allen ehren, wie mihr daß für gott Vndt den menschen gebühren wirdt, in besonderen geistlicher Vndt leiblicher gesundheit, so woll der Mutter, alß deß Kindts. Hierin woll Gott mein Helffer sein. Amen.

Interrog: Fraw Verheischt ihr diß nit also, Undt thut eweren eydt darauff.

Obstet: respondeat. Ja Herr.

[7] StAMz, 27/350 [c.1657]

5.4. Extract aus der Johann Philippischen Kirchen Ordnung de anno 1670[8]

Weilen auch an frommen und wohlerfahrenen Hebammen sehr viel, ja manches Kinds Seelenheyl und Seeligkeit gelegen ist, alß solle nicht eine jede Weibs-Person, sondern allein diejenige, so allzeit eines ehrlichen guten Nahmens und Wandels geweßen und noch ist, auch zu solchem Dienst die tauglichste, erfahrenste und getreueste erfunden wird, von jedes Orts weltlichen Obrigkeit, Rath oder Gericht angenommen, dann dem Pfarrherrn fürgestellt, und von ihme folgender Gestalt in Beysein zweyer Zeugen instruirt, und unterwießen werden.

Erstlich, daß sie ohne große Noth und Gefahr zu tauffen sich nicht unterstehen solle.

Zum andern, solle sie ihr allzeit zuvor diese Meynung machen zu tauffen, wie solches Jesus Christus unser Herr und Heyland befohlen und die heilig Christliche Kirch im Brauch hat.

Drittens, daß sie keine andere form zu tauffen gebrauche, alß dieße: Ich taufe dich im Nahmen Gott des Vatters+. und des Sohns+. und des heiligen Geists+, und zugleich, alß Sie diese heilige Wort spricht, soll sie das Wasser selbsten, entweder über des Kinds Köpflein, oder so es liegend muß getaufft werden, über das Herz, oder wann der ganze Leib noch nicht ans taglicht kommen, über dasjenige Glied zum wenigsten so sich von demselben sich erzeiget, abgießen.

Viertens, daß Sie nichts anders zu der Tauf brauche, alß ein natürliches Wasser, es seye gleich warm oder kalt.

Fünftens, daß sie niemalen die Geburt entweders zu befürderen oder zu lindern, Verbottene und aberglaubige Mittel so wohl zu der Mutter, alß Kind gebrauche.

Wofern sechßtens auch ein Zweiffel seye, ob das Kind noch lebe, solle sie solches folgender gestalt taufen; Wann du lebest, so taufe ich dich im Nahmen Gott des Vatters+. und des Sohns+. und des heiligen Geistes+.

Da siebendens das Kindlein des Lebens Gefahr überstanden, solle dasselbige in die Kirchen dem Priester um die gebräuchliche Caeremonien

[8] StAMz, 27/350 [1670]

vermög der Agenden, so in der Noth=Tauf nicht verricht werden können, ebener gestalt zu vollbringen fürgetragen werden.

Achtens, solle sie auch kein unehrlich Kind, so sie gewinnen hülfft, vertuschen helffen, sondern solches jedes Orts Pfarrherrn und der weltlichen Obrigkeit anzeigen, sonsten auch kein getaufft oder ungetaufftes Kindlein ohne Vorwissen und Willen des Pfarrherrn zur Erden bestatten.

5.5. Hebammeneyd[9]

Ihr nunmehro zu einer allhießigen Hebamme angenommene sollet anizo nach abgegebener Hand=treue einen leiblichen Eyd zu Gott dem Allmächtigen, und seinen lieben Heiligen schwören, daß Ihr nach eurem besten Sinn, Wissen und Verstand, diesem eurem überkommenem Amt, dem Herkommen gemäß, obliegen, sofort der in Kindsnöthen begriffenen hoch- oder niedern Standes, sie seye arm oder reich, zu gebührender Zeit getreulich beystehen, nicht übereilen noch aus Nebenabsichten ohngebührlich, und da die Geburtsstunde noch nicht vor der Hand, zum schaffen hart anstrengen, sondern Euch hiebey gewissenhaft und bescheiden betragen, Niemand versäumen, noch verwahrlosen, diesfalls nichts aus Widerwillen, Haß, oder Neid unternehmen, Schankung, Armuth, oder Gabe ansehen, folgsam euren Hauptaugemerk dahin richten, daß einer jeden gebährenden in ihren Ängsten und Nöthen eurer Schuldigkeit nach hilfreiche Hand gebohten werde.

Und Gleichwie auch zuweilen nach geschehenen glaubhaften Anzeigen Eine oder die Andere von dahiesigen Hebammen, wann diese oder jene gebährende in ihrer Geburts, oder Niederkunftsstunde begriffen gewesen, unter anhoffendem, bessern Lohn, oder auch aus menschlichem Respect sich von derselben hinweg, und zu der Andern begeben, und gesessen, oder des Endes, wie vorgedacht, zum ohnzeitigen Schaffen angestrenget, daraus aber zum öftern groses Unheil entstanden, solches ohnbesonnene Verfahren hingegen zu nicht geringer Verantwortung gereichet, also sich derley ohnerlaubten höchststräflichen Vorgangs sich nicht unternehmen, sondern bey derjenigen, wo Ihr zum ersten hinberufen, bis nach erfolgter Geburt in Gedult zu verharren, und die Niederkunft abzuwarten.

---

9 StAMz, 27/350 [1757-88], wurde aber schon 1749 verwendet

Weniger nicht, da Ihr im Fall der Noth Euch des Gähetaufes zu unterziehen gemüßiget, die dabey gebrauchende Worte nicht mit leiser, dunkler, oder unverständlicher, sondern mit heller und deutlicher Stimme, damit es die umstehende klärlich verstehen können, auszusprechen.

Auch in Betreff aller unehelicher Kinder, obwohlen Ihr dergleichen schwangere Personen nicht geflissentlich zu Euch locken, sondern da allenfalls Eine solche von ohngefehr und in der grösten Noth zu Euch kommen sollte, selbige in währendem Schaffen auch zuvor um des Kinds Vater zu befragen; Hievon auch sogleich bey allhiesig Kuhrfürstl. Vicedom Amt, auch Gewaltsbothenstelle die ohnverweilte Anzeige zu thun, besonders aber Euch im Essen, hauptsächl. im Trinken nicht übernehmen, damit Ihr diesem euren Amt mit desto mehrerer Behendigkeit, und Wohlanstand vorstehen, Man auch im widrigen Falle mit Cassation, und hinwiederiger Benehmung dieses eures überkommenden Hebammendienstes von Obrigkeits wegen zu verfahren sich nicht vermüßiget sehen möge.

Alles getreulich, und ohne Gefährde, sowahr Euch Gott helfe, und seine lieben Heiligen.

Vorstehende formula Juramenti ist den18ten Decembris 1749 von des hiesig bürger und schuemachermeisters Johann Jörg Seitz Ehelich Hausfrauen Maria Elisabetha und Dorothea Rudolphin abgeschworen worden
ferner den
20ten Januarij 1757 von Maria Christina Betzweillerin den
18ten Septembris 1764 von Amalia Arnoldin den
23. Nov. 1765 von Theresia Flachin den
20. Januarij 1773 von Sybilla Müllerin ....den
6. Martij 1773 von juliana Miltenbergerin den
11. augusti 1773 von Maria Elisabetha Kaysserin
Juravit Ignatia Agnes Zeidlerin d. 4ten Junij 1777.
Vorstehenden Eid hat die examiniert- und in der Hebammenkunst approbierte Margaretha Hochinn in des [...] Herrn Vicedoms freyh[er]rn von Bibra Behausung am 29ten Octobris 1782 wirklich abgeschworen.

Vorstehende formula Juramenti ist von der Agnesa Zeidlerinn d. 4ten Junii 1777 abgeschworen worden.
Anna Maria Oehlinn juravit d. 19ten Julius 1786
Philippina Nicolainn juravit d. 2t[en] Julius 1788

5.6. Instruction und Obliegenheit für eine Hebamme [10]

1. Solle dieselbe überhaupt nach ihrem besten Sinn, Verstand, Wissen und Gewissen ihrem Amte dem Herkommen gemäß obliegen, und demselben in allen Vorkommenheiten nach ihren auf habenden Pflichten jederzeit getreulich und fleisig abwarten.

2. Solle sie denen in Kindes=Nöthen begriffenen, hoch- und niedern Standes=Personen, sie seyen arm oder reich, zur gebührenden Zeit getreulich beystehn, nicht übereilen, noch aus Neben=Absichten ungebührlich, und da die Geburts=Stunde noch nicht vorhanden, zum Schaffen hart anstrengen, sondern sich hiebey gewissenhaft und bescheiden betragen.

3. Solle sie Niemand versäumen, noch verwahrlosen, diesfalls Nichts aus Widerwillen, Haß, oder Neid unternehmen, keine Schankung oder Gabe ansehn, folgsam

4. Ihr Augenmerk dahin richten, daß einer jeden Gebährenden in ihren Ängsten und Nöthen ihrer Schuldigkeit nach, hilfreiche Hand gebothen werde. Und Gleich auch

5. Nach glaubhaften Anzeigen zuweilen geschehen, daß eine oder die andere Hebamme, wenn diese oder jene Gebährende in ihrer Geburts= oder Niederkunftsstunde begriffen gewesen, wegen anzuhoffendem bessern Lohn, oder auch menschlichem Respekt sich von derselben hinweg- und zu der Andern begeben, gesessen, oder des Endes, wie vorgedacht, zum unzeitigen Schaffen angestrenget, daraus aber zum öftern groses Unheil entstanden, solches unbesonnene Verfahren hingegen zu nicht geringer Verantwortung gereichet, also solle sie sich derley unerlaubten höchststräflichen Vorgangs nicht unternehmen, sondern bey der jenigen, zu welcher sie am ersten hinberufen wird, bis nach erfolgter Geburt in Gedult verharren, und die Niederkunft abwarten. Nicht weniger soll sie

6. Wenn sie im Falle der Noth sich des Gähtaufes zu unterziehen gemüßiget seyn wird, die dabey zu gebrauchende Worte nicht mit leiser, dunkler, oder

[10] StAMz, 27/350 [undatiert]; inhaltlich dem oben aufgeführten „Hebammeneyd" entsprechend, daher auch der Zeit von 1749-88 zuzuordnen.

unverständlicher, sondern mit heller und deutlicher Stimme aussprechen, damit es die Umstehende klärlich verstehen mögen. und soviel

7. Die uneheliche Kinder betrift, obwohlen dergleichen schwangere Personen von Ihr nicht gefließentlich angelocket werden sollen, sondern da allenfalls eine schwangere Person von ohngefähr, und in der grösten Noth zu ihr kommen sollte, solle sie selbige in währendem Schaffen, auch zuvor um des Kindes Vater befragen; solches auch sogleich bey dem allhiesigen Kuhrfürstlichen Vicedom= auch Gewaltsbothen-Amt ohnverweilt und in Geheim anzeigen; besonders aber solle

8. Die Hebamme im Essen, hauptsächlich aber im Trinken sich nicht übernehmen, damit sie diesem ihrem Amt mit desto mehrerer Behendigkeit und Wohlstand vorstehn, und Man im widrigen Falle mit Absetzung, und hinwiedrigen Benehmung ihres überkommenen Hebammen dienstes von Obrigkeits wegen gegen sie zu verfahren nicht gemüßiget seyn möge.

5.7. Instruction, Und Obliegenheit einer Hebamme dahier und auf dem Land[11]

INSTRUCTION,

Und Obliegenheit einer Hebamme dahier und auf dem Land.

ERstlichen, Solle eine Hebamme eines Christlichen rühmlichen Wandels sich befleissen.

Zweytens, Solle sie sich vor vielen übermäßigen Trincken beständig hüten, damit sie auf Erforderen und Begehren hoher oder niedriger Stands-Persohnen deren mit Leibs-Frucht geseegneten bey Tag und Nacht, auch zu aller Weil und Stund, unverdrossen, nüchtern, und unverzüglich beystehen könne.

Drittens, Solle sie zu aller Bedienung sowohl denen reichen als armen gebährenden Weibern ohne Unterschied sich gebrauchen lassen, mithin denenselben nach ihren besten Vermögen, Erfahrnuß und Geschicklichkeit helfen Rath schaffen, und beförderlich seyn.

Viertens, Solle sie denen Kindshaberinnen mit aller Bescheidenheit, Glimpf, guten Worten und Vertröstung begegnen, dieselbe und deren Frucht, weder um Feindschafft, Neyd, Haß, Gewinn, oder anderer Absichtwillen an ihrer Gesundheit oder Leben in keine Weis und Weeg verkürtzen, verwahrlosen, oder verderben.

Fünfftens, Solle sie bey schwehren und gefährlich-aussehenden Gebührden beyzeiten die Herbeyhohlung einer Mitgehülffin aus denen examinirten Hebammen, deren Medicorum oder verständigen Barbierern nach gestalten Dingen an die Hand geben, und veranstalten lassen.

Sechstens, Solle sie die Beschaffenheit oder Mängel deren Weibern niemand offenbaren und ausruffen, sondern alle dieselbige getreulich verschweigen, und in geheim halten.

Siebendens, Solle eine Hebamme denen Unterrichtungen, womit sie bey einem Hochfürstl. Geistlichen Rath dahier und auf dem Land bey denen Pfarrern wegen der Heil. Noth-Tauff und anderen ist belehret worden, in allen Begebenheiten wohl und vollständig nachkommen.

Achtens, Solle sie in denen Fällen, wann sie in verdächtige Ort zur Geburt unehrlicher Kinder beruffen wurde, bey einem allhiesigen Hochfürstlichen Hof-Schultheissen-Amt, und auf dem Land bey ihren vorgesetzten Beamten, die Umstände zur weiteren Obrigkeitlichen Untersuchung und Erkantnuß zeitlich und ingeheim angeben.

Neuntens, Solle sie die in Kinds-Nöthen liegende Weiber, wann sie immittels ohngefehr anderwärts hin begehret würde, so leichtlich nicht ver-

[11] StAMz, 27/350 [undatiert], vermutlich nach Gründung der Mainzer Hebammenlehranstalt entstanden.

verlassen, oder die greissende Weiber, um baldens abzukommen, von der Zeit anstrengen und übereilen, sondern solchenfalls, oder wann sie mit einer Bethlägerigkeit, oder sonstigen billigen Verhindernuß überfallen wurde, anstatt ihrer eine andere ordentlich examinirte, und angenommene Hebamme dahin absenden, wie dann auch auf gleiche Arth, wann sie etwann verhindert, oder ausser dem Stand wäre das Kind in die Kirchen zur Heil. Tauff zu tragen, sothane Ubertragung durch eine andere verpflichte und wohl unterrichte Hebammen beschehen solle.

Zehendens, Wird einer Hebammen hiermit scharpf eingebunden, von Gebrauchung alles aberglaubigen Weesens, bevorab bey denen Erst-Geburten sich zu enthalten, und da sonsten im geringsten was verdächtiges besonders an denen öffters geschwind dahin sterbenden unehrlichen Kindern vorkommet, ein solches alsbalden in der Still behörig anzuzeigen.

Eilfftens, Solle eine geschwohrne Hebamme ohne vorhergehende Anzeig, Herrschafftliches Vorwissen, und Special-Erlaubnuß sich nicht verreissen, und des Nachts aussen bleiben.

Zwölfftens und schlüßlichen, Solle sie sich in ihrem anvertrauten Hebammen-Dienst gegen jederman bescheiden und dermassen bezeigen, daß durch ihre Schuld und Unbehutsamkeit weder die gebährende Frauen, noch deren Leibs-Früchten liederlicher, fahrläßiger und muthwilliger Weiß an dem Leben und Seeligkeit verkürtzet, vernachtheiliget, und der Heil. Tauff beraubet werden möchten. Wohl hingegen solle sie diese ihre Hebammen-Stelle gegen billige Belohnung (womit sie sich begnügen lassen, und niemand übernehmen mag) mit solchem Gewissen und Sorgfalt vertretten, ohne Unterscheid der Persohnen, daß sie es am jüngsten Tag vor dem strengen Richterstuhl des Allwissenden GOttes, und ihrer vorgesetzten Obrigkeit zu verantworten sich getrauet, und ihr lieb ist, sich selbsten für Schaden ihres Leibs und Seelen in allweg zu hüten.

6. Ausgewählte Quellen aus den Mainzer Akten

6.1. Bewerbungsschreiben

1671 18/11[12]

HochWohll Gebohrner FreyHerr, Auch wohll Edteler Vest Hoch Wohllgelerhter, Wohlweyße Herren Vicedhomb, Gewaltsbott Undt Zwolffere deß Raths, Gnädiger, groß... Hochgeehrte

Demnach nuhn Zeithero Von Underschiedtlichen dero statt Maintz Inwohneren, Undt Von dero Weiberen Vernohmen, Wie daß ein Mangel, Unndt necessitet[13] bey den in Kindts Nötthen liegenden Weiberen Vorgefallen, Undt Noch täglich Vorfiehlle, Unndt dieweillen selbige Zum Theill umb meine Hebahmmen Dienst gutte Wißenschafft tragen, Zum theil gehört Von Meinen Nachbahrn mir Auß gutten Zumir Tragendem gemüth hertzlich, Undt hefftig hierZue gerathen mich in die Stadt Mäintz Zu begeben.
Dieweillen Ich dan alle gebührende mittel in solcher Heb Ahmmen Sachen Von Meiner lieben Mutter Seelig erlehrnet Undt erfahren, welche bey Edel leuthen, gräffen, Undt fürstinnen gebraucht Worden lauth ihrer Zeugnuß, da sie Endtlich bey der Fürstinnen Von Caßel zu ... im Bülischen Landt auff dem furstlichen ... Hauß in Gott Verstorben.
Ich in ihre fußstapffen getretten, Auch Bey Adtlichen Undt sonsten Vornehmen leuthen in solchem fahll mich gebrauchen laßen Undt jetzahn(?) bey der Edelfrawen Von Breßenig(?) Trierischen Stiffts deren tochter ietz Zu Eberßheim Wohnet Welche beZeugen kan, waß für trewe bey ihr gethan habe.
Zu Andernach in drittehalb iahr dritthalb hundert Undt mehr Kinder Zur H[eiligen] Tauff gebracht, Zu Cöstheim auff die 30, Zu Hexßheim auff 100 Undt ettliche dabey Under schidtlich schwehre, Undt gefährliche stundt indes glücklich mit Goffes Hülffe Auß gestanden.
So ich dan nechst Göttlicher Hülff getrauwen Zu verrichten daß Ampt Einer Ehrliebenden Hebahmme bey Hohen, Undt Nidriges standts.
Alß Gelangt ahn Ewer Gnaden Auch Wohledele Vest Und hoch gelehrte woll weiße Herren meine ... demüthige bitt, mich in dero Gnaden Gnädigen

[12] StAMz, 27/350 [1671 18/11]
[13] Notwendigkeit

Schutz Auff undt ahn Zu nehmen, Undt solchen Heb Ahmmen dienst mir für Anderer Gnaden Vergünstigen. Ich wil auch geleebß(?)[14] Gott dero gestalt trew, fleißig, Ehrlich fromb Undt redtlich Verhalten, daß sie undt Ich lob sollen darvon tragen. Verschulden solche Gnade zeit Meines lebenß Umb Ewer Gnaden Undt sämptliche Hochgeehrte Undt Großgunstige Herren

Ihro Gnaden, Undt Hoch gelerten Herren

dienstergebene
Elisabet Bredinins Hebahmme Undt schulfraw
Zu Hexßheim.

[14] = dem Gelöbnis entsprechend/ geloben

1723[15]

Hochwohlgebohrner Freyherr
gnädigst gebietender Herr Herr ... .

Ewer Hochfreyh[errlichen] Excell[enz] in aller unterthänigkeit fürzutragen, soll ohnverhalten waß gestalten die dahiesige älteste amme nahmens anna Heppin dies zeitliche geseegnet, weilen dann nun ein solche vacirende Ammen stelle mit einem tauglichen Subjecto zu versehen. Alß habe mier Ehedessen, nach dero Ewer freyh[errlichen] Exzel[lenz] höchst berühmter mildigkeit die Hoffnung gemacht, einstens, weder für die Meynige oder sonstige anVerwandte eine Avantage Zu suchen.

Gelanget demnach ahn Ewer Hochfreyh[errliche] Excel[lenz] mein unterthänigstes fußfälliges Bitten meine geVatterin, nahmens Margaretha rudolfin /: dahiesig bawhöffers Ehefrau /: welche Ehedessen, und De facto noch in Kindßnöthen bey hohen= und niedrigen Standts personen alß bey gn[ädiger] fraw obristlieutenant Von Dalwig und gnädiger frau von Donath, wie auch Churfürstl[icher] Mayntz[ischer] Cammerräthin Dreymüllerin, und Vielen anderen mehr, wie Klärer in bey gelegtem Zettull zu ersehen sich der masen wohl verhalten, daß sie nicht allein bey allen obged[achten] hohen= und niedrig Standtspersonen wohl beliebt, sondern noch würcklich Von denen selben in nöthen Desideriret= und begehret wirdt. Gnädigst und mildreichst ahnzusehen, welche grose gnadt Ewer Hochfreyh[herrliche] Excel[lenz] zeith meines Lebenß mit andächtigem gebett und anderwärtigen auffrichtigen Diensten zu Demeriren, mier Eyfrigst angelegen seyn lassen, womitt mich gnädigster erhör= und willfahrung getröstend verharre

Ewer hochfreyh[errlichen] Excel[lenz] und Gnaden

unterthanigster
Johann Wielhelm Diel
Hochgrafl[icher] Schönbornischer Gartner[...].

[15] StAMz, 27/350 [1723]

Extractus

Deren Kindern, so ich in Nahmen beyder Ammen Anna Catharina und Anna Heppin Empfangen hab.

Bey obristlieut[nant] von Dalbig 1 Sohn
Bey gnädiger Fraw Donath 1 Sohn
Item bey Churfürstl[icher] Cammerräthin Dreymüllerin 1 Sohn
Item bey H: [gehe-?]schreiber Köhler im Bauhoff 1 Sohn
Item zweymahl bey H: Commissario Koch 1 Sohn und 1 tochter
Item in dem schönbornischen Hoff beym gartnerin 3 Kind.
Item in der Langgassen bey einem Krämer und Wirth 2 Zwilling und ein Mägdlein
Item in den Langgass einem Leinweber einen Buben
Item bey eines Feltgartnersfraw in der Langgass 1 Mädgen
Einer fischerin in der Schlossergass 1 Buben
Item im Kälberschlaghaus 1 Mägdlein
Einer Schreinerin ahn den drey ReichsCrohnen 1 Mägdlein
Einer Hautboistin[16] unterm Seckebachischen Battalion 1 Mägdlein
Einer Mäuerin auff der ohmbach 1 buben
Einer Schuhmacherin nahmens Kübelin auff der Augustinergass
Einer Leyendeckerin in der kleinen Langgass 1 buben
Einer Fourierin auffm Stockhaus 1 buben
Einer Saaldienerin auf der Artollery [?] 1_mägdlein
Einer Hoffkarcherin 1 buben
Einer Kutscherin ahn franckfruther Krähmers Haus 1 buben
Einer Constablerin im Buchbindersgarthen 1 buben.

Summa Empfangen 24 Kinder sonstiger anderer aufwartung zu geschweigen

[16] „Hautboist" = Oboenspieler = Militärmusiker

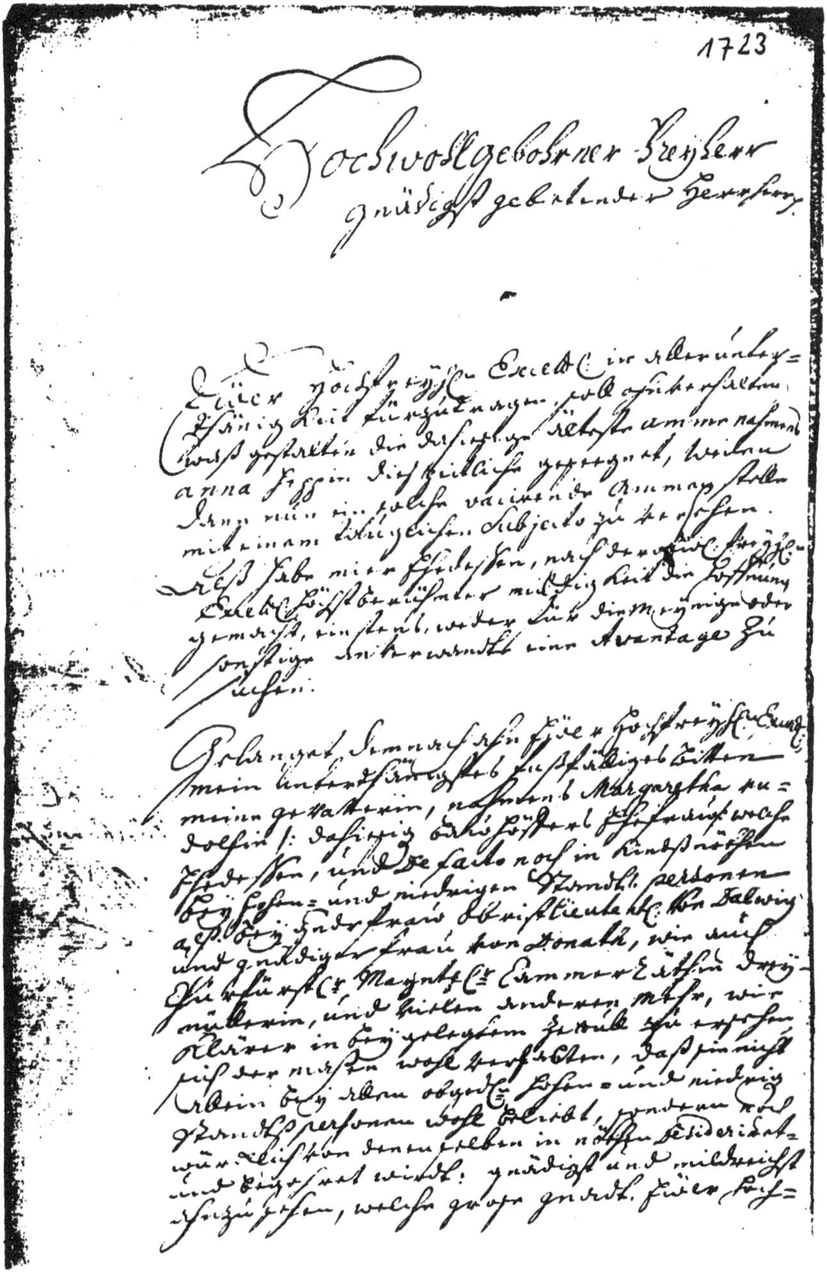
1723

Hochwollgebohrner Freyherr
gnädigst gebietender Herr Herr.

hochgeehrten Excell: geist- und weltlichen Obern mit an=
dächtigem gebett und andern würdigen Kirch=
=lichen Diensten zu demeriren mir
höchlichst angelegen seyn lassen, womit
mich gnädigster Erhör= und Willfahrung
getröstend verharre

Euer Hochfürstlichen Excellz: und Gnd:

unterthänigster

Johann Wilhelm Diel
Beigeordneter Schönbornisch=
gantner mppria

Extractus

Auß dem Kinderverzeichnis in nahmen beeder ammen
anna Catharina und anna Sippin hingelegten

1. bey obristlieut: von Dalbig i. sohn
2. bey gödger frau Donath i. sohn
Itl. bey Churfürstl. Cammerräthin Dreymüllerin i. sohn
Itl. bey H. Hofschreiber Koller in Leichhof i. sohn
Itl. zweymahl bey H. Commissario Koch i. sohn und i. tochter
Itl. in dem Jörbornischen hoff bey gärtnerin 3. kind.
Itl. in der Langgassen bey einem Krämer und weinsch
2. zwilling und i mägdlein
Item in der Langgass einem Leinweber einen buben
Item bey einer Feldgärtners frau in der Langgass i. mägdl.
einer Fischerin in der Schlossergass i. buben
Item im Krebenstayhauss i. mägdlein
einer Schreinerin ahn den drey Kreuz Kronen i. mägdl.
einer Brutbeistin unterm Seckebach. H. Batalion i. mägdlein
einer Mauerin auf der Ohmbach i. buben
einer Schmidtin nahmens Kübler auf der
Augustinergass.
einer Leyendeckerin in der kleinen Langgass
einer Fourierin auf dem Stockhauss i. buben i. buben
einer Karrbinerin auf der Artollery i. mägdl.
einer Postkarcherin i. buben
einer Kutscherin ahn fremden fürsten Kräfftmerk
hauss i. bublein
einer Constablerin im Clostermühlel gäßchen
i. buben.

Summa zugehörig 24. Kinder sonstiger
anderer Wartung zu geschweigen.

Concl. 1786 5/2[17]

Churfürstl[iches] HochLöbl[iches] VicedomAmt!

Es waren Von jeher bey geringerer Bevölkerung der Stadt Sechs Geburts Hülferinnen Sogenante Hebammen angestellet, deren Benennung bloß Von der Gnade eines HochLöbl[ichen] VicedomAmtes abhinge, bey dermaligen stärkeren anwachse sind auch nicht mehr dann sechs, wo Von drey würcklich wo nicht ganz, doch meistens ohnthätig sind, denn Christina Bezweiler kann Vor alterthum nicht mehr ausgehen, und wird nur noch hie und da mit Porte, oder anderen Chaisen abgeholet, Ihre Schwester Amalie Arnoldin folget derselben im alter nach, und kann auch jenes nicht mehr ... [leisten], was erfoderlich ist, denn die 3te N: Flachin hat sich durch ihr Tadtelhaftes Betragen das gänzliche Zu Trauen des Puplikums entzogen, und ist die ohnthätigst; Ein HochLöbl[iches] Vicedom amt wird Von selbsten ermessen, wie weit nun die übrige drey hinreichend sind;

Wenn Ich nun mich seit 2 Jahren der Geburts Hülfe Lehr so gewidmet, daß Ich Von Herrn Professore Weidmann desfalß das Beste Zeügnis Verhoffe, auch mich so lang es noch nöthig erachtet werden will der Lehr ferner unterziehen werde, gleichwohlen um meinen als Stuckwerker Bey dem Dom kapitulischen Bender Meister Horn arbeitenden mann Zu ernährung unserer 4 Kinder mit unterstüzen zu können, mir wünschete als würckliche oder einsweilen als über Zählige Geburts Hülferin Begnädiget Zu werden, denn deren 6 angestellten keine Einen würklichen gehalt hat, sondern sich jede durch fleiß und Eifer den Verdienst Zu Ziehen muß;
Als ist und gelanget an Ein Churfürst[liches] HochLöbl[iches] Vicedom amt mein Demüthigstes Bitten, Hochdasselbe mich obberegten Beweggründen nach als würckliche oder eins weilen als überzählige Geburts Hülferin auf und anzu nehmen Gnädigst geruhen und hochgefälligst(?) meiner fähigkeit bey Herrn Professore Weidman um die nöthige Zeugnis ein zu holen geruhen wolle, die mich Gnädigster Bitt erhör Getrostende erharre
Eines Churfürstl[ichen] HochLöbl[ichen] Vicedom Amtes

Demüthigste
Anna Maria Öhlin
Bürgerl[ich]en Benders Frau

[17] StAMz, 27/350 [Concl. 1786 5/2]

6.2. Verschiedenes

1699 22/9[18]

Schein der Medicinischen facultet zu Maintz über examinirte beede newe Hebammen Maria Ursula Ehrlichin, und Anna Catharina Schellin. Maintz, den 22ten 7bris[19] 1699

Demnach umb 2 hiesige vacante Hebammen Stell, Von hiesigem Hochlöbl[ichen] Vitzdhombambt und StattRath, fünff folgente weiber, benantlich Maria Ursula Ehrlichin, Helena Carlin, Susanna Eckartin, Anna Mendtlerin, und Anna Catharina Schellin, Hebamme Zu EltViel, Zu Examiniren, und welche die Capablieste Zu obgemeltem Dienst sein möge, berichtet werden mögte, ahn alhiesige Medicinische Facultet Verwiesen worden, Alß hat solche, deme Zu folge, obgemelte fünff weiber bescheiden lassen, Zwey aber sind freywillig abgetretten, und haben dem Examini sich subtrahiret, die ubrige drey sind erschienen und haben sich Examiniren lasen, wobey befunden worden, daß Anna Catharina Schellin, geburtig Von EltViel, Anietzo bey die Zwey Jahr der orthen gewesene Hebamme, Ihreß alters 52 Jahr, albereit ihrem angeben nach, ohngefehr 100 Kinder empfangen, in dem Examine daß beste bestanden habe, und Zu obgemeltem Dienst die Capabliste seye.

Maria Ursula Ehrlichin auß Paderborn, Ihreß alters 53 Jahr, albereit 25... Jährige Wittib, in wehrenter derer Zeit, Sie Vielen Krancken gewartet auch in abwesenheit einer Hebamme, 30 Kinder Empfangen, hat auch in Examine also bestanden, daß Sie Capabel Seye Zu obgemeltem Dienst.

Susanna Eckertin Von Maintz ihreß alters 55 Jahr, So sich Zur wartung der Krancken auch gebrauchen laset, und ihrem angeben nach albereit in abwesenheit einer Hebamme 44 Kinder Empfangen, hat Zwar auch in Examine Zimblich bestanden, allein, beyde Vorgemelte, kommen ihr in der Capacitet Vor und sind Viel tauglicher Zu obgemeltem Dienst. Mainz den 22 [Septembris] 1699.

Ex Concluso Facultatis Med[icinae] [Moguntiae]
Joannes Crafto Hiegell
Med[icinae] Dr. Prof[essor] Publ. Physicus ordinar[ius]
Facult[atis] [Medicinae] p.t.[20] Decanus

[18] StAMz, 27/350 [1699 22/9]
[19] = Septembris

1729 17/12 u. 19/12
1730 5/1[21]

Hochwürdigster Ertzbischoff
Durchleuchtigster Churfürst
Gnädiger Herr Herr S.

Ewer Churfürstl. Durchlaucht geben wir Entß[22] benandte drey Supplicantinen in tiefester demuth zu Vernehmen, wasgestalten wir die drey ältere Hebamme zu Maintz von Vielen jahren hero sowohl bey denen armen burgerß als anderen dürftigen leuthen /: zugeschweigen die auf die welt kommende neben kindern :/ nicht allein grose fatiguen so tags als nachts ausgestanden und noch täglich ausstehen, sonderen auch bey diesen armen leuthen sogar unser eigen geldt aus Commiseration[23] zu setzen, und Von einem so wenig als Vom anderen etwas bekommen und dannoch um die Seelen zu behalten, unermüthet gefliessen seyndt, unser sorgfalt unaussetzlich daran zu streben wir hingegen, da die armuth unter denen Bürgern, wie wir Täglich leider Gottes! den augenschein einnehmen, immerhin grösser zu werden pfleget, nicht so viel Verdienen, daß wir davon leben könten, gestalten wir keiner anderen nahrung weilen wir Tag und nacht auf der Huth bleiben müssen nachzugehen Vermögen, zumahlen unser Verdienst bei diesen ohne deme schlechten Zeiten umb so geringer ist, weilen Ehedessen und zwar bey denen guthen zeiten, als der Bürgersman noch etwas im Vermögen gehabt, nuhr drey= hernacher fünf Hebamme gewessen, anitzo aber deren sieben seyndt, mithin fast keine bey denen grosen fatiguen unter denen armen bürgers- und sonstigen schlechten leuthen, auch neben Kindern Einen dünnen heller bekommet; Gleichwie ich nuhn die Rosina Dhenin nach Bamberg alß ein Hebamme gegen ein Ehrliches gehalt, und ich die Maria Magdalena Peterin auf gleiche weis anderwertig ein berufen worden wobey wir Ehrlich Subsistieren können, Jedoch aber auff zu reden hoher adlichen und anderer standtß personen in hiesiger Residentz statt Verbleiben, so fort unser anderwertiges glück auf seithen gesetzet, und dan ich Anna Magdalena Altgräberin Einen Ehrlichen Bürgersman habe, der schon

---

[20] pro tempore = zur Zeit
[21] StAMz, 27/350 [1729 17 u. 19/12] und ebd. [1730 5/1]
[22] = am Ende
[23] = aus Mitleid

36 Jahr die bürgerliche Lasten getragen, dermahlen aber derselbe wegen groser baufälligkeit Von meinem geringen Verdienst leben muss, wir hingegen auffolge weiß fast nicht mehr subsistiren können, undt mit der Zeit, da wir mit einer Etwaichen gehalt /: allermassen Ehedessen drey älteste Hebammen Eine bestallung bekommen :/ nicht Versehen werden, dem publico zum grosen Schaden selbsten unterligen müssen;

Alß ist an Ewer Churfürstl. Durchlaucht unser demüthiges und fusfälliges bitten, höchst dieselbe geruhen, den Gnädisten befelch dahin ergehen zu lassen, damit man uns drey Supplicantinen zu unseren behueff und Lebens Subsistens Einen proportionirten gehalt zu Etwaiger Compensation unserer fatiguen zu legen möge. Wir getrösten uns gnädigster Erher und beharren in tiefester gelasenheit

Ewer Churfürstl. Durchlaucht

Demüthigste

Anna Magdalena Altgräberin
Maria Magdalena Peterin
und Rosina Dhenin geschworene
Hebammen dahier.

1749 20/8[24]

Hochwürdtig Hoch= Hoch Wohl auch Hoch Edele gebohrene, Hoch Edelgestrenge, Vest und Hochgelährte, gnädige gros... hochbefehlende Herren

Einer Churfürstl[ichen] Hochfreih[errlichen] Regierung demüthigst Supplicando beschwerlich zu fallen, können Wier in fine benante bürgerliche Eheweiber keinen umbgang nehmen, was Masen wier uns dermahlen in einem hochschwangeren Stand befinden, und Zu der Dorothea Rudolphin /: welche nicht nuhr bey ihrer schwieger Mutter seelig der so genanten Mutter Margreth geraume Jahr sonderlich in dem weiblichen Weesen Manuduciret und angeführet worden, anbey sich darin über die Masen geübet, sondern auch mit vorherigem consens des H[errn] Hofraths und gewaltsbottens von Berningers seeliger gestrenger Excellentz verschiedene Jahr dahier so practiciret, und Mehr dan 200. Kinder sehr glücklich Empfangen:/

[24] StAMz, 27/350 [1749 20/8]

unser vollständiges Vertrauen tragen thuen, anmithin solche bey unserer ehebaldigen Niederkunfft anwieder umb da Mehr gebrauchen Mögten, alß dieselbe uns bereithß sehr glücklich beygewohnet, solches aber uns ohne Vorherige gnädigste Erlaubung ungnädig Vermercket werden dörffte; Aller Masen nuhn diese Dorothea Rudolphin bereithß lange Jahr sich auffschreiben lassen, dabenebst Zum examen sich offeriret, biß daher gleichwohlen dazu nicht gelangen können, dahingegen Von Zeith Zu Zeith Vertröstet wird, wier aber unser Volständiges Vertrauen, so vorhin Vieles Beytraget, in diesem unserem schweren stand gegen dieselbe heegen, so forth ahnsonsten unglücklich seyn könten;
Solchem Nach gelanget ahn Eine Churfürstl[ich] Hochfreyh[errliche] regierung unser demüthigst geflehte Bitte hoch dieselbige geruhe gnädig, in Erwegung Vorstehenter umbständ die Hohe Gnad für uns Zu haben, und gnädig zu Erlauben, daß wier diese in dem weibl[ichen] Weesen sehr geschickte Dorotheam Rudolphin bey unserer Niederkunfft wegen unserem aus angeführt= wahrhafften ursach gegen dieselbe tragenten Vertrauen gebrauchen dörften, gnädiger Deference uns demüthig Vertröstende
Einer Churfürstl[ichen] Hochfreyherrl[ichen] Regierung

Demüthigst gehorstamste
Catharina Mayin bürgerliche Zeugschmittin[25], Catharina Krahmerin bürgerliche Garköchin, Elisabetha Steinmetzin bürgerl[ichen] Schneider Meisters frau, Anna Maria ..bargin bürgerl[iche] Schuhmacherin, Eva Stephanin und Anna Maria Mayin bürgerl[iche] Zeugschmittin Anna Maria Mempsin(?) Cammer Laqueijen frau dahier.

[25] Zeugschmied = Waffenschmied

1782 30/4[26]

C.H.L.Regierung![27]

Vicedom Amts in der Stadt Bericht
Die einsweilige Erzbischöfl[iche] general Vicariats verfügung, daß alle Taufkinder von geschwornen Hebammen in die Kirche gebracht werden sollen, betr[effend].

Cum remissione Communicatorum

Zu gehorsamster Befolgung des uns auf den zugleich mit communicirten Extractum Protocolli archiepiscopalis Vicariatus mogunt: dat: 1ten März a: c:[28] Inhalts wessen einsweilen die Verfügung an sämtl[iche] hiesige Stadtpfarrer geschehen, kein Kind, welches nicht durch eine geschworene Hebamme in die Kirche gebracht wird, künftighin zu taufen; C.H.L.Rgg. sofort ersuchet wird, auch ihrer Seits das Erforderliche an die Behörden zu verfügen; Zugegangenen Hohen Regierungs Conclusi vom 5ten April a.c. nun sowohl über diesen Antrag überhaupt, als auch zugleich darüber unseren gutächtlichen Bericht zu erstellen, was für eine Ordnung und Eintheilungen mit den Hebammen zu machen sey, damit von denselben auch in allen Viertelen der Stadt den Armen unentgeldlich Beystand geleistet werde, haben Berichtende, soviel

1mo Jene Erzbischöfl[iche] Vicariats-Verfügung betrift, nachstehende ohnmaaßgebliche Bemerkungen /: vermög welcher dadurch, daß nur allein ordentlich angestellte geschworene Hebammen zu den Taufgängen in die Kirche gebracht werden sollen, dem Publikum in allen vorkommenden Fällen nicht genugsam gedienet zu seyn scheinet, sondern die Einrichtung nothwendig dahin zu erweitern seyn dörfte, daß nebst den ordentlich angestellten Hebammen auch noch andere zum Hebammen amt bestimmte Schülerinnen um die Taufkinder in die Kirche zu tragen, genommen – und einsweilen bis zu ihrer wirklichen Anstellung in so weit verpflichtet, und

[26] StAMz, 27/350 [1782 30/4]
[27] = Churfürstlich Hohe Landes Regierung
[28] a: c: = anni currentis

gehörig unterrichtet würden :/ C.H.L.Regierung zu Hocherleuchtesten Ermessen gehorsamst verlegen sollen.
Es kommen Fälle, wo ein Accoucher gebraucht wird, und wo derselbe gebraucht werden muß: alsdann wären die Leute in die Nothwendigkeit gesetzet, nebst dem Accoucher eine geschworne Hebamme zugleich mit doppelten Kösten zu nehmen. Es kommen Fälle, wo die Hebamme gerade zur Zeit, wo sie hier bey der Taufhandlung gegenwärtig seyn soll, dort zu eben der Zeit einer gebährenden ihren Nothstand erleichteren muß, indessen jener Taufactus wegen mancherley Zwischenfällen keinen Aufschub leiden kann, und die nächste Hebamme eben auch abwesend, und durch Amts verrichtungen ebenfalls verhindert ist: Es kommen Fälle, wo Eine – zwey – oder mehrere Hebammen krank sind; Es können Fälle kommen, wo sie alle zu gleicher Zeit in Verrichtung ihres Amts begriffen sind; ... soll alsdann der unschuldige Taufling manchmal Taglang aufgehalten werden, das allernothwendigste und Hauptmittel seines Heils zu empfangen; aufgehalten? wo eine Stunde Gefahr eines unersetzlichen Verlustes ist; aber soll es nicht besser seyn; ja ein nothwendiges Gesetz der Vorsicht seyn, daß nicht allein in jenen vorberührten Fällen, sondern auch jeder Zeit nach eines jeden Willkühr und besonders in Fällen, wo ein Accoucher adhibiret wird, entweder wirklich geschworne Hebammen, oder die sogenannte Hebammen-Capläninnen – oder Candidatinnen zu den Kirchen- Tauf- und anderen Verrichtungen gebraucht werden dörfen und sollen.
Diese letztere Hebammen-Zöglinge und Candidatinnen, deren immer einige oder mehrere in der Lehre oder Übung nachgezogen werden sollten, könnten alsdann besonders einsweilen und bis zu ihrer wirklichen Anstellung zu jenen Bey= und Nebenverrichtungen bestimmet, und auch in soweit dazu verpflichtet werden. Solches würde auch dahero um so billiger und zweckdienlicher seyn, indem sie während der Carenzzeit des Hauptverdienstes sich doch durch jenes Institut einen ihnen als Personen, welche sich einem so gemeinnöthigen Geschäfte widmen, und welches keine bemittelte, sondern bedürftige übernehmen:/ wohl zu gönnenden Nebenverdienst machen können, wodurch sie in den Stand gesetzet würden, ihre Lehrzeit zu ihrer Bestimmung besser anzuwenden, dem Hebammen Studio muthiger und emsiger obzuliegen, und bequemer weitere Beförderung abwarten zu können. Wodurch zugleich auch jenes Übel gehoben seyn würde, und werden mußte, daß nemlich ganz unerfahrne, und untüchtige, ja zuweilen mit bösen

Notis befallene Weibsleute, wie die Hebammen in ihrer Bittschrift anführen, und welches freylich gefährlich und schädlich seyn könnte, gebraucht werden.
Die Hebammen suchen freylich hiebey für ihren sonst reicheren Verdienst, der ihnen nun durch den Gebrauch der Accouchers grosen Theils entzogen ist, durch die Kirchengänge, und andere Diensten entschädiget zu werden, welches ihnen zwar nicht zu verdenken, allein der Dienst des ganzen Publikums kann und darf doch nicht hierunter leiden.
Soviel nun weiter

2. Die a.) Eintheilung der Hebammen in die Stadtviertel und b.) den unentgeldlichen Beystand der Ammen betrifft; so tretten ad a.) die Meisten bereits oben berührte Umstände auch hier wieder ein, wonach eine Eintheilung derselben auf die Stadtviertel nicht thunlich, und oft schädlich seyn könnte; Dann Gleichwie die Vielerley Fälle ihres Berufs in ganz und gar keiner abgemessenen Zeitfolge, und Systematischer Ordnung sich ereignen, auch durch die strengste Systematicos dahin wohl ein gebracht werden können, sondern hierinn die Gesetze der Ordnung stäts die Unordnung zur Ausnahme annehmen müssen, mithin in den verschiedenen Stadtvierteln wechselweise bald da, bald dort, bald mehrere bald wenigere Fälle sich ergeben werden, wozu oft die Helferinnen aus den entferntesten Vierteln berufen werden müssen. – Dem auch noch hinzu kommt, daß Manche sich mehrere Empfehlung, und Vertrauen durch verzüglichere Geschicklichkeit und Gaben erwirbt, ... so folgt, daß in Ansehung der Verlegung der Hebammen in besondere Stadtviertel mit der Einschränkung ihres Amts auf diese Gegend keine Ordnung gemacht werden könne, und das Publikum hierinnfalls ganz uneingeschränket seyn müsse,

Ad b.) Ist es dem Amt, und den Pflichten der Accoucheurs und Hebammen, so wie jeden öffentlich Dienststellen ohne das schon annex und herkömmlich, daß, da sie offentliche Ämter bekleiden, und dem Publikum dienen müssen, auch dem Armen und Bedürftigen Theile desselben, der Nichts bezahlen kann, mit eben solcher Treüe, mit eben so lebhaftem Eifer und Fleise, als dem Reichen, der sie reichlich, und oft über Verdienst belohnet, ihre Hülfe und Dienste freüdig schenken, somit eins mit dem andern compensiren.

Berichtende sind demnach bey diesen vorliegenden Umständen des gehorsamst ohnmaaßgeblichen Gutachtens, daß

quoad Punct: 1[mum] dem Publikum freye Willkühr dahin zu lassen seye, zu den Taufhandlungen seiner Kinder entweder wirklich geschworene Hebammen, oder approbirte, und einsweilen dazu zu verpflichtende Hebammen = Candidatinnen und Schülerinnen sich zu wählen;
quoad 2[dum] ad a. sodann auch weder das Publikum in Ansehung seiner Berufung, und Auswahl der Hebammen in Ansehung ihrer Amts verrichtungen auf einen bestimmten Districkt in der Stadt einzuschränken, und endlich

ad b.) sowohl den Accoucheurs, als den Hebammen nöthig findenden falls die Erinnerung zu geben seyn, ihre Hülfe und Dienste den Bedürftigen- Armen- und Nothleidenden mit gleicher pflichtschuldiger Rechtschaffenheit und Eifer, wie dem Reichen, von dem Sie belohnet werden, unentgeldlich zu leisten.

Mainz, den 30ten April 1782

Quellen und Literatur

1. Ungedruckte Quellen

Stadtarchiv Mainz:

Best. 1 Ratsprotokolle
Best. 4/21 und 4/22 Polizeiprotokolle
Best. 13/1 Mainzer Provinzialstatut von 1310
Best. 18/161 und 18/162 Fakultätsprotokolle
Best. 27/305 „Aerzte, besonders Stadtphysici 1675-1783"
Best. 27/350 „Hebammen 1599ff."
Best. 27/353 „Geburtshelfer (Accoucheurs) 1754ff."
Best. 27/356 „Maßnahmen zur Verbesserung der Geburtshilfe (Accoucheursschule, Prof. Weidmann usw.) 1784ff."

Landesherrliche Verordnungen:
LVO 1545 Mai 6, LVO 1615 Juni 10, LVO 1652 Mai 13, LVO 1658 September 20 (1), LVO 1659 Dezember 19, LVO 1669 September 18, LVO 1729 Oktober 11, LVO 1746 Januar 19, LVO 1748 März 23, LVO 1772 April 13, LVO 1784 April 15, LVO 1784 Juni , LVO 1784 Juni 18 (1), LVO 1784 Juli 6 (1), LVO 1784 Juli 23, LVO 1784 August 27, LVO 1784 September 7, LVO 1784 Oktober 21 (1), LVO 1785 Januar 21, LVO 1785 Februar 22, LVO 1785 Februar 24 (2), LVO 1785 Juni 13, LVO 1786 Juli 17, LVO 1789 August 3

Staatsarchiv Würzburg:

Mainzer Polizeiakten MzPolAkt 1280 I, 1280 II, 881 I, 881 II, 1201 II
Mainzer Bücher versch. Inhalts, Bd. 56, S. 128-131

2. Gedruckte Quellen

Agenda ecclesiae Moguntinensis. Mainz 1551 (Mz-Priesterseminarbibl. D50)
Agenda ecclesiae Moguntinensis. Mainz 1599 (Mz-Priesterseminarbibl. D48)
Agenda Moguntiensis [...]. Mainz 1513. (Mz-Priesterseminarbibl. Ink. 889)
Burckhard, Georg: Die deutschen Hebammenordnungen von ihren ersten Anfängen bis auf die Neuzeit. Leipzig 1912
Burckhard, Georg: Einige Dokumente aus dem Anfang des 18. Jahrhunderts zur Hebammenfrage. In: Arch. Gesch. Med. 4 (1911), S. 129-137
Buguière, Paul; Gourevitch, Danielle; Malinas, Yves: Soranos d'Ephèse. Maladies des Femmes. Tome 1. Livre 1. Paris 1988
Fontane, Theodor: Cécile. In: Gesammelte Werke. Wien o.J.
Frank, Johann Peter: System einer vollständigen medicinischen Polizey. Bd. I. Mannheim 1779
Hoorn, Johann van: Die zwo Um ihrer Gottesfurcht und Treue willen von GOtt wohlbelohnte Weh=Muetter, Siphra und Pua. Welche in Frag und Antwort treulich unterwiesen Wie man einer mit Leibesfrucht gesegneten Frauen in der Geburth recht beystehen, denen schweren Zufaellen bey Zeiten vorkommen, und wann dieses versaeumet ist, sie hernacher mit geschickter Hand aus der Noth und Lebens=Gefahr helffen solle; Denen Hebammen zum Dienste, meistentheils aus eigner Erfahrung verfasset, Und mit dreyßig auserlesenen Historischen Anmerckungen bekraeftiget [...]. Stockholm und Leipzig 1726
Hoorn, Johann van: Die zwey um ihrer Gottesfurcht und Treue willen von Gott wohl belohnte Weh=Muetter Sephora und Phua, Welche in Frag und Antwort treulich unterweisen: Wie man einer mit Leibes=Frucht geseegneten Frauen in der Geburt recht beystehen, denen schweren Zufällen bey Zeiten vorkommen, und wann dieses versaeumet ist, sie hernach mit geschickter Hand aus der Noth und Lebens=Gefahr helffen solle. [...]. Anietzo aber mit einigen nothwendigen Zusaetz, als Unterrichtung der geistlichen Pflicht einer Christlichen Wehe=Mutter vermehrt und verbessert. [...]. 4. Aufl. Mainz 1748
Hörnigk, Ludwig von: Politia medica [...]. Frankfurt am Main 1638
Jägerschmid, Gustav Friedrich: Unterricht für die Hebammen in den badischen Landen [...]. Carlsruhe, 1775-76, Teil 2

Mone, L.J.: Kirchenverordnungen der Bistümer Mainz und Straßburg, aus dem 13. Jahrhundert. In: Zeitschrift für die Geschichte des Oberrheins, Bd. 3 (1852), S. 129-150

Pfeilsticker, Walther: Eine württembergische Hebammenordnung von ca. 1480. In: Arch. Gesch. Med. 20 (1928), S. 95-98

Rapp, Eugen Ludwig: Chronik der Mainzer Juden. Die Mainzer Grabdenkmalstätte. Mainz/ Grünstadt 1977

Rituale sive agenda ad usum ecclesiarum metropolitanae Moguntinae et cathedralium Herbipolensis et Wormatiensis. Würzburg 1671 (Mz-Priesterseminarbibl. D 49a)

Rößlin, Eucharius: Der Swangern Frauwen und hebammen Rosegarten. Straßburg 1513. Faksimile-Ausgabe München 1910

Saxtorph, Matthias: Umriß der Geburtshilfe für Wehmütter. Kopenhagen; Leipzig 1783

Saxtorph, Matthias: Umriß der Entbindungswissenschaft für Wehmütter. Kopenhagen 1792

Sudhoff, Karl: Ärztliche Hebammenbegutachtung zu Frankfurt a. M. um 1500. In: Arch. Gesch. Med. 6 (1913), S. 464

Schannat, J.F., Hartzheim, J. u.a.: Concilia Germaniae Bd. III - V. Köln 1759-90. Neudruck Aalen 1970

Soranus' Gynecology. Hrsg.: Temkin, Owsei (u.a.). Baltimore 1956, Nachdruck 1991

Sprenger, Jakob; Institoris, Heinrich: Der Hexenhammer. Deutsche Übersetzung von J.W.R. Schmidt, Bd. I-III, Berlin 1906

Storm, Theodor: Kulturhistorische Skizzen. In: Theodor Storm, Sämtliche Werke (Hrsg. Peter Goldammer). 7. Aufl., Bd. 4. Berlin/ Weimar 1992, S. 470-500

Weidmann, Johann Peter: De officio artis obstetriciae concedendo solis viris. Mainz 1804

Weidmann, Johann Peter: Entwurf der Geburtshilfe für die Donnersberger Departementsschule. Mainz 1807

Weidmann, Johann Peter: Entwurf der Geburtshilfe für seine Vorlesungen. Mainz 1808

3. Literatur

Ackerknecht, Erwin H.: Zur Geschichte der Hebamme. In: Gesnerus 31 (1974), S. 181-192

Augustin, Georg: Geschichtlicher Rückblick auf die Entwicklung des Hebammenwesens im Allgäu. Med. Diss. Erlangen 1952

Axmann, Christoph: Zur Entwicklung des Hebammenwesens der Stadt Hamburg im 19. Jahrhundert unter Berücksichtigung der für die Hebammen gültigen Ordnungen (1529-1900). Med. Diss. Hamburg 1982

Baas, Karl: Mittelalterliche Gesundheitsfürsorge im Gebiete des heutigen Rheinhessens (mit besonderer Berücksichtigung von Mainz). (=Veröffentlichungen auf dem Gebiete der Medizinalverwaltung Bd. 35, Heft 4). Berlin 1931

Baas, Karl: Mittelalterliche Hebammenordnungen. In: Archiv für die Geschichte der Naturwissenschaften und der Technik 6 (1913), S. 1-7

Baruch, Friedrich: Das Hebammenwesen im Reichsstädtischen Nürnberg. Med. Diss. Erlangen 1955

Beck, Rainer: Illegitimität und voreheliche Sexualität auf dem Land. Unterfinning, 1671-1770. In: Van Dülmen, Richard: Kultur der einfachen Leute. München 1983, S. 112-150

Benedek, Thomas G.: The Changing Relationship between Midwives and Physicians during the Renaissance. In: Bulletin of the History of Medicine 51 (1977), S. 550-564

Bernhard, Gertraud: Das Hebammenwesen der Stadt Ulm von 1491 bis Ende der Reichsstadtzeit - dargestellt anhand eines Vergleichs der Ulmer Hebammenordnungen mit den Ordnungen des Landes Württemberg und der Stadt Straßburg. Med. Diss. Ulm 1985

Binterim, A.J.: Pragmatische Geschichte der deutschen National- Provinzial- und ... Diözesanconcilien vom 4. Jh. bis ... Trient. Mainz 1835-49

Biographisches Lexikon der hervorragenden Ärzte aller Zeiten und Völker (Hrsg.: Hirsch, August; Gurlt, Ernst; Wernich, A.). 2. Aufl. (Bearb.: Haberling, Wilhelm; Hübotter, Franz; Vierordt, Hermann), Bd. III. Berlin/ Wien 1931

Birkelbach, Dagmar; Eifert, Christiane; Lueken, Sabine: Zur Entwicklung des Hebammenwesens vom 14. bis zum 16. Jahrhundert am Beispiel der Regensburger Hebammenordnungen. In: Beiträge zur feministischen Theorie und Praxis 5 (1981), S. 83-98

Blanning, T.C.W.: Reform and Revolution in Mainz. 1743-1803. Cambridge 1974

Böhme, Gernot: Wissenschaftliches und lebensweltliches Wissen am Beispiel der Verwissenschaftlichung der Geburtshilfe. In: ders.(Hrsg.): Alternativen der Wissenschaft. Frankfurt 1980, S. 27-53

Bömcke, Gustav: Das badische Hebammenwesen. Med. Diss. Wiesenburg (Mark) 1936

Brück, Anton Ph.: Mainz vom Verlust der Stadtfreiheit bis zum Ende des Dreissigjährigen Krieges (1462-1648) (=Geschichte der Stadt Mainz, Bd. V). Düsseldorf 1972

Callisen, Adolph Carl Peter (Hrsg.): Medicinisches Schriftsteller-Lexicon der jetzt lebenden Aerzte, Wundärzte, Geburtshelfer, Apotheker, und Naturforscher aller gebildeten Völker. Bd. 1-33. Kopenhagen bzw. Altona 1830 - 1845

Caputo-Kunz, Patrizia: Hirzels Hebammenlehrbuch von 1784 als Zeitdokument. (=Zürcher Medizingeschichtliche Abhandlungen, 220). Zürich 1991

Darapsky, Elisabeth: Mainz. Die kurfürstliche Residenzstadt. 1648-1792. Mainz 1995

Decker, Karola: Bürger, Kurfürst und Regierung. Das Beispiel der Mainzer Schreinerzunft im 18. Jahrhundert. (=Beiträge zur Geschichte der Stadt Mainz, 29). Mainz 1990

Decker, Karola: Die Mainzer Handwerkschirurgen im 18. Jahrhundert. Ein sozialhistorisches Porträt. In: Ärzteblatt Rheinland-Pfalz 44 (1991), S. 538-541

Degginger, Marianne: Zur Geschichte der Hebammen im alten St. Gallen. St. Gallen 1988

Die Hebamme im Spiegel der Hebammenlehrbücher. Bücher, Bilder, Dokumente. (=Ausstellungsführer der Universitäts-Bibliothek der Freien Universität Berlin, 13). Berlin 1985

Diepgen, Paul: Die alte Mainzer medizinische Fakultät und die Wissenschaft ihrer Zeit. In: Medizinhistorisches Journal 12 (1977), S. 1-20

Diepgen, Paul: Die Frauenheilkunde in der Alten Welt. München 1937

Diepgen, Paul: Geschichte der Medizin, Bd. I. Berlin 1949

Donnison, Jean: Midwives and Medical Men. A History of Inter-Professional Rivalries and Women´s Rights. London 1977

Dreyfus, F.G.: Sociétés et mentalités à mayence dans la seconde moitié du 18ième siècle. Paris 1968

Dumont, Franz: Handwerk und Wissenschaft. Mainzer Medizin im 18. Jahrhundert. In: Hofmann von Kap-herr, S. (Hrsg.): Die Frakturen an Unterarm und Hand im Kindesalter. Wiesbaden 1995, S. 11-19

Dumont, Franz: Vom kurfürstlichen zum hessischen Mainz. Stadtgeschichte und Einzelschicksale. In: Mainz - „Centralort des Reiches". Politik, Literatur und Philosophie im Umbruch der Revolutionszeit. (Hrsg.: Jamme, Christoph; Pöggeler, Otto). Stuttgart 1986, S. 42-76

Dumont, Franz; Scherf, Ferdinand; Schütz, Friedrich (Hrsg.): Mainz. Die Geschichte der Stadt. Mainz 1998

Dumont, Martial; Morel, Pierre: Histoire de l´obstétrique et de la gynécologie. Lyon 1968

Eckart, Wolfgang U.; Gradmann, Christoph (Hrsg.): Ärztelexikon. Von der Antike bis zum 20. Jahrhundert. München 1995

Falck, Ludwig: Artikel „Mainz" in: Städtebuch Rheinland-Pfalz/Saarland (Hrsg. E. Keyser). Stuttgart 1964, S. 255-291

Fasbender, Heinrich: Geschichte der Geburtshilfe. Jena 1906. Nachdruck Hildesheim 1964

Filippini, Nadia Maria: The Church, the State and Childbirth: the midwife in Italy during the eighteenth century. In: Marland, Hilary (Hrsg.): The art of midwifery [...]. London/ New York 1993, S. 152-175

Fischer, Alfons: Geschichte des deutschen Gesundheitswesens, Bd. II. Berlin 1933

Fischer-Homberger, Esther: Krankheit Frau und andere Arbeiten zur Medizingeschichte der Frau. Bern 1979, S. 85-102

Flügge, Sibylla: Hebammen und heilkundige Frauen. Recht und Realität im 15. und 16. Jahrhundert. Frankfurt/ Main 1998

Freund, Hermann W.: Die Entwicklung der deutschen Geburtshilfe aus der Hebammenkunst. In: Klinisches Jahrbuch 3 (1891), S. 32-80

Fricke, Hermann: Fontanes Historik. In: Jahrbuch für Brandenburgische Landesgeschichte 5 (1954), S. 13-22

Gabler, Susanne: Das Hebammenwesen in Nördlingen des 16. Jahrhunderts. Med. Diss. München 1985

Gauss, C.J.; Wilde, B: Die deutschen Geburtshelferschulen. München 1956

Gélis, Jacques: Accoucheur de Campagne sous le Roi-Soleil. Le traité des accouchements de G. Mauquest de La Motte. Paris 1989

Gélis, Jacques: Die Geburt. Volksglaube, Rituale und Praktiken. Von 1500-1900. München 1989

Gélis, Jacques, u.a.: La sage-femme ou le médecin. Une nouvelle conception de la vie. Paris 1988

Gélis, Jacques: Sages-femmes et accoucheurs: l'obstétrique populaire aux XVIIe et XVIIIe siècles. In: Annales E.S.C. 32 (1977), S. 927-957

Gleixner, Ulrike: Die „Gute" und die „Böse". Hebammen als Amtsfrauen auf dem Land (Altmark/Brandenburg, 18. Jahrhundert). In: Wunder, Heide und Vanja, Christina (Hrsg.): Weiber, Menscher, Frauenzimmer: Frauen in der ländlichen Gesellschaft, 1500-1800. Göttingen 1996, S. 96-122

Grabrucker, Marianne: Vom Abenteuer der Geburt. Die letzten Landhebammen erzählen. Frankfurt/ Main 1989

Grundy, Isobel: Sarah Stone: Enlightenment Midwife. In: Porter, Roy (Hrsg.): Medicine in the Enlightenment. Amsterdam/ Atlanta 1995, S. 128-144

Gubalke, Wolfgang: Die Hebamme im Wandel der Zeiten. Ein Beitrag zur Geschichte des Hebammenwesens. Hannover 1964

Haberling, Elseluise: Beiträge zur Geschichte des Hebammenstandes. Berlin/ Osterwieck 1940

Heinsohn, Gunnar; Steiger,Otto: Die Vernichtung der weisen Frauen. Hexenverfolgung, Kinderwelten, Menschenproduktion, Bevölkerungswissenschaft (1985). Um ein Nachwort erweiterte Taschenbuchausgabe. München 1987

Hilpert, Claudia: „ ... nicht Zaenckisch, Frech, Hoffertig, Bollerisch". Hebammen in der Kurfürstlichen Residenzstadt Mainz von 1550 bis 1784. In: In: Ärzteblatt Rheinland-Pfalz 52 (1999), S. 19-24

Höfler, Max: Deutsches Krankheitsnamen-Buch. München 1899. Reprint Hildesheim 1970

Horner, Maria (Hrsg: Hämmerle,Christa): Aus dem Leben einer Hebamme. Wien 1985

Hub, Johann Dietrich: Die Hebammenordnungen des 17. Jahrhunderts. Med. Diss. Würzburg 1914

Hudemann-Simon, Calixte: L'Etat et la Santé. La politique de santé publique ou „police médicale" dans les quatre départements rhénans, 1794-1814. Sigmaringen 1995

Imhof, Arthur E.: Die Lebenszeit. Vom aufgeschobenen Tod und von der Kunst des Lebens. München 1988

Jütte, Robert: Die Persistenz des Verhütungswissens in der Volkskultur. Sozial- und medizinhistorische Anmerkungen zur These von der „Vernichtung der weisen Frauen". In: Med.hist. J. 24 (1989), S. 214-231

Jütte, Robert: Geschichte der Abtreibung. Von der Antike bis zur Gegenwart. München 1993

Kehrberger, Eduard Otto: Provinzial- und Synodalstatuten des Spät-Mittelalters. [...]. Phil. Diss. Tübingen 1938

Kern, Hans: Geschichte des Hebammenwesens in Basel. Med. Diss. Basel 1929

King, Helen: 'As if None Understood the Art that Cannot Understand Greek': The Education of Midwives in Seventeenth-Century England. In: Clio Medica 30 (1995), S. 184-198

Kinzelbach, Annemarie: „wahnsinnige Weyber betriegen den unverstendigen Poeffel": Anerkennung und Diffamierung heilkundiger Frauen und Männer, 1450-1700. In: Med.hist. J. 32 (1997), S. 29-56

Knibiehler, Yvonne; Fouquet, Catherine: La Femme et les médecins. Analyse historique. Paris 1983.

Kohler, Josef; Scheel, Willy: Die Carolina und ihre Vorgängerinnen. Bd. 1: Die peinliche Gerichtsordnung Kaiser Karls V. Constitutio Criminalis Carolina. Halle 1900. Neudruck Aalen 1968

Krauss, H.: Zur Geschichte des Hebammenwesens im Fürstentum Ansbach. In: Arch. Gesch. Med. 6 (1913), S. 64-71

Kruse, Britta-Juliane: Verborgene Heilkünste. Geschichte der Frauenmedizin im Spätmittelalter. Berlin 1996

Kümmel, Werner F. und Dumont, Franz: Chirurgie an der alten Mainzer Universität. In: Ärzteblatt Rheinland-Pfalz 45 (1992), S. 28-34

Kupferberg, Heinz: Geschichte der Hessischen Hebammenlehranstalt zu Mainz. In: Deutscher Hebammenkalender 1923, S. 195-212

Labouvie, Eva: Andere Umstände. Eine Kulturgeschichte der Geburt. Köln 1998

Labouvie, Eva: Frauenberuf ohne Vorbildung? Hebammen in den Städten und auf dem Land. In: Kleinau, Elke; Opitz, Claudia (Hrsg.): Geschichte der Mädchen- und Frauenbildung, Bd. 1. Frankfurt/ Main 1996, S. 218-233

Labouvie, Eva: Selbstverwaltete Geburt. Landhebammen zwischen Macht und Reglementierung (17.-19. Jahrhundert). In: Geschichte und Gesellschaft 18 (1992), S. 477-506

Labouvie, Eva: Zauberei und Hexenwerk. Ländlicher Hexenglaube in der frühen Neuzeit. Frankfurt/ Main 1991

Laget, Mireille: La Naissance aux Siècles Classiques. Pratiques des accouchements et attitudes collectives en France aux XVIIe et XVIIIe siècles. In: Annales E.S.C. 32 (1977), S. 958-993

Leibrock-Plehn, Larissa: Frühe Neuzeit. Hebammen, Kräutermedizin und weltliche Justiz. In: Jütte, Robert: Geschichte der Abtreibung. Von der Antike bis zur Gegenwart. München 1993, S. 68-90

Lexikon für Theologie und Kirche (Hrsg.: Höfer, Josef und Rahner, Karl). 2. Auflage Freiburg 1986

Lindemann, Mary: Professionals? Sisters? Rivals? Midwives in Braunschweig, 1750-1800. In: Marland, Hilary (Hrsg.): The art of midwifery. Early modern midwives in Europe. London 1993, S. 176-198

Linner, Rosalie: Tagebuch einer Landhebamme. 1943-1980. 4. Aufl. Rosenheim 1990

Loetz, Francisca: Vom Kranken zum Patienten: „Medikalisierung“ und medizinische Vergesellschaftung am Beispiel Badens 1750-1850. Stuttgart 1993

Loux, Françoise: Das Kind und sein Körper in der Volksmedizin. Stuttgart 1980

Lüneburg, H. und Huber, J.Chr.: Die Gynäkologie des Soranus von Ephesus. Geburtshilfe, Frauen- und Kinder-Krankheiten, Diätetik der Neugeborenen. München 1894

Mäder, Markus: Ludwig von Hoernigk. Arzt, Jurist und Bücherkommissar im 17. Jahrhundert. (Auszug aus der Med. Diss. Bern 1982). Bern 1984

Mathy, Helmut: Archivalien, Instrumente und Kapitalien der Mainzer medizinischen Fakultät im 17. und 18. Jahrhundert. In: Med.hist. J. 12 (1977), S. 135-149

Mathy, Helmut: Die Gründung des Mainzer Accouchement unter Johann Peter Weidmann im Jahre 1784. In: Med.hist. J. 12 (1977), S. 108-134

Menssen, Brigitte und Taube, Anna Margarete: Hebammen und Hebammenwesen in Oldenburg in der zweiten Hälfte des 18. und zu Beginn des 19. Jahrhunderts. In: Hinrichs, Ernst und Norden, Wilhelm (Hrsg.): Regionalgeschichte. Probleme und Beispiele. Hildesheim 1980, S. 165-224

Metz-Becker, Marita: Der verwaltete Körper. Die Medikalisierung in den Gebärhäusern des frühen 19. Jahrhunderts. Frankfurt 1997

Meyer, Katharina: Zur Geschichte des Hebammenwesens im Kanton Bern. Bern 1985

Michel, Fritz: Zur Geschichte des Hebammenwesens im alten Erzstift Trier. In: Trierisches Archiv 21 (1913), S. 98-109

Mitterauer, Michael: Ledige Mütter. Zur Geschichte unehelicher Geburten in Europa. München 1983

Müller, Adolf: Krankheiten, Ärzte und Ammen im alten Darmstadt. (Beiträge zu einer hessischen Medizingeschichte des 15.-18. Jahrhunderts). Darmstadt 1929

Nöth, Alois: Die Hebammenordnungen des 18. Jahrhunderts. Med. Diss Würzburg 1931

Oakley, Ann: Wisewoman and Medicine Man: Changes in the Management of Childbirth. In: Mitchell, Juliet; Oakley, Ann (Hrsg.): The Rights and Wrongs of Woman. Harmondsworth 1976, S. 17-58

Pancino, Claudia: Il Bambino e l´acqua sporca. Storia dell´assistenza al parto dalle mammane alle ostetriche (Secoli XVI-XIX). Milano 1984.

Pancino, Claudia: Von der Nachbarschaftshilfe zur medizinischen Disziplin: der Wandel in der Geburtshilfe im 18. Jahrhundert. In: Dapunt, Otto (Hrsg.): Fruchtbarkeit und Geburt in Tirol. Oberschleißheim 1987

Perkins, Wendy: Midwifery and Medicine in Early Modern France. Louise Bourgeois. Exeter 1996

Philipp, Ernst und Koch, Walter: Die Entwicklung des Hebammenwesens in Schleswig-Holstein bis zur Gründung der Universitäts-Frauenklinik und Hebammenlehranstalt in Kiel. In: Festschrift zum 275 jährigen Bestehen der Christian-Albrechts-Universität Kiel. Leipzig 1940, S. 216-226

Pohl, Herbert: Hexenglaube und Hexenverfolgung im Kurfürstentum Mainz. Ein Beitrag zur Hexenfrage im 16. und beginnenden 17. Jahrhundert. (=Gerlich, Alois (Hrsg.): Geschichtliche Landeskunde, Bd. 32). Stuttgart 1988

Pulz, Waltraud: Nicht alles nach der Gelahrten Sinn geschrieben - Das Hebammenanleitungsbuch von Justina Siegemund. München 1994

Reifenberg, Hermann: Sakramente, Sakramentalien und Ritualien im Bistum Mainz seit dem Spätmittelalter.[...]. Münster 1971

Ritzmann, Iris: Zürcher Landhebammen im ausgehenden 18. Jahrhundert. In: Meinel, Christoph; Renneberg, Monika (Hrsg.): Geschlechterverhältnisse in Medizin, Naturwissenschaft und Technik. Stuttgart 1996, S. 199-209

Rödel, Volker: Das Kurmainzer Reformprojekt von Anton Maria Marchand aus dem Jahre 1790. In: Med.hist. J. 12 (1977), S. 150-170

Rödel, Walter G.: Mainz und seine Bevölkerung im 17. und 18. Jahrhundert. Demographische Entwicklung, Lebensverhältnisse und soziale Strukturen in einer geistlichen Residenzstadt. (=Geschichtliche Landeskunde, Bd. 28). Stuttgart 1985

Sander, Sabine: Handwerkschirurgen. Sozialgeschichte einer verdrängten Berufsgruppe. Göttingen 1989

Schäfer, Daniel: Embryulkie zwischen Mythos, Recht und Medizin. Zur Überlieferungsgeschichte von Sectio in mortua und Embryotomie in Spätantike und Mittelalter. In: Med.hist. J. 31 (1996), S. 275-297

Schäfer, Daniel: Geburt aus dem Tod. Der Kaiserschnitt an Verstorbenen in der abendländischen Kultur. Überarbeitete Fassung der Med. Diss. Freiburg 1995: „Sectio in mortua. Untersuchungen zum Kaiserschnitt an der verstorbenen schwangeren Frau.“; im Druck

Schatz, Rudolf; Schwersmann, Aloys: Inventar des Aktenarchivs der Erzbischöfe und Kurfürsten von Mainz aufgrund der Verzeichnisse in den heutigen Eigentümer-Archiven. Bd. 3 (Ämter und Centren, Öffentliche Ordnung, Verwaltung der Gemeinden). Koblenz 1991

Scherzer, Ricarda: Hebammen: weise Frauen oder Technikerinnen? Zum Wandel eines Berufsbildes. Magisterarbeit Frankfurt 1988

Schlieben, Elisabeth: Mutterschaft und Gesellschaft. Osterwieck 1927

Schlumbohm, J.; Duden, B.; Gélis, J.; Veit, P.(Hrsg.): Rituale der Geburt. Eine Kulturgeschichte. München 1998

Schmitz, Britta: Hebammen in Münster. Historische Entwicklung - Lebens- und Arbeitsumfeld - Berufliches Selbstverständnis. (=Beiträge zur Volkskultur in Nordwestdeutschland, Bd. 85). Münster/ New York 1994

Schmugge, Ludwig (Hrsg.): Illegitimität im Spätmittelalter. (=Schriften des Historischen Kollegs. Bd. 29). München 1994.

Schneewind, Jens: Die Entwicklung der klinischen Geburtshilfe in Köln seit dem Mittelalter. Med. Diss. Köln 1986

Schönfeld, Walther: Frauen in der abendländischen Heilkunde vom klassischen Altertum bis zum Ausgang des 19. Jahrhunderts. Stuttgart 1947

Schrohe, Heinrich: Professor Ludwig v. Hörnigk und die Mainzer Medizinische Fakultät (1653-1667). In: Volk und Scholle 6 (1928), S. 92-97

Schulz, Stefan: Zur Ethik des geburtshilflichen Handelns bei Wilhelm Fabry von Hilden. In: Hildener Museumshefte Bd. 5 (1993), S. 13-70

Seidel, Hans-Christoph: Eine neue „Kultur des Gebärens". Die Medikalisierung von Geburt im 18. und 19. Jahrhundert in Deutschland. Stuttgart 1998

Seidler, Eduard: Lebensplan und Gesundheitsführung. Franz Anton Mai und die medizinische Aufklärung in Mannheim. Mannheim 1975

Shorter, Edward: Der weibliche Körper als Schicksal. Zur Sozialgeschichte der Frau. München 1984

Sigerist, Henry E.: Grosse Ärzte. Eine Geschichte der Heilkunde in Lebensbildern. 3. Aufl. München 1954

Spörlein, G.; Blanz, H.: Zur Geschichte des Hebammenwesens in Süddeutschland In: Zbl. für Gyn. 78 (1956), S. 478-482

Steinhard, Alexia: Christoph Völter 1617-1682, Begründer des Hebammenunterrichts in Württemberg. Med. Diss. Tübingen 1951

Stricker, Wilhelm: Ludwig von Hörnigk. Ein Charakterbild aus der Geschichte der Medicin. In: Archiv für Frankfurts Geschichte und Kunst 4 (1869), S. 237-246

Stukenbrock, Karin: Das Zeitalter der Aufklärung. Kindsmord, Fruchtabtreibung und medizinische Polizey. In: Jütte, Robert (Hrsg.): Geschichte der Abtreibung. Von der Antike bis zur Gegenwart. München 1993, S. 91-119

Sutter, Eva: „Ein Act des Leichtsinns und der Sünde." Illegitimität im Kanton Zürich: Recht, Moral und Lebensrealität (1800 -1860). Zürich 1995

Terhalle, Hermann: Christoph Ludwig Hoffmanns Plan für ein „Collegium medicum" im Mainzer Kurstaat. In: Med.hist. J. 12 (1977), S. 81-107

Terhalle, Hermann: Das Kurmainzer Medizinalwesen vom Spätmittelalter bis zum Ende des 18. Jahrhunderts. Phil. Diss. Mainz 1965

Theile-Ochel, Franz Günter: Zur Geschichte des Hebammenwesens in Köln. Med. Diss. Köln 1972

Tutzke, Dietrich: Über statistische Untersuchungen als Beitrag zur Geschichte des Hebammenwesens im ausgehenden 18. Jahrhundert. In: Centaurus 4 (1956), S. 351-359

Wagner, Hans-Joachim: Gerichtliche Medizin an der Universität Mainz. Ein Beitrag zur Geschichte der Mainzer Universität. In: Deutsches Medizinisches Journal 23/24 (1955), S. 744-748

Walter, Otto: Geschichte des Hebammenwesens im Grossherzogtum Mecklenburg-Schwerin nebst kurzen Vorschlägen zu einer Reform desselben. Med. Diss. Rostock 1883

Weber, Barbara: Johann Peter Weidmann (1751-1819) und das Mainzer Accouchement. Mainz 1985

Wiesner, Merry E.: Early modern midwifery. A case study. In: Hanawaldt, Barbara A. (Hrsg.): Women and work in preindustrial Europe. Bloomington 1986, S. 94-113

Wiesner, Merry E.: The midwives of south Germany and the public/private dichotomy. In: Marland, Hilary (Hrsg.): The art of midwifery [...]. London/ New York, 1993, S. 77-94

Wille, F.C.: Über Stand und Ausbildung der Hebammen im 17. und 18. Jahrhundert in Chur-Brandenburg. (=Abhandlungen zur Geschichte der Medizin und der Naturwissenschaften, 4). Berlin 1934

Wille, Karl: Frühe Hebammenlehrbücher. In: Archiv für Gynäkologie 176 (1948), S. 100-108

Wilson, Adrian: The Making of Man-midwifery. Childbirth in England, 1660-1770. London 1995

Wischhöfer, Bettina: Krankheit, Gesundheit und Gesellschaft in der Aufklärung. Das Beispiel Lippe 1750-1830. Frankfurt 1991

Worschech, Reinhard: Frauenfeste und Frauenbräuche in vergleichender Betrachtung mit besonderer Berücksichtigung Frankens. Phil. Diss. Würzburg 1971

Wunder, Heide: Er ist die Sonn´, sie ist der Mond. Frauen in der frühen Neuzeit. München 1992

Wunder Heide und Vanja, Christina: Weiber, Menscher, Frauenzimmer. Frauen in der ländlichen Gesellschaft 1500-1800. Göttingen 1996

Zglinicki, Friedrich von: Geburt und Kindbett im Spiegel der Kunst und Geschichte. Aachen 1990

4. Abbildungen

Abb. 1 (S. 45): „Die Unvorsichtige Kindermutter"
Johann Christoph von Ettner: Des getreuen Eckarths Unvorsichtige Heb-Amme .... Leipzig 1715

Abb. 2 (S. 81): Nottaufe
Bernard Picart: Cérémonies et Coutumes réligieuses de tous les peuples du monde. Bd. II. Amsterdam 1723

Abb. 3 (S. 84): Wochenfeier
Germanisches Nationalmuseum Nürnberg

Abb. 4 (S. 148): Titelblatt des Hebammenlehrbuchs von Johann van Hoorn
Hoorn, Johann van: Die zwey um ihrer Gottesfurcht und Treue willen von Gott wohl belohnte Weh=Muetter Sephora und Phua, [...]. 4. Aufl. Mainz 1748

Abb. 5 (S. 162): Geburtshilfe durch einen chirurgischen Geburtshelfer
Christoph Völter: Neueröffnete Hebammen-Schul; [...] zum dritten Mal in Druck verfertiget. Stuttgart 1722

Abb. 6 (S. 219): Unterweisung einer schwangeren Frau durch die Hebamme
Jacob Rueff: Hebammen Buch/ Daraus man alle Heimligkeit deß Weiblichen Geschlechts erlehrne [...]. Frankfurt 1563

Abb. 7 (S. 222): Simultandarstellung einer Frankfurter Wochenstube
Hans Boesch: Kinderleben in der deutschen Vergangenheit. Leipzig 1900, S. 14

Soweit erforderlich, liegen Wiedergabegenehmigungen für die Abbildungen vor.

MARBURGER SCHRIFTEN ZUR MEDIZINGESCHICHTE

Band 1 Reinhard Gursch: Die Illustration Ernst Haeckels zur Abstammungs- und Entwicklungsgeschichte. Diskussion im wissenschaftlichen und nicht-wissenschaftlichen Schrifttum. 1981.

Band 2 Heiner Langenfeld: Die Ankylostomiasis im Ruhrgebiet. Ein Beitrag zur Geschichte der Medizinischen Parasitologie. 1981.

Band 3 Andreas Körtgen: Die Gesundheit des Fürsten. Diätetische Vorschriften für eine herausgehobene Menschengruppe von der Antike bis zum Anfang des zwanzigsten Jahrhunderts. 1982.

Band 4 Rudolf Schumacher: Die Musik in der Psychiatrie des 19. Jahrhunderts. 1982.

Band 5 Peter Krebsz, Irmgard Müller und Armin Geus: Bibliographie zur Medizingeschichte Hessens. 1983.

Band 6 Uwe Runge: Johann Moritz David Herold (1790-1862). Leben und Werk. 1983.

Band 7 John L. Heller: Studies in Linnaean Method and Nomenclature. 1983.

Band 8 Christian Hertle: Historische Aspekte der Tetanustherapie und der Immunisierung gegen Tetanus bis zum Ende des Ersten Weltkrieges. 1984.

Band 9 Stephan Falk: Die Geschichte der Molekularbiologie im Spannungsfeld zwischen reiner und angewandter Forschung. 1984.

Band 10 Bernd Stuhldreier: Medizinische Beobachtungen und Erkenntnisse des englischen Schiffarztes Thomas Spencer Wells (1818-1897) während einer Mittelmeerreise 1852/53 an Bord der *Modeste*. 1984.

Band 11 Rainer Krügel: Friedrich Martius und der Konstitutionelle Gedanke. 1984.

Band 12 Werner Beyl: Arnold Dodel (1843-1908) und die Popularisierung des Darwinismus. 1984.

Band 13 Johannes Krähe: Die Diskussion um den ärztlichen Kunstfehler in der Medizin des neunzehnten Jahrhunderts. Zur Geschichte eines umstrittenen Begriffes. 1984.

Band 14 Udo Hagelgans: Jacob Moleschott als Physiologe. 1985.

Band 15 Jürgen Jansen: Medizinische Kasuistik in den *Miracula sancte Elyzabet*. Medizinhistorische Analyse und Übersetzung der Wunderprotokolle am Grab der Elisabeth von Thüringen (1207-1231). 1985.

Band 16 Werner Sackmann: Biographische und bibliographische Materialien zur Geschichte der Mikrobiologie und zur bakteriologischen Nomenklatur. 1985.

Band 17 Otto Döhner: Krankheitsbegriff, Gesundheitsverhalten und Einstellung zum Tod im 16. bis 18. Jahrhundert. Eine historisch-medizinsoziologische Untersuchung anhand von gedruckten Leichenpredigten. 1986.

Band 18 Kristina Goder: Zur Einführung synthetischer Schlafmittel in die Medizin im 19. Jahrhundert. 1985.

Band 19 Ute Linke: Beobachtungen von Schiffsärzten der Royal Navy über die häufigsten Erkrankungen zur See, dargestellt an ausgewählten Bordjournalen des beginnenden 19. Jahrhunderts. 1987.

Band 20 Willy Pelz: Zellenlehre. Der Einfluß Hugo von Mohl's auf die Entwicklung der Zellenlehre. 1987.

Band 21 Hilkea Lichtsinn: Otto Ammon und die Sozialanthropologie. 1987.

Band 22 Wolfgang Rauch: 'AVANGA. Ein Beitrag zur traditionellen Medizin im polynesischen Königreich Tonga. 1987.

Band 23 Frank Spahr: Die Ausbreitung der Cholera in der britischen Flotte im Schwarzen Meer während des Krimkrieges im August 1854. Eine Auswertung von Schiffsarztjournalen der Royal Navy. 1989.

Band 24 Friedrich Hauß: Von der Zwangsjacke zur Fördergruppe: Geistig Behinderte in der Geschichte der Psychiatrie. Medizinhistorische Untersuchung über das sich wandelnde Krankheitsverständnis anhand von Psychiatrielehrbüchern ab 1850. 1989.

Band 25 Andreas Hillert: Antike Ärztedarstellungen. 1990.

Band 26 Heinrich A. K. Elsner: Geschichte des Instituts für Pathologie der Bergbau-Berufsgenossenschaft an den Berufsgenossenschaftlichen Krankenanstalten "Bergmannsheil Bochum" - Universitätsklinik - 1. Okt. 1919 - 31. Dez. 1985. Mit einem Exkurs von Heinz-Jürgen Blanck-Lubarsch: Ergänzungen zur Autobiographie von Otto Lubarsch. 1990.

Band 27 Bernhard Herrmann: Arbeiterschaft, Naturheilkunde und der Verband Volksgesundheit (1880-1918). 1990.

Band 28 Claudia Wiesemann: Josef Dietl und der therapeutische Nihilismus: Zum historischen und politischen Hintergrund einer medizinischen These. 1991.

Band 29 Annegret Kiefer: Das Problem einer "jüdischen Rasse": Eine Diskussion zwischen Wissenschaft und Ideologie (1870-1930). 1991.

Band 30 Peter Pogány-Wnendt: Das mechanistische Denken in der modernen Medizin im Spiegel ihrer geschichtlichen Entwicklung: Hieronimus David Gaub (1705-1780). 1991.

Band 31 Thomas Nickol: Das wissenschaftliche Werk des Arztes und Zahnarztes Carl Röse. (1864-1947). 1992.

Band 32 Peter Krebsz: Die Erforschungsgeschichte der Ornithosen. 1995.

Band 33 Manfred Nürnberg: Dentogene Herdinfektion. Zusammenhänge zwischen Zahnerkrankungen und anderen Krankheiten bis zur Einführung des Begriffs "focal infection" im Jahre 1911. 1995.

Band 34 Iris Semke: Künstliche Befruchtung in wissenschafts- und sozialgeschichtlicher Sicht. 1996.

Band 35 Alfred John: Tierischer Magnetismus und Schulmedizin in Bremen während der Aufklärung. 1997.

Band 36 Jens Wiegand: Radfahren und Gesundheit um 1900. Das Beispiel der deutschsprachigen Diskussion. 1997.

Band 37 Gunter Joas: Robert Bárány (1876-1936). Leben und Werk. Unter besonderer Berücksichtigung seiner Auseinandersetzung mit der Wiener Universität. 1997.

Band 38 Philipp Gutmann: Zur Reifizierung des Sexuellen im 19. Jahrhundert. Der Beginn einer Scientia sexualis, dargestellt anhand dreier Texte von Hermann Joseph Löwenstein, Joseph Häussler und Heinrich Kaan. 1998.

Band 39 Meinolfus Strätling: Die Begründung der neuzeitlichen Medizinethik in Praxis, Lehre und Forschung. John Gregory (1724 - 1773) und seine *Lectures On The Duties And Qualifications Of A Physician*. 1998.

Band 40 Claudia Hilpert: Wehemütter. Amtshebammen, Accoucheure und die Akademisierung der Geburtshilfe im kurfürstlichen Mainz, 1550-1800. 2000.

Band 41 Elisabeth Prinzessin zu Waldeck und Pyrmont: Die Rolle der Ziegenmilch in der Säuglingsernährung des 19. und 20. Jahrhunderts. 2000.